Vol.12

Japanese Consortium for General Medicine Teachers

日常臨床に潜む hidden curriculum

―professionalismは学習可能か?

編集
徳田 安春
梶 有貴

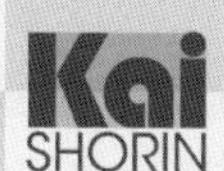

目次

編集協力 Alex Gregg

Contents

ジェネラリスト教育コンソーシアム

Japanese Consortium for General Medicine Teachers

設立趣意書

私たちは，本研究会を，ジェネラリストを目指す人たちを育てるTeachersの会として設立しました．

2010年に日本プライマリ・ケア連合学会が設立され，ジェネラリストの養成が焦眉の急となっております．すでに家庭医療専門医および病院総合医の認定医・専門医制度は日本プライマリ・ケア連合学会で動き出しております．また旧日本総合診療医学会はその学会誌「総合診療医学」誌上で二度にわたり病院総合医の特集号を刊行しています．私たちは，これらの成果の上に立ち，ジェネラリストが押さえておくべきミニマム・エッセンシャルを議論するとともに，日々の実践に有用な診療指針を学ぶ場を，この研究会で提供しようと思います．

繰り返し問われてきた分化と統合の課題への新たな挑戦として，わが国のジェネラルな診療への鋭い問題提起となり，医学・医療の発展の里程標として結実することが，この研究会の使命だと私たちは考えています．

本研究会の要点は，下記のとおりです．

目的：

「新・総合診療医学—家庭医療学編」および「病院総合診療医学編」（2巻本として株式会社カイ書林より2012年4月刊行）の発刊を契機に，これからの家庭医・病院総合医の学びの場として，本研究会を設立する．

活動内容：

本研究会は，Case based learning + Lectureを柱とする症例検討会およびプラティカルな教育実践報告の場である．

研究会のプロダクツ：

提言，症例と教育レクチャー，依頼論文および教育実践報告（公募）を集積し吟味・編集したうえで，「ジェネラリスト教育コンソーシアム」として継続して出版する．

事務局：

本研究会の事務局を，株式会社尾島医学教育研究所に置く．

2011年8月

「ジェネラリスト教育コンソーシアム」 設立発起人

藤沼康樹（医療福祉生協連家庭医療学開発センター；CFMD

徳田安春（地域医療機能推進機構（JCHO）本部顧問）

横林賢一（広島大学病院　総合内科・総合診療科）

Editorial

Professionalism はスキルである
—Professionalism, Choosing Wisely そして High-value Care は三位一体—

Professionalism is a kind of skill: Professionalism, Choosing Wisely and High-value Care consists of the Trinity

徳田 安春

Professionalism は学習可能であり，医師にとり必須のスキルである．本書ではこの命題が真であることを示したい．そして，本書ではその学習目標と方法も提示する．

しかしなぜ今あえて Professionalism なのか．最近話題の出来事を振り返ってみよう．

まずは大学．複数の某製薬メーカーによる某大学研究者との臨床研究データのねつ造や，事実と異なる研究結果による新薬販促が不正に行われた．製薬メーカーの社員は責任を取ったが，大学関係者で責任を取った人は少なかった．アカウンタビリティーという言葉がある．日本では説明責任と訳されているが，黒川清氏によるとそれは誤訳であるという．つまり，記者会見などで説明して謝罪すれば終わりではないのだ．最後まで責任を取ることがアカウンタビリティーなのである．

また，某大学病院の外科医による手術死亡ケースが頻発していたのにそのまま手術が行われ続けた．結果的に多数の死亡者が出た．大学病院は白い巨塔とよくいわれる．しかし，医療安全に対する意識がこれだけ高まっている現代臨床医学の最前線の現場でこのような事件が起きたことは残念だ．

エビデンスの無い過剰医療や低価値医療が拡大している．過剰検査や過剰治療については，侵襲的な検査や治療を誘発する可能性があり，後遺症を残す患者や死亡者も出てくるリスクがある．このロジックを知らないでオーダーを行なっている人は多い．知らないことは恥ではない．知ろうとしないことや，正しい知識を受け入れないことが問題なのだ．そうであれば，過剰医療の有害性についての啓発が行われてきているので，その活動の効果が期待できる．真の問題は，有害性があることを知りながら過剰医療を提供し続ける「確信犯」がいることだ．

いまだに，研修病院でのセクシュアルハラスメントは，タブー視されている．研修医や医学生によるレイプ事件もいくつか報道されている．若気のいたりかもしれないが，あまりに残念である．世界的にレイプ加害者を告発する「Me Too」運動が拡大している．これまで，日本の男性医師にもレイプ加害者がいたがこれまでは被害者からの告発がなかったので，多数の事件は闇に葬られていた．

卒前学習をみてみよう．医学生時代は知識の詰め込み優先で試験点数が高いことに価値があると強調される．医学部の教員のなかには国試合格率を上げることを医学部教育の最優先事項としている人も多い．Professionalism を学習する余裕がますます少なくなってきている．

卒後研修はどうか．研修医になると待っているのが「隠れたカリキュラム」である．研修医は先輩医師の真似をする．問題行動がそもそも問題であるとの認識が無く，問題行動を学習してしまい，問題医師となってしまう．

そして，開業して経営者となってしまうと患者中心の医療を忘れてしまうことがある．従業員を多数抱えたクリニックを医師である親から引き継ぐ若医師のジレンマはよく聞くところである．

さらには，一般的に医師には関係無いと思われがちであるが，全国民的問題に対する行動はどうであろうか．なかなか進展しない，受動喫煙予防策拡大に抵抗する政治家，HPV ワクチンによる子宮がん予防の再開に消極的なメディア，に対して，医師は健康問題の専門家として発言しなくてよいのか．ある著名な医師は「プロフェッショナルとしての反健康政策への無言は政治的に賛成を意味する」と述べた．政治家やメディアの暴走に対してプロとして発言し，彼らを根気強く教育していくことが求められているのだ．

さて，いろいろな事件や問題を挙げてきたが，これらの根本要因には Professionalism のスキル不足，すなわち学習不足があると編者は考える．このことの重要性を再認識させてくれたのが，トロント大学内科教授の Wendy Levinson 先生だ．Levinson 先生は，Choosing Wisely キャンペーンでの世界的リーダーである．編者は，佐賀大学名誉教授の小泉俊三先生らと共に，ヨーロッパで毎年開催される Choosing Wisely 世界円卓会議に参加し，Levinson 先生と活動を共にしている（写真）．毎年，そこでは，キャンペーン活動の具体的な展開でのアイデア交換が行われる．また，高価値医療を広げて，低価値医療を減らす工夫についても議論される．全体として世界の医療の価値を高めていくことが目標である．

そして円卓会議で常に確認されることがある．それは，このキャンペーンの原点は Professionalism だということだ．私たちの活動は医の原点である Professionalism の教育を拡大させることにつながっている．Professionalism 教育へのチャレンジなくして，現代医療の根本的な課題解決とはならない．

本書を読んだ人々が現代日本の医療人における Professionalism 教育における議論をスタートさせるきっかけを得ることができれば編者として嬉しい限りである．編集部カイ書林のみなさんにはたいへんお世話になった．この企画を実現させてくれたことに感謝する．

2019 年 7 月

参考文献

Donald M. Berwick. Moral Choices for Today's Physician. JAMA. 2017;318(21):2081-2082. doi:10.1001/jama.2017.16254

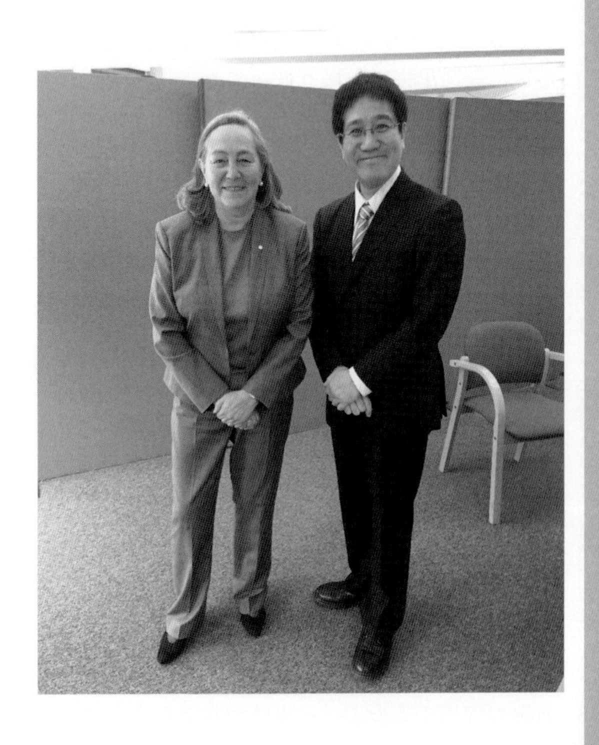

Editorial

Professionalism is a kind of skill: Professionalism, Choosing Wisely and High-value Care consists of the Trinity

Yasuharu Tokuda, MD, MPH

Professionalism can be acquired by learning, and it is indeed an indispensable skill for physicians. I want to show the truth of this in this book, and also to present learning objects and methods for professionalism.

Why is the topic of professionalism in the spotlight now in Japan? Let's look back at some news in the Japanese media related to professionalism. First, I'd like to focus on universities. Some Japanese drug companies fabricated data of clinical research and illegally performed sales promotion of new drugs not based on the results of any research together with researchers of a certain university. The staff of the drug company have taken responsibility, however few researchers of universities have taken responsibility. "Accountability" in English is translated into Japanese as "responsibility for explanation" . However Dr Kiyoshi Kurokawa, representative director of Health and Global Policy Institute; HGPI, says it is just a mistranslation. He says that it doesn't mean to only explain at a press conference and simply apologize. Instead, taking responsibility to the last is a true definition of "accountability" .

Furthermore a surgeon of a certain university hospital kept performing operations even though his patients frequently died. As a result, numerous patients' deaths have been reported to the present. University hospitals are often so-called "white large towers" in Japan. It is very regrettable that such incidents have been happening in the frontline of modern clinical medicine even though safety of healthcare has been widely stressed.

Too much medicine or low value care without any evidence have been provided widely in healthcare in Japan. Too many clinical tests and therapies are ordered. Invasive tests and therapies induce risks which may cause an increase in side-effects and even death in many patients.

A large number of physicians perform their daily practice without understanding this logic. Enlightenment for the hazard of too much medicine has become common so that effective results might be brought in the near future. A more serious problem is confronting doctors who willfully continue to over prescribe medicine even though they know the serious risks.

An additional example of lack of professionalism is seen in the sexual harassment cases in residency hospitals. Some rape cases by residents or students have been reported. They are young and thoughtless when they do it, though that's too bad to hear. The "Me, too" campaign that bring charges against rape assailants has been spread internationally. Many male physicians have been accused of rape in Japan. However, a number of incidents have been hushed up or the victims did not feel able to accuse their attackers.

Next, I'd like to focus on graduate education. Medical students must cram knowledge into their head so as to be able to get high test scores. Most teachers of medical universities consider it a top priority for medical education to raise the rate of a state examination for the license to practice medicine. It is becoming harder and harder to be able afford to learn or teach professionalism.

Another issue I'd like to focus on is postgraduate education. "Hidden curriculum" are often provided to residents. They always imitate senior physicians, and, not always understanding what the problem behavior is, they learn it unconsciously so that they might become problem physicians themselves. When they open a clinic and become its manager, they will forget patient-oriented care at times. We often times hear that young physicians have dilemmas when they take over clinics with many staff from their parents.

Furthermore, thinking of actions for national health problems as a whole which sometimes seems to have nothing to do with physicians day to day work. There are politicians who oppose the expansion of passive smoking prevention which hasn't progressed enough up till now. Another example is from the mass media who are opposed to the restart of cervical cancer prevention by human papillomavirus vaccine. Is it right that physicians, as professionals for health problems, often don't make statements on these problems? A famous physician once said that silence as a professional means to agree with the issue. It is necessary for physicians to make statements as professionals and to patiently educate politicians and the media on universal health issues.

After pointing out various kind of incidents or problems, the editor has the opinion that the basic factor is the lack of the skill of professionalism, namely lack of learning. Dr Wendy Levinson, professor of University of Toronto, has helped us recognize the importance of this issue. She is an international leader of the Choosing Wisely campaign. The editor, together with Dr Shunzo Koizumi, emeritus professor of Saga University, and others attend the international round table discussion for Choosing Wisely campaign held in Europe, and work together with her (see the picture). The participants exchange opinions to develop the campaign concretely every year. Also they discuss how to spread high value care and decrease low value care, aiming to level up the value of healthcare in the world.

Further there is an issue confirmed at the round table discussion every time. That is the origin of the campaign for professionalism. Our works are connected to the development of the education of professionalism. Without the challenge for the education for professionalism, we can't solve the basic problems of modern healthcare.

If readers of this book will be able to start the discussion around the education of professionalism, it will give us no greater joy. The editor would like to thank the editorial staff of Kai Shorin Ltd who generously gave their time and expertise to this project.

July, 2019

Reference

Donald M. Berwick. Moral Choices for Today's Physician. JAMA. 2017 ; 318 (21) : 2081-2082. doi : 10.1001/jama. 2017. 16254

日常臨床に潜む hidden curriculum
– professionalism は学習可能か？

Introduction

Lecture

提言：Choosing wisely, Low-value Care & Professionalism

世界の professionalism・日本の professionalism

午前中の全体討論

Short Lecture

琉球大学医学部医学科における Professionalism 教育の試み

私のプロフェッショナリズム・ダイアリー

workshop

プロフェッショナリズム シナリオワークショップにあたって

1.

Introduction

徳田 安春

群星沖縄臨床研修センター

皆さん，本日は，第13回ジェネラリスト教育コンソ—シアムにご参加をありがとうございます．沖縄各地から，また県外からご出席をいただきました先生方に，心より御礼を申し上げます．このジェネラリスト教育コンソ—シアムは，年2回定期的に行っています．様々なテーマを取り上げて企画しています．このコンソ—シアムの討論の内容は，書籍化されるという貴重な企画です．本日発言される内容は，本になります（笑）．このようなすばらしい機会はないのではないでしょうか．現在出版界は，電子メディア，インターネットの発展により苦戦を強いられているようです．大手医学系出版社は，「本も雑誌も売れない！」と嘆いています．売れない本は出版しないと言っています．「世の中のために大事ですよ」と言って私たちが持ち込んでも，ほとんど拒否されます．そのような状況の中で，カイ書林は，どんなテーマでも受けて立つ（笑）．皆さん，心の中で，「このテーマは？」と思って本にしたいと思ったら，すべてカイ書林に持ち込んでください（笑）．カイ書林は，ある意味，闘魂なのです．100％相手の技を受けて，自分は120％の力を出して勝つ．このような闘魂イズムで，出版界の不況の中で光っています．

実際このコンソーシアムで，過去取り上げたテーマを見ますと（本書巻末のリスト参照），第1回の高齢者医療（藤沼康樹編集，2012）で討論した advanced care plan などは，今現場で導入されています．第2回のポリファーマシー問題（徳田安春編集，2012）もその後厚労省も介入しています．Choosing Wisely もそうです．（第5回 あなたの医療，ほんとはやり過ぎ？—過ぎたるはなお及ばざるが如し，徳田安春，2014）．最新の「社会疫学と総合診療」（横林賢一編集，2018）もそうです．また，このコンソーシアムの本は，メディアの人たちがネタにしています．大手のＮＨＫや大新聞の医療関係のジャーナリストが，まず現在最も重要なテーマは何かを，このコンソーシアムの本の中から探しているのです．発行部数は少ないのですが，読んでいる人たちが濃いのです．そのようなわけで，皆さんの声が医療に直接反映される可能性が高いのです．我々はまた過去のコンソーシアムの本を一式，厚生労働大臣に贈呈し，お読みいただいています．

さて，今回は，今までやりたくても実現できなかったプロフェッショナリズムというコアの領域を取り上げます．このテーマを，沖縄で，しかもＯＩＳＴで開催するということで，私の長年の夢が実現しました．これまで協力いただいた先生方が集結して再会できましたことをうれしく思います．

それでは，私の講演を始めたいと思います．

Introduction

Yasuharu Tokuda, MD, MPH

群星沖縄臨床研修センター

Thank you for your participation in the 13th Japanese Consortium for General Medicine Teachers. This Consortium has been held regularly twice a year since 2011 dealing with various kinds of important subjects around general medicine in Japan. Moreover, the contents of today's discussion will be published in a Mook. All of the contents of the participants' speech today will be included in the Mook. What a great opportunity for us! Today the publishing industry is said to be facing a challenge by the rapid development of electronic media and the Internet. So big publishing companies in Japan lament that books and magazines aren't sold as they were before, saying they can't publish books that can't sell. Although we consult a new project which is necessary for innovations in Japan, many publishers reject our proposals. Kai-Shorin Publishing Ltd, however, accept any theme which includes an urgent issue. If you want to publish a book which is necessary for both you and the world, I recommend you that you should consult Kai-Shorin Publishing Ltd. Indeed, Kai-Shorin Publishing Ltd has a kind of Fighting Spirit, which can, receiving 100% of opponent technique, win by 120% of his own power. This spirit is shining now in the recession of the Japanese publishing industry.

Let's see the publishing list of the Mook series of the Japanese Consortium for General Medicine Teachers on the final page of this Mook. The first volume, Recommendation for clinical geriatrics in Japan, edited by Yasuki Fujinuma 2012, included problems on the advanced care plan which has been introduced today in the real field of health care. The same can be said on The second volume, Recommendations: Polypharmacy in Japan, edited by Yasuharu Tokuda 2012, and the third volume, Choosing Wisely in Japan—Less is More, edited by edited Yasuharu Tokuda, 2014, also the latest volume, Social Epidemiology and General Medicine, edited by Kenichi Yokobayashi and Ichiro Kawachi.

Members of the media in Japan, for instance NHK or big newspapers indeed get information from this Mook series in order to know what are the most important issues in Japan. They have readers who think deeply in spite of their small circulations. So it can be said that your voices will be reflected directly in the editing of the Mook. Also we sent a set of the Mook series to the Ministry of Health, Labour and Welfare.

Today we challenge the core issue, professionalism, which we could not even attempt to do before now. My long - cherished dream has come true by holding the consortium with this challenging theme in Okinawa, especially at the Okinawa Institute of Science and Technology. I am grateful for all the physicians who took part in the consortium and I would like to express my appreciation for all of your efforts so far.

Lecture

提言：Choosing wisely, Low-value Care & Professionalism

徳田 安春
Yasuharu Tokuda, MD, MPH

群星沖縄臨床研修センター

〒901-2132 沖縄県浦添市伊祖３丁目４２－８
E-mail：yasuharu.tokuda@gmail.com

これまでのジェネラリスト教育コンソーシアムで展開されてきたChoosing wisely，Low-value Care & Professionalismの流れに沿って私の考えを述べたいと思います．

Box 1は，米国の雑誌「New Yorker」に最近掲載されたイラストです．今米国も日本と同様，過剰医療に対する関心が非常に高まっています．日米のみならずヨーロッパ，世界中に，とくに先進国で，過剰医療の問題が取り上げられています．「New Yorker」の連載を担当しているAtul Gawande先生は，ハーバード大学の教授で，外科医です．日本で言うと小泉俊三先生のような方です．この方はベストセラーをたくさん刊行し，世界でも屈指のオピニオン・リーダーです．その方が最近発表したのが**Box 2**の「Overkill」という記事です．先ほど小泉先生にお聞きしましたが，overkillは過剰，やりすぎという意味であるとのことでした．An avalanche of unnecessary medical care is harming patients physically and financially. What can we do about it？とあります．「New Yorker」は，米国の知識層が読む代表的な雑誌です．政治，経済，医療のいろいろな関心事について，まずこの雑誌が読まれます．この雑誌に書いてある記事は，社会的なインパクトが大きいです．この記事を読んでみたら，こう書いてありました．「The researchers called it “low-value care”，but, really, it was no-value care.」実際Choosing Wiselyが取り上げているの

BOX 1

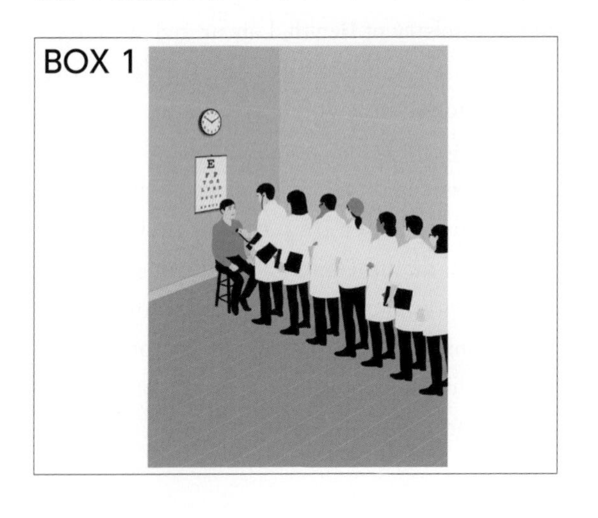

BOX 2

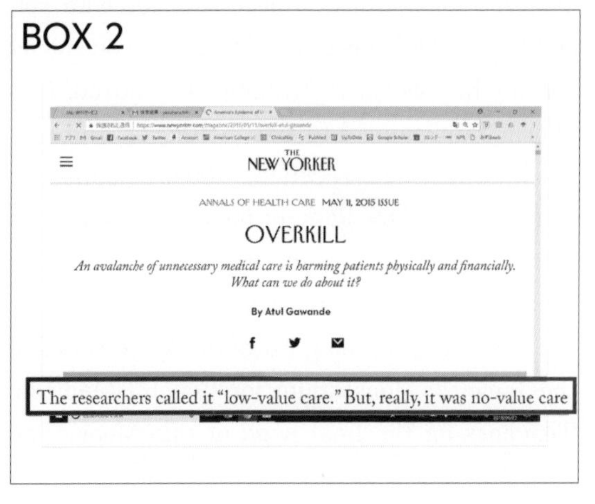
THE NEW YORKER

ANNALS OF HEALTH CARE　MAY 11, 2015 ISSUE

OVERKILL

An avalanche of unnecessary medical care is harming patients physically and financially. What can we do about it?

By Atul Gawande

The researchers called it “low-value care.” But, really, it was no-value care

は，ほとんど value がないケアリストです．

なぜ low-value care をやらないのがいいのでしょうか？

根本的には，ヒポクラテスの First Do No Harm です（**Box 3**）．ただしヒポクラテスの時代は，紀元前で薬も消毒もない．何かやると多くは害になる時代でした．医師は自然に任せろということでした．2000 年の時空を超えて，医学が発展し，治らない病気も治るようになりました．薬，手術，検査機器が進歩し，新しい倫理規定が必要になりました．**Box 4** は医の倫理の体系を世界に示したものです．4 大原則と呼ばれています．

1） Autonomy の原則は，患者の自律性，自己決定権で，患者自身の意思を尊重する．インフォームドコンセントのことですが，検査や治療を拒否する権利もあるのです．
2） Beneficence の原則は，Do Good です．患者が病気のときは，それを治療する手段があれば，それをしなさい．
3） Non-maleficence の原則は，Do No Harm です．有害性のリスクが高まるようであれば，それを避ける．ただし Beneficence と Non-maleficence のバランスが重要です．たとえば血液腫瘍で抗癌薬を投与せざるを得ない．そのことで副作用が出ますが，血液腫瘍を治すことが大事です．
4） Justice の原則は，正義です．ある患者を診療するときに周囲のことも考えないといけない．社会全体としてどのような影響があるか．結核でガフキー 10 号の人が個室を拒否した場合，Justice の原則からすると，周囲に免疫不全の患者がたくさんいる大部屋にこの患者を入院させるのは問題です．

以上の 4 原則は，ときに対立があり，どの原則を優先するかを考えながら使わなければならないのです．この原則を整理する方法として，故白浜雅司先生が四分割表を作りました．これは上記の 4 大原則をうまく整理して，医療チームでディスカッションできるようにカンファレンスで使ってくださいということでした．

さて，事例を挙げましょう（**Box 5**）機内アナウンスでドクターコールを聞いた医師も多いと思います．どう対応したらよいでしょうか．これは 4 大原則から言うと，シンプルですね．Autonomy は，患者がつらいと言って，機内乗務員を呼んで，診てほしいという意思表示です．Beneficence は，患者に良いことをする．Non-maleficence は，介入に重い副作用があれば避けるべきですが，まずは介入できるかどうかの判断が大事です．Justice は，患者の状態を把握して良くする．重症化して緊急着陸などになると周囲へ影響してしまいます．

ただし，病院の外なのに医師は行動すべきなのかという議論もあります．義務はありません．法的に拘束力はありません．手を挙げないという選択もあります．では何が私たちを，医療現場でないのに，私たちの行動を促進する基盤は何なのでしょうか．

BOX 3

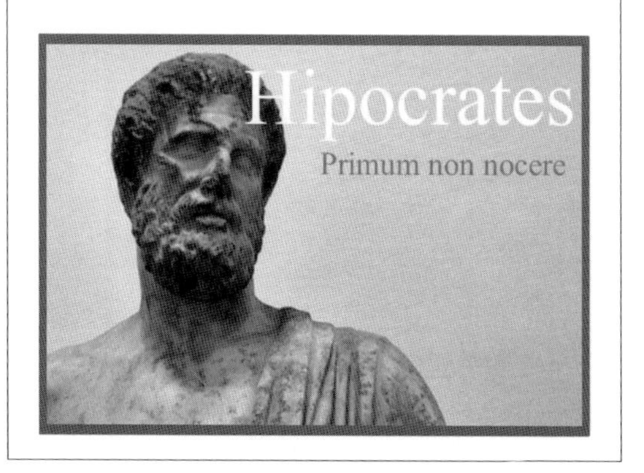

BOX 4

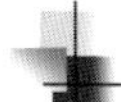

Principles of Bioethics

- Autonomy-Respect the decision-making ability of autonomous person.
- Beneficence-The duty to maximize benefit to the person or people in care.
- Non-Maleficence-The mandate to avoid harm.
- Justice-Fairness in deciding competing claims

Beauchamp and Childress, Principles of Biomedical Ethics,2001.

Golden Rule（黄金律）と呼ばれるものがあります（**Box 6**）．なぜGolden Ruleというかというと，ほとんどの宗教や道徳の書物にこのようなことが書かれているからです．キリスト教の聖書にも，論語にも書いてある．ブッダも孔子も言った．「自分にやってほしいと思うことを他人にやってください」です．自分が旅行者で病気になって苦しんでいる．もし医師がこの飛行機に同乗していたら，自分の苦しみを軽減するように診てほしいと思うでしょう．このルールを適応すると，病院という枠を超えても，私たちの行動を促進することができるのです．

最初の道徳律はハンムラビ法典の「目には目を，歯には歯を」です．これは罰です．人類の道徳は罰からスタートしています．そして新約聖書では，隣人愛です．ここからポジティブになります．Silver Ruleというのは，Golden Ruleの裏面を指します．Silver Ruleはヒポクラテスの言った，Do No Harmで，「自分がやられたくないことは他人にもやるな」ということです．ヒポクラテスが最初に言ったのではなくて，Golden Ruleの裏返しがSilver Ruleだから，両者とも道徳や宗教などのほとんどの書物に含まれているのです．カントが初めて言ったのは，私たちの行動は，Universal Lawに合わせなさいというものです．行動の目的を道徳法則に合致させなければならない．この流れは，BeauchamとChildressの4大原則につながっているのです．

最近私たちが行ったデータを示します．これはオンライン調査です．日本中の医師940人を対象としたもので，日本の医療の中で何％が過剰医療かという極めてシンプルな調査です（**Box 7**）．医療経済学者からいろいろな数字が出ていますが，エビデンスがありません．米国でも医療費の何％は無駄であるということが議論されています．学者によっても数字は異なります．そこで私たちはまず医師に聞いてみました．この調査は米国で行われた方法で行ったのですが，何と米国とほぼ同じ20％でした．おそらく0～10％と返答した医師たちは過剰医療を過小評価していると思います．では右側の80～90％と返答した医師たちはどうでしょうか．過剰医療であるとわかっていながらやっている医師もいるかもしれません．

次に私たちが行った別の調査結果を紹介します．（**Box 8**）癌検診は問題があるので取り上げました．先ほどと同じパネルを使って行った調査です．日本の医師は，どのくらい癌検診に関する研究について科学的吟味ができているかを調べました．色枠が正解です．Item 1は，スクリーニングを受けたグループのほうが，スクリーニングを受けないグループより癌がたくさんみつかる．これが癌検診の有効性を示すエビデンスであるかどうかというテストです．これは間違いです．検診をしたら多くの癌がみつかるのは当然です．Lead time biasやlength biasになる．そしてover diagnosis biasもある．ところが40％の

BOX 5

機内アナウンスでドクターコール

- 東京マニラ間のフライトのキャビン内にA医師はいた
- 具合の悪いお客さんが出たとのことでドクターコールあり
- A医師は名乗り出たほうが望ましいのか？

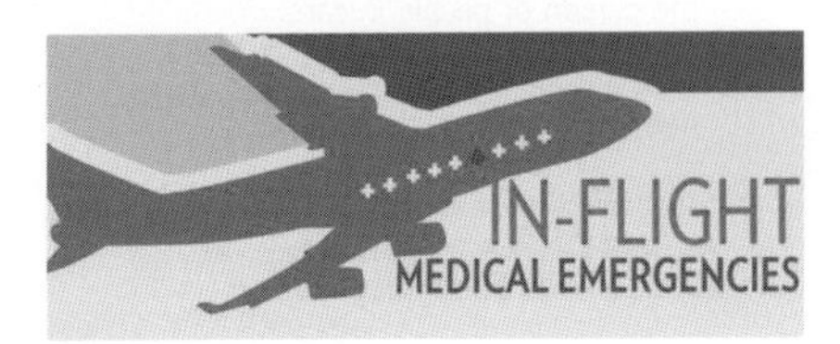

BOX 6

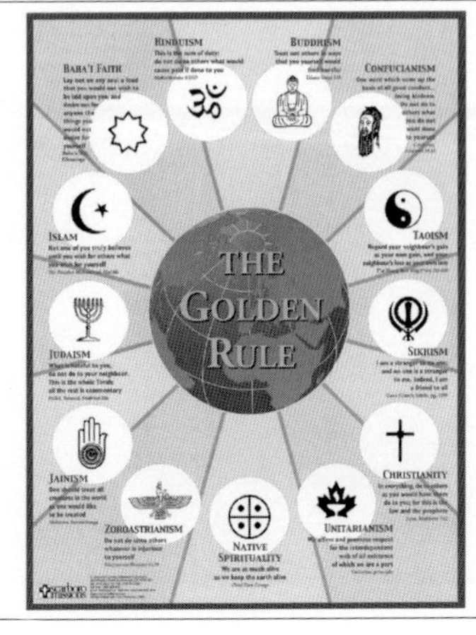

BOX 7

DOI: 10.1002/jgf2.167

EDITORIAL

Journal of General and Family Medicine

Overtesting in Japan

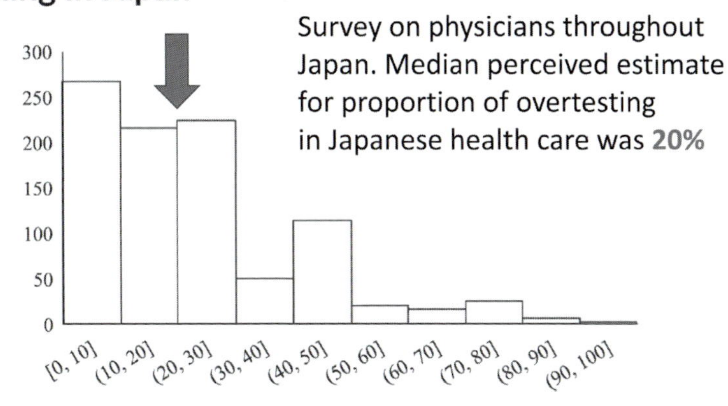

FIGURE 1 Histogram of perceived proportion of overtesting in Japan (N=940)

BOX 8

DOI: 10.1002/jgf2.168

EDITORIAL

Journal of General and Family Medicine

Subclinical cancer diagnosis fallacy

TABLE 1 Understanding among Japanese physicians about evidence that cancer screening saves life (N = 940)

	Item 1		Item 2		Item 3	
Proves	376	40.0%	451	48.0%	466	49.6%
Does not prove	374	39.8%	286	30.4%	234	24.9%
Does not know	190	20.2%	203	21.6%	240	25.5%

Item 1: More cancers are detected in screened populations than in unscreened populations (correct answer: does not prove).
Item 2: Screen-detected cancers have better 5-year survival rates than cancers detected because of symptoms (correct answer: does not prove).
Item 3: Mortality rates are lower among screened persons than unscreened persons in a randomized trial (correct answer: proves).

医師が検診の効果があるといえる，と答えています．次に Item 2 は，スクリーンで見つかった癌は 5 年生存率がスクリーニングで見つからなかった癌の人の生存率よりも長い，です．これもレトロスペクティブ研究でよく得られるデータです．これも間違いです．Lead time bias と length bias，over diagnosis bias があります．エビデンスにはなりません．ところが 48％の医師がエビデンスになると答えています．最後に Item 3 は，ＲＣＴ（ランダム化比較試験）でスクリーニングを受けた患者のほうが，受けていない患者より死亡率が低い，です．これはエビデンスになります．

知識の習得はプロフェッショナリズムにも関連する問題です．Choosing wisely や Over diagnosis，Low-value care に関して，私たちはプロフェッショナリズムに基づいて学習しなければいけません．

私たちはプロフェッショナリズムについて，さらに調べました．シナリオを与えて，そのシナリオに対して倫理的に妥当なレスポンスをした割合を調べました（**Box 9**）．COI や守秘義務などのシナリオは良かったのですが，セクシャルハラスメントのシナリオへのレスポンスは良くなかったのです．どういうシナリオだったかを **Box 10** に示します．目の前でセクシャルハラスメントがあった．医療現場で多いのは皆知っています．**Box 10** の 3 と 5 は倫理的に妥当です．妥当な選択をした医師たちは合計で約 50％でした．あとの 50％は妥当なレスポンスではありませんでした．問題は 1 番の「その男性スタッフは，彼女の的確な治療に対し単に謝意を示しているだけなので，何もしない」の 4.2％です．100 人中 4 人は，このような対応をするのです．100 人の医師がいる病院では，4 人くらいこのような医師がいるのです．この方々は，Golden Rule や Silver Rule で

BOX 9

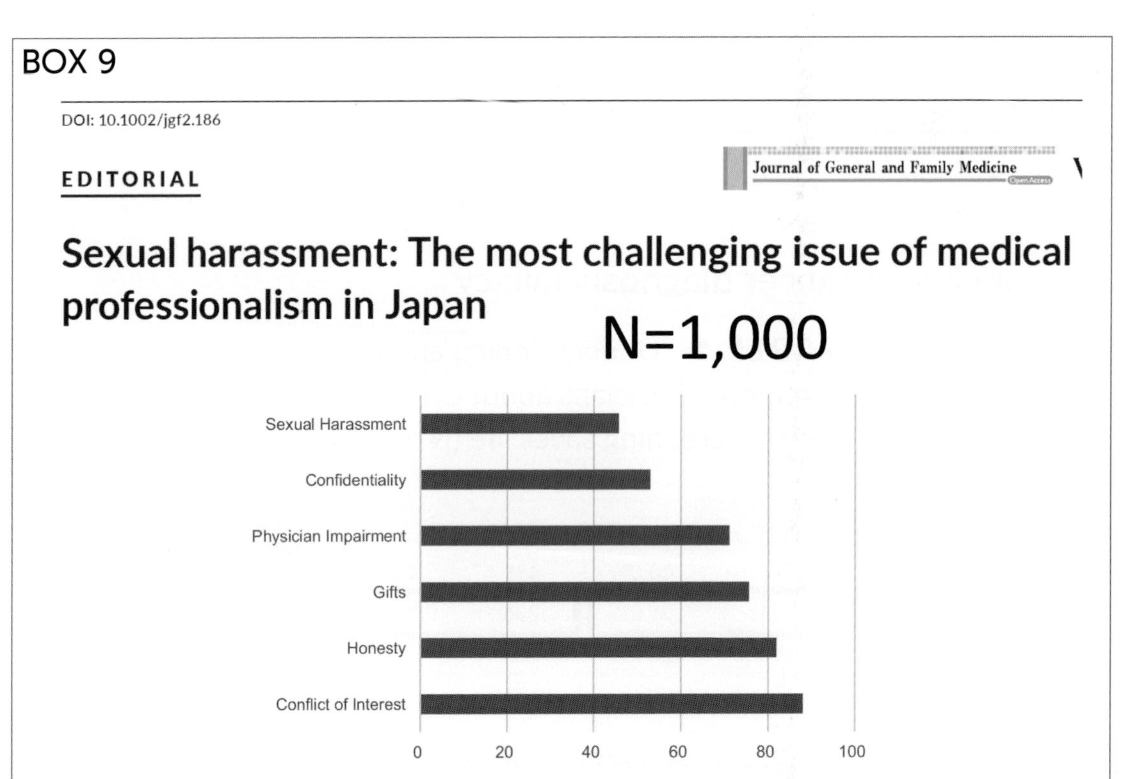

FIGURE 1 Proportion (%) of the best or second-best responses to each scenario of medical professionalism

は無効です．「私は不快に思っていないから相手にとっても不快ではないから，Silver Rule に従ったらやってもいい」のです．つまり Golden Rule や Silver Rule から脱却しないといけない．私たちはカントの Universal Law まで行かなくてはいけないのです．

Box 11 に指導医へのプロフェッショナリズムの広めかたを示します．私たちは正しい知識を広めなければなりません．そして正しい行動を広めることです．第3に，結集して教育する．

皆さん，ぜひプロフェッショナリズムを広めていきましょう！

BOX 10

Q5: レジデントチームとの回診中，一人の男性スタッフがグループに近寄ってきた．彼は女性レジデントの腰まわりに手を伸ばしながら，自分の患者に素晴らしい治療をしてくれてありがとうと礼を言っている．あなたは彼のその行動を女性レジデントが嫌悪していることに気がついた．最初にとる適切な行動は次のうちどれか？

選択肢	割合
1: その男性スタッフは，彼女の的確な治療に対し単に謝意を示しているだけなので，何もしない	4.2%
2: セクハラ事例としてプログラム・ディレクターに報告するのみとする	28.8%
3: その男性スタッフに，あなたの行動は不適切で不快であったと伝える	26.8%
4: その女性レジデントに，男性スタッフの行動が不快であったか尋ねる	21.2%
5: その女性レジデントに，自分が彼女側に立って起こしてもらいたい行動があるか尋ねる	19.0%

BOX 11

指導医へのプロフェッショナリズムの広めかた

① 正しい知識を広める

② 正しい行動を広める

③ 結集して教育をする

Lecture

世界の professionalism/日本の professionalism

小泉 俊三
Shunzo Koizumi, MD, FACS

佐賀大学名誉教授　東光会 七条診療所(京都)

〒：600-8845 京都市下京区朱雀北ノ口町 29
E-mail：koizums@gmail.com

このコンソーシアムは，ジェネラリスト教育の会ですので，学生，研修医の教育の現場で professionalism の教育の考え方，行動原理を，いかに学習者に伝えるかという観点から，よいアイディアがあれば，ここでご紹介したいと思います．ここで二歩くらい下がって，professionalism といわれていることばについて考えてみましょう．Profession ということば中心にあるわけですが，Profession とは何でしょうか？その辺のことを教育する人に理解していただけると，学習者も自分たちの立ち居振る舞いがどうあるべきか，あるいは周囲にどのように受け止められているかを振り返るような，心の動きを触発できるかもしれません．

今日はこの professionalism，あるいは profession の，社会の中での立ち位置について一緒に考えてみたいと思います．

Introduction

Professionalism of the world and Japan

Shunzo Koizumi, MD, FACS

The Japanese Consortium of the General Medicine Teachers is the consortium of the education of generalist, so, in this lecture, I want to show you how to inform the way of thinking and behavioral principles of professionalism for to students and residents in the real world of clinical education. Also I want to show you some good ideas on how to accomplish this to do so, if any.

First, taking two a few steps backward, let's consider the meaning of professionalism. Although the word of profession occupies the center of the meaning, what does profession mean? I hope Japanese medical educators can understand the meaning of profession, also I hope learners can think about what their own behavior should be, or can reflect on what people around them should think their actions.

Today, together with you, I want to consider the meaning of professionalism or profession and its standing position in the present position within Japanese society.

はじめに

このコンソーシアムはジェネラリスト教育をテーマとした会ですので，今日は，学生・研修医教育の現場で professionalism をどう教えるか，あるいは professionalism に基づく行動原理をいかに学習者に伝えるか，という教育の観点から，professionalism に関する新しい考え方ないしはアイディアを紹介したいと思います．

その前に，原点に立ち戻る，ということで，まず，二歩くらい後ろに下がって，professionalism ということばについて考えてみましょう．profession ということばが語幹にあるので，profession とは何か？その辺りの基本的なところを教育する側の人に理解していただけると，学習者にも，自分たちの立ち居振る舞いがどうあるべきか，あるいは自分たちの行動が周囲にどのように受け止められているかを振り返るといったことの大切さについて触発できるかもしれません．

日本の professionalism をさかのぼる

まず，professionalism の語義と profession の社会の中での立ち位置について一緒に考えてみたいと思います．私は還暦もとおに過ぎ，ずいぶん昔の話をしますが，1960 年代，私が医学生だったころ，いろいろな書物に出合ったことを思い出します．まず医学部に入って，「医学概論」という本に出合いました（**Box 1**）．一部の医学生の間で話題になっていましたが，澤瀉久敬先生のこの著作は三部作で，第 1 部の科学論から始まって，第 2 部の生命論，そして第 3 部で医学が論じられています．先ほど德田安春先生はカント哲学の「物自体」について少し述べられましたが，澤瀉久敬先生は，九鬼周造に師事されたフランス哲学者で，医学の哲学としての「医学概論」を大阪大学医学部で初めて講義された方です．科学哲学や倫理学をベースにした著作がたいへん難解だったことを思い出します．

BOX 1

1960年代日本:「医師の倫理」として:

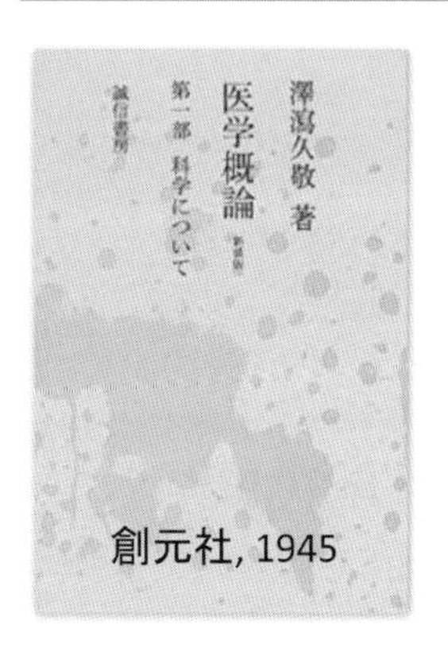

澤瀉久敬 (1904-1995):哲学者
九鬼周三 / ベルクソンに学ぶ

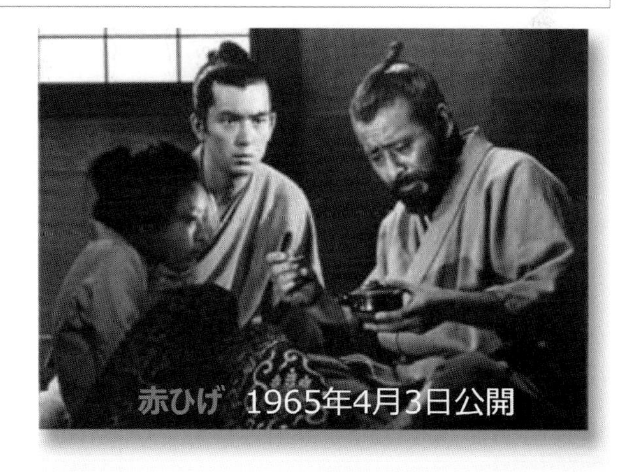

同じ頃，有名な黒澤映画「赤ひげ」も 1965 年に公開されています．この映画は，よく引き合いに出されますが，若い世代にはこの映画を見たことがない人も多いようです．映画そのものは，少し古いですが，江戸時代の庶民の姿を描いていて，三船敏郎演ずる赤ひげは，ある意味で脇役のような面もあります．このような人間的な医師の姿が黒澤明という巨匠によって描かれたことで大きな影響がありました．また，若造の医師を演じている加山雄三を見ますと，時代の流れを感じます．

さて，もう少し時代をさかのぼりますが，**Box 2** は適塾です．当時の建物が大阪の真ん中に現存しています．ここで，緒方洪庵は「扶氏経験遺訓」全30巻(筆者注参照)を完訳して出版しましたが，巻末の医師に対する戒めを洪庵が 12 ヵ条に要約して「扶氏医戒之略」としてまとめ，門人たちへの教えとしました．すでに幕末に，医師のあり方を伝えるべく，このような書物が著され，若い医師も関心を持って学ぼうとしていたことがわかります．

（筆者注：扶氏とはフーフェランド（Chrstoph Wilhelm Hufeland，ベルリン大学教授，1764-1836）のことで，その著「Enchiridion Medicum」のオランダ訳書を緒方洪庵は約 20 年かけて翻訳した．）

BOX 2

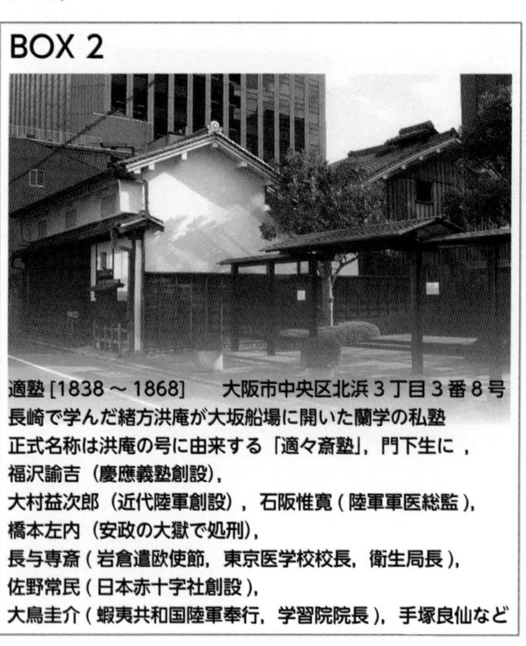

適塾 [1838 ～ 1868]　大阪市中央区北浜３丁目３番８号
長崎で学んだ緒方洪庵が大坂船場に開いた蘭学の私塾
正式名称は洪庵の号に由来する「適々斎塾」，門下生に，
福沢諭吉（慶應義塾創設），
大村益次郎（近代陸軍創設），石阪惟寛 (陸軍軍医総監)，
橋本左内（安政の大獄で処刑），
長与専斎 (岩倉遣欧使節，東京医学校校長，衛生局長)，
佐野常民 (日本赤十字社創設)，
大鳥圭介 (蝦夷共和国陸軍奉行，学習院院長)，手塚良仙など

その一方で，今，ＮＨＫの大河ドラマでも幕末ブームですが，明治元年，西南戦争で西郷隆盛が下野する前，近代的な国家としては医師の資格について公的なの仕組みを作らなければならないということで，明治政府は「太政官布告」を発しています（**Box 3**）．これはたいへんわかりやすい文章です．「医師の儀，人之生命に関係し，実に容易ならざる職に候．然るに近世，不学無術の徒，猥(みだ)りに方薬を弄し，生命を誤る者少なからず，聖朝仁慈のご趣旨に背き，甚だ以って相済まざる事に候．」とあります．当時も，結構ひどい自称医師がいたようです．これからは，政府が正しく医師の資格を決めていくので，「学の成否，術の功拙を篤（とく）と試して免許を得た者でなければ医業を行うことが許されなくなるから，その様に覚悟して益々学術に励むべき事」とあります．

今日の professionalism についての話で，この「太政官布告」をお示しした理由は，日本社会が急速に近代化する中で，維新の指導者は，早く諸外国に追いつこうとして，政府主導で何もかもやっていこうとしたことをお示ししたかったからです．実は，現在でも，わが国には同様の傾向があります．すべてにわたって“お上”に言われないとものごとが動かないという悪弊が今でもあります．profession，即ち，専門職の団体が自律的に社会に働きかけて，人々を良い方向に導くという社会の在り方が，日本はいまだに弱いように思います．

BOX 3

医学振興に関する太政官布告
（明治元年12月7日）

・「医師の儀、人之生命に関係し、実に容易ならざる職に候。然るに近世、不学無術の徒、猥りに方薬を弄し、生命を誤る者少なからず、聖朝仁慈のご趣旨に背き、甚だ以って相済まざる事に候。今般医学所お取立て相成り候については、規則を設け、学の成否、術の功拙を篤と試して免許を得た者でなければ医業を行うことが許されなくなるから、その様に覚悟して益々学術に励むべき事」

明治7年には，今でいえば医師法，医療法に当たる法律ですが，太政官通達として「医制」が公布され（**Box 4**），これが全国に適用されていきました．近代的な西洋医学の技術を身に付けた医師を育てるべく医学校を急いで開設するわけですが，明治政府は一時期，「医術開業試験」という制度を作りました（**Box 5**）．医科大学を開校しても卒業生が出るまで何年もかかります．その間に速成の医師が必要であるということで，明治8年～大正5年の間，西洋医学の知識を内容とする試験を実施し，合格者に医師免許を付与しました．

当時の医師は殆ど全てが漢方の医師でしたが，漢方医は一代を限りとして認めるけれども，それ以外は認めない．医師になりたければこの国家試験を受けなさいということになったのです．これは現在からみても驚くべきことですが，Flexner Report で強調されているのと同じく正規の basic science についての知識を問う試験が課されています．この試験を受けたことで有名なのは野口英世です（**Box 6**）．彼は医科大学を卒業していません．この試験に合格して医師の資格を得ました．また，この時期，男性も女性も受験できたので，東京女子医大を創設した吉岡彌生などこの試験に合格した女性医師が何人も生まれています．また，当時，この試験勉強のための予備校ができました．予備校で少なくても2,3年勉強しないと，この試験には通らないと言われていたようです．実は都内のいくつかの私立大学は，一番有名なのは日本医科大学や東京医科大学ですが，この予備校が発展して医学校に成長したのです．このように日本の近代化の中で，医療を行う医師という職能を持った人たちを育てるために，後進国であったせいでしょうか，政府が牽引して制度作りを行ってきたという歴史があります．

世界の professionalism の基本：「新千年紀の医師憲章」を読む

さて，2002年に，「Medical Professionalism in the New Millennium：a Physician Charter」（医師憲章）という文章が発表されました（**Box 7**）．これには，ご存知のように，基本原理（Fundamental Principles）が3つあり，10カ条の責務（Commitment）があるという構造になっています．これから，3つの基本原理に沿って，少し述べてみたいと思います．

医師憲章の基本原理

3つの基本原理は，①患者の福利，②患者の自律，③社会正義です．今日は特に①と③を取り上げます．②については，歴史的なことを中心に簡単に紹介するにとどめます．

① 患者の福利

患者の福利（Principle of primary of patient welfare）についてですが，患者のことを第一に考え，自分のことは二の次にして患者のために医療

BOX 4

医制とは

- 太政官通達（明治7年発布）
- 医療に関する各種規制を定めた全76条の法令
  - ※学制は明治5年に発布
- 目的：文部省統轄下に衛生行政機構を確立
- 対象：東京府，京都府，大阪府
  - 明治9年，全国に拡張
- 西洋医学に基づく医学教育の確立

『内務省史』第3巻による

BOX 5

明治政府：医術開業試験

- 明治8年～大正5年の間，西洋医学を内容として実施され，合格者に医師免許を付与　※明治16年までは「医師試」
- 受験資格：1年半の「修学」（事実上，独学でも受験可能）
- 合計2万人超の合格者：明治期開業医の主な供給源
- 医師法制定（明治39年）に伴って廃止が決定

※ 漢方医
→「従来開業者」として一代限りの免許
※ 医学教育機関卒業者
→ 無試験

大正初期の医師数	40000人
従来開業医師（漢方医）	10000人
医術開業試験合格者	15000人
医学専門学校等卒業者	12000人
帝国大学卒業者	3000人

を行うということです．これは先ほど徳田先生が述べられたヒポクラテスの誓いに立ち返る内容であると思います（Box 8）．

コス島のアスクレピオス神殿は今でも残っていて観光地となっています．ヒポクラテスの胸像も伝わっていますが後世に作られたようで本当のところはよく分かりません．比較的新しくは，17世紀にギリシャ語とラテン語併記の『ヒポクラテス全集』が刊行されています（Box 9）．西洋近代医学が成立する2000年以上も前のローマ時代から，特にルネッサンス期以降，ヒポクラテスは，「医神」として人口に膾炙されていたようです．

「ヒポクラテスの誓い」を読んでみましょう（Box 10～14）．神々に誓うところから始まりますが，自分を教えてくれた師匠を大切にし，その子孫には無償で教えるが，教わった知識は仲間にしか教えない，といった趣旨の言葉が記されています．知識を仲間にしか教えないことなど，これは私たちとずいぶん違います．次いで，患者に害を与えない，患者を死に導くような薬を与えない，妊婦を流産に導く道具を与えない，清く正しく生きる等々とありますが，その多くは時代を超えて当てはまることのように思います．また，当時，（膀胱）結石除去術を専門とした別の医師集団があったようですが，結石除去術には手を出さない．それから往診に行ったときでしょうか，「往診は患者のために行くのであって，往診先で勝手な戯れや堕落の行いを避ける．（このことについては，）女と男，自由人と奴隷の違いを考慮しない．」とあります．この辺り，どうしてこのようなことが書かれているのか考えますと，当時も，とんでもない医師が多かったのではないでしょうか．勿論，最も大切なことですが，医師としての守秘義務についても書かれています．

BOX 6

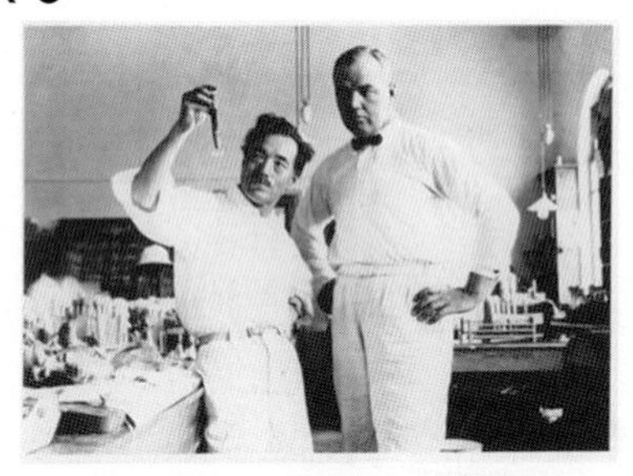

野口英世　（1876～1928）：
済生学舎に学び，明治29年，「志を得ざれば再び此地を踏まず」との言葉を床柱に刻んで上京，医術開業試験に合格．
（写真は国際保健部職員アレクサンダー・マハフィー博士と）

BOX 7

MEDICAL PROFESSIONALISM
IN THE NEW MILLENNIUM: A PHYSICIAN CHARTER

新千年紀のプロフェッショナリズム「医師憲章」
3つの基本原理：①患者の福利②患者の自律③社会正義

Fundamental Principles

Principle of primacy of patient welfare. The principle is based on a dedication to serving the interest of the patient. Altruism contributes to the trust that is central to the physician-patient relationship. Market forces, societal pressures, and administrative exigencies must not compromise this principle.

Principle of patient autonomy. Physicians must have respect for patient autonomy. Physicians must be honest with their patients and empower them to make informed decisions about their treatment. Patients' decisions about their care must be paramount, as long as those decisions are in keeping with ethical practice and do not lead to demands for inappropriate care.

Principle of social justice. The medical profession must promote justice in the health care system, including the fair distribution of health care resources. Physicians should work actively to eliminate discrimination in health care, whether based on race, gender, socioeconomic status, ethnicity, religion, or any other social category.

BOX 8

①患者の福利：「ヒポクラテスの誓詞」

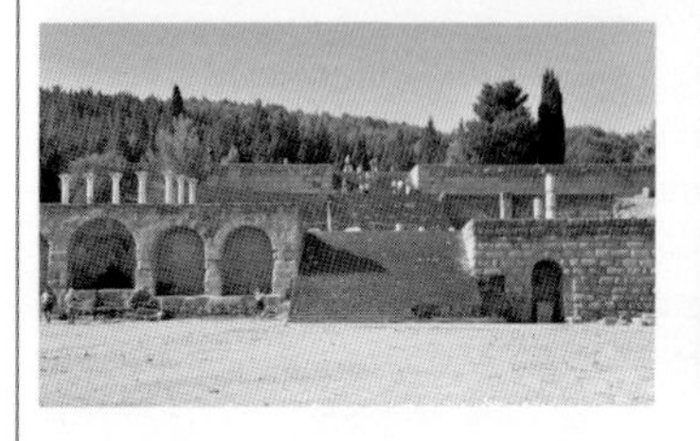

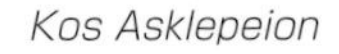

Kos Asklepeion

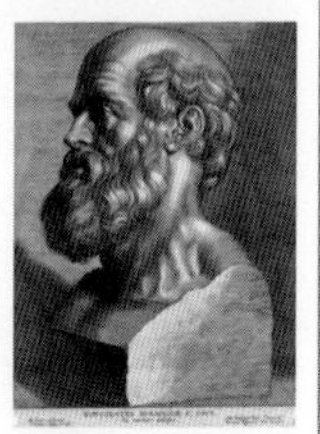

Hippocrates
(c. 460-370 BC)

BOX 9

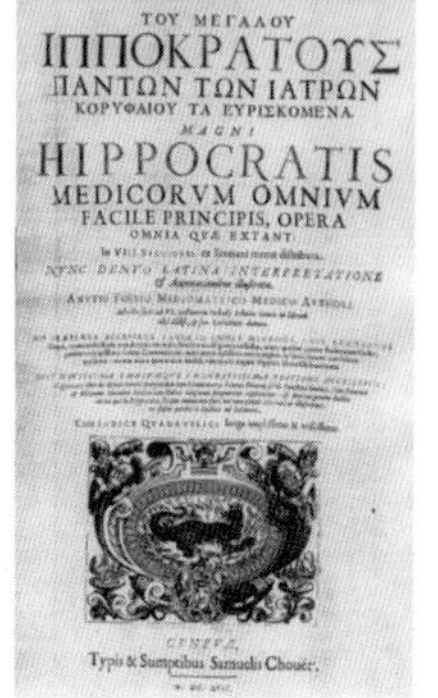

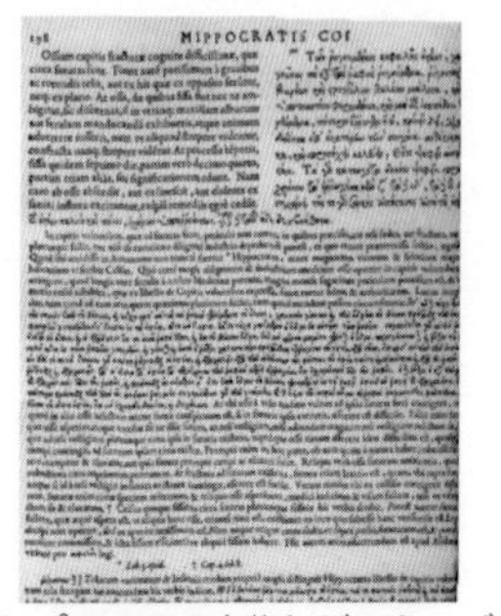

『ヒポクラテス全集』ジュネーブ，1657年
九州大学附属図書館医学分館蔵

BOX 10

ヒポクラテスの誓い（日本語訳）

・「医神アポロン，アスクレピオス，ヒギエイア，パナケイア及び全ての男神と女神に誓う，私の能力と判断に従ってこの誓いと約束を守ることを．

BOX 11

ヒポクラテスの誓い（日本語訳）

・この術を私に教えた人を我が親の如く敬い，我が財を分かって，その必要あるとき助ける．
・その子孫を私自身の兄弟の如くみて，彼らが学ぶことを欲すれば報酬なしにこの術を教える．そして書き物や講義その他あらゆる方法で，私のもつ医術の知識を我が息子，我が師の息子，また医の規則に基づき約束と誓いで結ばれている弟子どもに分かち与え，それ以外の誰にも与えない．

BOX 12

ヒポクラテスの誓い（日本語訳）

・私は能力と判断の限り患者に利益すると思う養生法をとり，悪くて有害と知る方法を決してとらない．
・頼まれても，死に導くような薬を与えない．それを覚らせることもしない．同様に婦人を流産に導く道具を与えない．
・純粋と神聖をもって我が生涯を貫き，我が術を行う．
・結石を切り出すことは神かけてしない．それを業とする者に任せる．

BOX 13

ヒポクラテスの誓い（日本語訳）

・いかなる患家を訪れるときも，それはただ病者を利益するためであり，あらゆる勝手な戯れや堕落の行いを避ける．女と男，自由人と奴隷の違いを考慮しない．

・医に関すると否とに関わらず，他人の生活についての秘密を守る．

BOX 14

ヒポクラテスの誓い（日本語訳）

・この誓いを守り続ける限り，私は，いつも医術の実践を楽しみつつ生きて，全ての人から尊敬されるであろう．もしもこの誓いを破るならば，その反対の運命を賜りたい．」

ヒポクラテスを中心とした医師集団（同業者）の「掟」としての性格：

西欧社会では，ルネッサンス以降，近代になって再発見された．

BOX 15

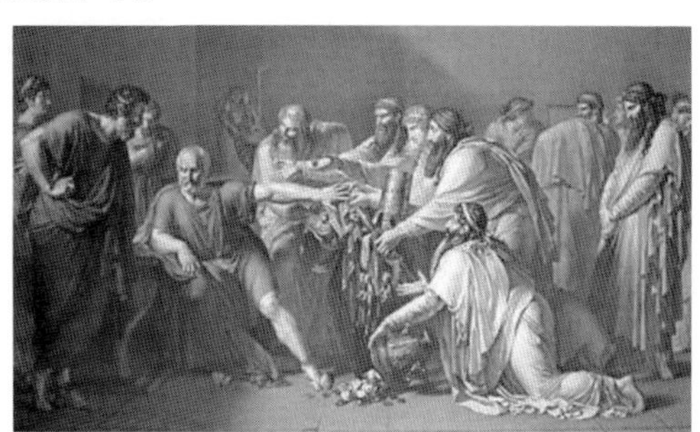

Anne-Louis Girodet (de Roucy-Trioson) (1767 - 1824) (after) Raphael Urbain Massard (engraver) [Hippocrates Refusing Gift from Alexander]

BOX 16

ヒポクラテスの誓詞：医学校での宣誓式（近代）

・1508 年，ドイツのヴィッテンベルグ大学医学部で初めて医学教育に採用された
・1804 年，フランスのモンペリエ大学の卒業式ではじめて宣誓され，以降，医者にとって重要なものとして長らく伝承されてきた
・1928 年では北米の医学校の 19％で卒業式の誓いとしていたが 2004 年では北米のほぼ全ての医学校の卒業式に誓われている

わが国の医学部では一般的でない（佐賀大学では *Student Doctor*（称号）授与式があった）．

BOX 17

伝統的なプロフェッショナリズム：西欧近代

・王権の下にある３つのギルド（職能集団）
- **聖職者**
- **弁護士**
- **医師**

・Nobles oblige(ノブレス・オブリージュ)
・貴族に自発的な無私の行動を促す明文化されない不文律の社会心理
・基本的には，心理的な自負・自尊であるが，それを外形的な義務として受け止めると，社会的（そしておそらく法的な）圧力とも見なされうる．

the moral obligation of those of high birth, powerful social position, etc., to act with honor, kindliness, generosity, etc.

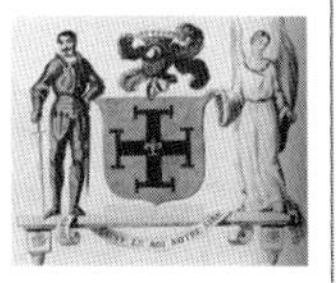

“特権” を持つゆえの社会に対する義務：

「ヒポクラテスの誓い」には，2000 年の時空を経て今でも生きていることと，当時の慣行や社会を反映した事柄が混在しています．この誓いは，ヒポクラテスを中心とした医師集団（同業者）の「掟」としての性格を持っています．また，ヒポクラテスの事績は，当時から脈々と伝え続けられたとはいえ，ルネッサンス期以降，近代になって再発見されたという一面もあります．Box 15 のような 19 世紀の絵画がありますが，金持ちからの金品を受け取らないという厳しい姿勢を示しているヒポクラテスの姿が描かれています．

次に，「ヒポクラテスの誓い」を医学校での宣誓式で述べるということも，実は，16 世紀のドイツで始まり，18,19 世紀にヨーロッパの多くの国に広まり，21 世紀に入って欧米のほとんどの医学校で行われるようになりました（Box 16）．

日本は，明治以降，熱心に西洋医学を採り入れましたが，なぜか，この習慣はほとんど採り入れられていません．私が，以前勤務していた佐賀大学医学部では Student Doctor（称号）授与式があったのですが，そこでも医学生が「ヒポクラテスの誓い」を述べることはありませんでした．

ここで専門職の団体としての profession について考えてみます．西欧の歴史では，聖職者，弁護士，医師の 3 者がその原型です（Box 17）．この時代の Nobles oblige(ノブレス・オブリージュ) は，特権と表裏の関係にありました．Nobles oblige というのは，地位の高い高貴な身分の者は，社会に対して責任がある，即ち，professionalism には，特権を持っているということが前提になっています．「ヒポクラテスの誓い」は，英語では oath と訳されていますが，profession の語根にある profess は，「宣誓する」こと，「誓う」ことを意味します．この言葉の元の意味は，キリスト教の信仰を誓うということだったようですが，その後，社会に対してものごとを明確に言うこと，明言することが profess の主な意味になりました（Box 18）．従って，profess をする団体が以下に述べるように profession となります．

因みに，さきほどご紹介いただいた新刊書「日常診療の中で学ぶプロフェッショナリズム」では，profession の日本語訳をどうするかをめぐって二転三転しました．本来は，日本語にすべて移し替えたいところでしたが，profession をたんに「専門職」とすると，個人なのか団体 (集団) なのかが紛らわしく，また，現状では，日本語の「職能集団」の定義がやや曖昧であること,「プロフェッショナル」というカタカナ言葉が，「プロフェッショナリズム」と対になって医学教育領域でも比較的多く用いられている現実があることなどを勘案して，「プロフェッショナル集団」との訳語を採用しました．従って，個人を指す場合は，「プロフェッショナル」，形容詞として用いる場合は「プロフェッショナルな，」というように統一しました．(筆者注：カタカナ言葉を避けるには，将来的には，「専門職団体」との訳語を，上記の意味で用いるように啓発していくのが良いのかも知れません．)

改めて辞書を見てみましょう（Box 19）．名詞には可算名詞，不可算名詞などがありますが，名

BOX 18

誓い *oath*　宣誓 *profess*　宣言 *declare*

- 誰に？
  - 仲間・同僚に
  - 外（社会）に
- *Profess*
  - *Pro-*：～に向かって，～を前にして
  - *-fess*：言明する　（参考：告白 *confess*）

Profession（専門職，プロフェッショナル (専門職) 集団）
Professional（専門職の，専門職者，専門職者らしい）

BOX 19

***Profession* とは：(辞書によると，)**

Web 版 研究社 新英和中辞典などによる

1 **【可算名詞】*(* 特に頭脳を用いる *)* 職業，専門職**
《★【類語】⇒ occupation》.
用例　by profession 職業は　《★無冠詞》.

2 **【不可算名詞】*[the profession;* 集合的に *]* 同業者達**
《★【用法】集合体と考える時には単数，構成要素を考える時には複数扱い》.
用例　the medical profession 医者仲間 .

3 **【可算名詞】公言，宣言，告白〔*of*〕.**
用例　a profession of regret 遺憾の表明 .

BOX 20

プロフェッション（*Profession*）とは：まとめ

・元来は聖職者・医師・弁護士の三大職種の職能団体（西欧）
・共通要件
(1) 理論的知識にもとづいた技能を有する（体系的理論）
(2) 訓練と教育を必要とする（訓練）
(3) 試験により資格が与えられる（権威）
(4) 倫理綱領によりプロフェッションへの忠誠は保たれる（倫理）
(5) 利他的サービス，公共善の達成を目的とする（奉仕的方向づけ）
(6) 組織づけられている（団体）

（*G.Millerson, The Qualifying Association, Routeledge and Kegan Paul, 1964*）

・本解説の作成に当たっては，建築家・山本 正紀氏の *HP* を要約させていただいた.

BOX 21

プロフェッション（*Profession*）の歴史的発展：英国の場合

15 世紀？
法廷弁護士　四法学院
16 世紀
1518　医師　王立医師大学
17 世紀
1617　薬剤師　薬剤師協会
18 世紀
1739　事務弁護士　法律協会
1745　外科医　外科医組合
1791　獣医　王立獣医大学
（1800 王立大学）

19 世紀
1818　土木技師　土木技師学会
1834　建築家　イギリス建築家協会
1841　調剤師　調剤師協会
1841　化学者　化学者協会
1847　機械技師　機械技師協会
1848　保険数理士　保険数理士協会
1853　会計士　会計士協会
1855　歯科医　歯科医協会
1868　積算士　積算士協会
1870　教師　全国初等教師集団

BOX 22

***Profession* とは：（歴史／我が国の場合）**

・国家（政府）による管理・規制が中心
・医師会：開業医のユニオンと見られている
・学会：学術と親睦の団体，（現状では）専門医資格発給

・背景因子：
　・行政組織以外の社会的集団における自律性が育っていない
　・市民社会（「民の公共」）の未成熟

診療に従事するすべての医師を自律的に統括する団体がない！

BOX 23

② 患者の自律：1970年代 “専門家支配に *No*”
ヘルシンキ宣言からインフォームドコンセントへ：

・ナチス優生学と人体実験
・ニュルンベルク綱領
・ヘルシンキ宣言
・リスボン宣言
・インフォームドコンセントの法理
・バイオエシックスと臨床倫理
・シェアードデシジョンメイキングの時代

BOX 24

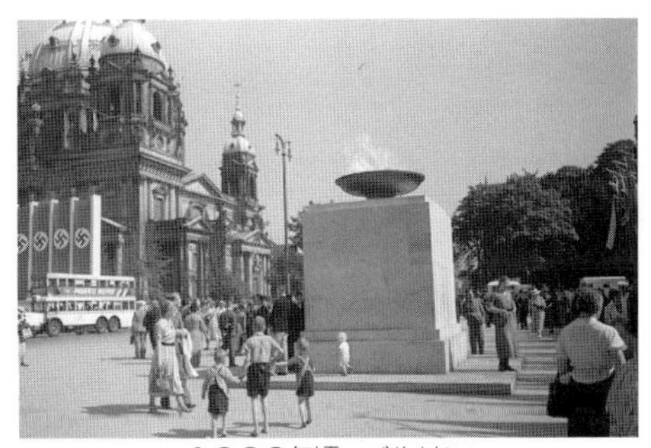

1936年頃　ベルリン

BOX 25

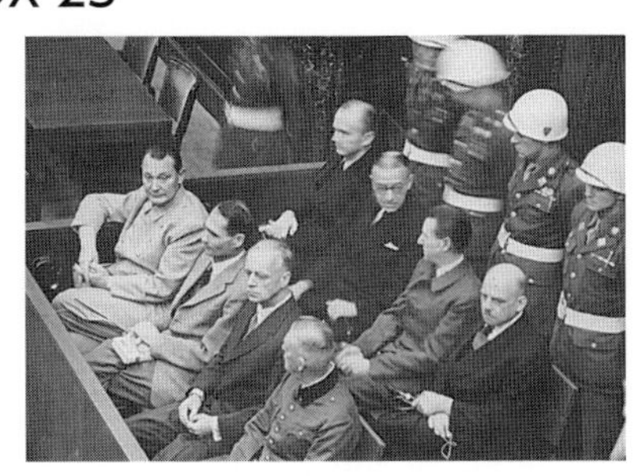

ニュルンベルグ裁判での被告席（前列奥からヘルマン・ゲーリング，ルドルフ・ヘス，ヨアヒム・フォン・リッベントロップ，ヴィルヘルム・カイテル）

BOX 26

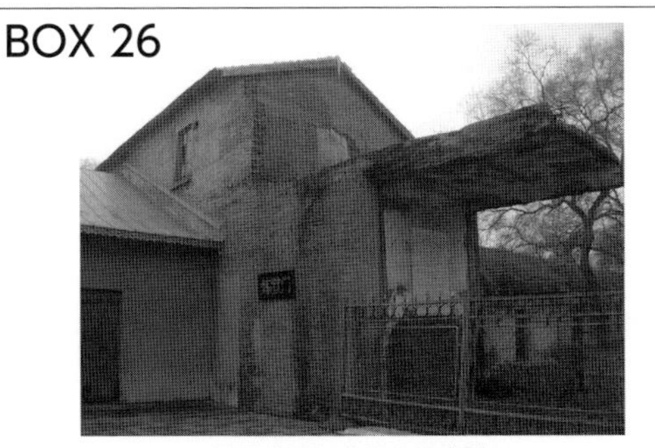

旧日本軍による人体実験

詞の profession の項では，1．知的職業，2．(一般的に) 職業，に続いて，3．集合名詞という位置づけで，［集合的］同業者仲間を意味することが示されています．しかし，多くの日本人の間で，profession という言葉が集団を意味していることはあまり理解されていません．

profession（プロフェッショナル集団）の共通要件をまとめますと，（**Box 20**）に示したように，6 種類が挙げられています．profession は歴史的に発展し，英国の場合，薬剤師，外科医，獣医，調剤師，歯科医などの団体が次々と結成されていきました（**Box 21**）．

日本の場合，先述のように，医師の資格とその profession を政府主導で作ってきましたので，社会に対する責任を意識した自律的な団体として育ってこなかったと言えます（**Box 22**）．たとえば日本医師会は，本来そのような団体であるべきですが，現状では開業医の利益を主張する団体のように受け取られてしまっています．多くの臨床医学系の学会も，学術とか会員の親睦についてはそれなりの歴史と蓄積がありますが，医師集団の社会的責任を担う組織としては，いまだ十分な活動ができていません．

② 患者の自律

「医師憲章」の 3 つの基本原理の，②患者の自律について述べます（**Box 23**）．これは 20 世紀の後半，様々な議論があって，ある意味で考え方が 180 度変わりました．それまでは，臨床上の意思決定に関しては医師主導が当たり前だったのが，患者の自己決定権が，医師患者関係のすべてに亘ってその根本にあるというように変わったのです．この背景には，第 2 次世界大戦中のナチスの蛮行に対する反省から生まれたニュルンベルク綱領やヘルシンキ宣言があります．バイオエシックスや臨床倫理に関する議論が世界的に拡がり，わが国の医療の現場も，十数年の間に大きく変わりました．最近ではインフォームドコンセント，さらにはシェアードデシジョンメイキング（共同意思決定）が医療の現場における医師 - 患者関係の基本となっています．

ナチス政権は，プロパガンダに長けていて，1936 年のベルリンオリンピックでは聖火リレーなどで大会を盛り上げました（**Box 24**）．一転，敗戦後はニュルンベルグ裁判で非人道的な人体実験などが厳しく裁断されましたが（**Box 25**），その過程で科学研究の倫理や患者の人権・自己決定・自律の考え方が確立していきました．第二次世界大戦では旧日本軍も同じような問題を中国大陸で起こしています．731 部隊（正式名称：関東軍防疫給水部）の人体実験は，ナチスほど厳しく糾弾されはなかったのですが，逆に，わが国の医学界は，今でも多くの課題を引きづっているように思います（**Box 26**）．

患者の権利については，最近では，世界医師会の患者の権利宣言（リスボン宣言）が，改訂を重ね，広く知られています（**Box 27,28**）．これらの宣言から，私たちが科学研究者や医師としてどういうふうな振る舞いが求められているかが理解できます．

BOX 27

臨床医学の倫理
患者の権利
医師の倫理
医学研究の倫理
「リスボン宣言」は患者の人権，「ジュネーブ宣言」は医師の倫理，「ヘルシンキ宣言」は研究の倫理，というポイントをおさえましょう．
1981年　リスボン宣言
• 患者の権利に関する宣言
• 11の権利原則が盛り込まれた
紀元前4世紀　ヒポクラテスの誓い
• 医師の職業的倫理を明文化
1948年　ジュネーブ宣言
• 医師の専門職としての倫理
• 医師の良心・尊厳や患者への配慮が示されている
2002年　医師憲章
• プロフェッショナルとしての医師の責務を明文化
2004年　医師の職業倫理指針
• 日本医師会が作成した医師が守るべき原則とルール
1947年　ニュルンベルグ綱領
• 医学研究（人体を用いる実験）に関する基本原則
1964年　ヘルシンキ宣言
• ヒトを対象とする医学研究に係る医師，その他の関係者の倫理を規定する宣言
• 被験者の人権擁護を趣旨としている
2001年～　医学研究の倫理指針
• 疫学や遺伝子を用いた研究など，各研究分野について厚生労働省が定める倫理指針

医療情報科学研究所 編：公衆衛生がみえる（第1版）：p.66，メディックメディア，2014

BOX 28

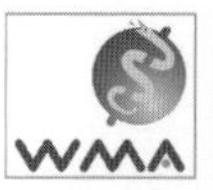

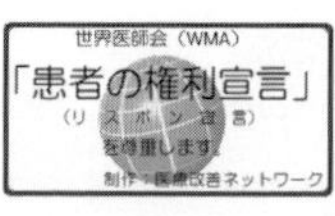

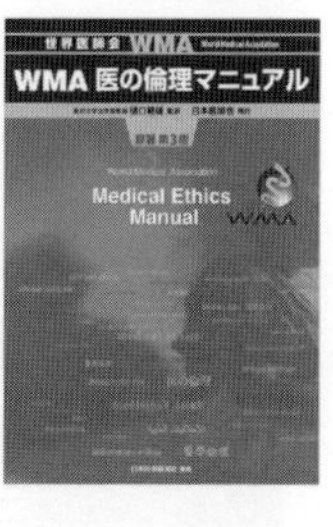

1981 年 *9* 月 */10* 月，ポルトガル，リスボンにおける第 *34* 回 *WMA* 総会で採択
1995 年 *9* 月，インドネシア，バリ島における第 *47* 回 *WMA* 総会で修正
2005 年 *10* 月，チリ，サンティアゴにおける第 *171* 回 *WMA* 理事会で編集上修正

BOX 29

6つの competency(ACGME):

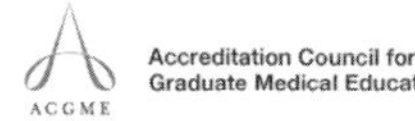

・*Patient Care*
Residents must be able to provide patient care that is compassionate, appropriate, and effective for the treatment of health problems and the promotion of health.

・*Medical Knowledge*
Residents must be able to demonstrate knowledge about established and evolving biomedical, clinical, and cognate (e.g. epidemiological and social-behavioral) sciences and the application of this knowledge to patient care.

・*Practice-Based Learning and Improvement*
Residents must be able to investigate and evaluate their patient care practices, appraise and assimilate scientific evidence, and improve their patient care practices.

・*Interpersonal and Communication Skills*
Residents must be able to demonstrate interpersonal and communication skills that result in effective information exchange and teaming with patients, patients' families, and professional associates.

・*Professionalism*
Residents must be able to demonstrate a commitment to carrying out professional responsibilities, adherence to ethical principles, and sensitivity to a diverse patient population.

・*Systems-Based Practice*
Residents must be able to demonstrate an awareness of and responsiveness to the larger context and system of health care and the ability to effectively call on system resources to provide care that is of optimal value.

Source: Accreditation Council for Graduate Medical Education (ACGME), Outcome Project, © ACGME 2003 . Note: This information was revised by ACGME in 2007 when it revised its Common Program Requirements. For more details and updates on the Common Program Requirements: General Competencies, refer to the Outcome Project or "The Next Accreditation System (NAS)" on the ACGME-NAS or ACGME website.

BOX 30

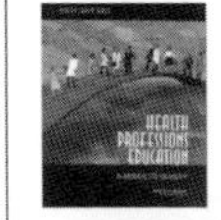

医療職教育について：これからの "*good doctor*"（良医）とは：

これからの "良医" 像 →
・（知識・判断力に加えて；）
・EQ (Emotional Intelligence Quotient) が高い
・診療科間連携 / 多職種協調
・情報収集に長けている
・質改善志向がある
・患者中心の共感的態度で，
　・パブリック・レポーティング
　・EBM
　・診療ガイドラインを患者一人一人に活用できる

従来の "良医＝名医" 像
・自立（独立不羈）
・常に患者の傍らに
・百科事典的知識
・ケアの達人

Cottage Industry to Postindustrial Care — The Revolution in Health Care Delivery（*NEJM, Jan. 20, 2010*）

BOX 31

新しい時代の *Professionalism* について：
大切にしたい医療職の *Core Value*：

・患者中心のチーム医療：
　・*Healing art* の担い手としての職業倫理
　・*Relationship-centered Medicine*（関係性中心医療）
　・*Shared Decision Making*（臨床決断の共有）
　・多職種協働（医療職間のコミュニケーション）
・医師の *EBM* から組織としての質改善活動へ：
　・*Management* 科学の確立
　・医療の質評価と評価指標 (*quality indicator*)
　・リスクマネジメントから安全マネジメントへ
　・病院組織としての「安全文化」の醸成

BOX 32

③社会正義とプロフェッショナリズム

公共哲学（*public* philosophy*）

定義：政治・経済その他の社会現象を公共性の観点から，政治学，法学，経済学，社会学，歴史学，地域研究，科学技術論，哲学などが協働し合って，統合的（学際的）に，論考する学問領域

**Public* とは：①一般の人（*people*）に関わる　②隠されていない，公開の (*not hidden, open*)　③政府の (*governmental, official*)

BOX 33

「ポスト専門化時代」の学問理念

・プレ専門化時代：哲学が諸学問を統合
　・ヘーゲルの死とともに終わる (*1831*)
・専門化時代:(マックス・ヴェーバーの社会学)：
　・学問の専門化は時代の宿命 (*1909*)
　・「価値認識」は行うが「価値判断」はすべきでない
・ポスト専門化時代：成果を継承し諸学問が協働
　・公共哲学：政治学，法学，経済学，社会学，歴史学，地域研究，科学技術論，哲学などが協働，社会的公正や多文化共生などの重要な課題に取り組む

◇現代の「良医」とは：

また，患者の自己決定権を基本とした professionalismに関しては，ACGME (Accreditation Council for Graduate Medical Education) が掲げる6つのcompetencyの一つにprofessionalismが取り上げられています（Box 29）．ここではたんに他のcompetencyとともに並列されているだけですが，これからの時代，professionalismに基づいた医療ができる医師には，どのような基礎，素養を求められるかが，医療の質・安全向上を目指す識者の間で議論されました．その中で，昔は，名医とは自分一人でなんでもできるスーパーマンのような医師，即ち，知識も技術も抜群な医師が素晴らしいとされていたのに対して，現代では，コミュニケーション能力があり，連携がうまくできる，共感的な態度で振舞うことができる，またＥＢＭやガイドラインなどを個々の患者のシチュエーションに応じて活用できるのが，これからの良医である，というように変化してきています(Box 30)．これらをまとめ直すと，（Box 31）のようになります．即ち，患者中心のチーム医療ができ，さらにEBMから組織としての質改善活動にも取り組むことができる医師が，professionalismを体現した医師であるということになります．

③ 社会正義と professionalism

さて，「医師憲章」の３つ目の基本原理が③社会正義です．professionと社会との関係については，これまでさまざまの議論が行われてきました．最近では，公共哲学（public philosophy）の枠組みの中で様々な議論があります（Box 32）．カントを批判しプロイセン国家のあり方に即して体系的な哲学を確立したヘーゲルの時代が遠く過ぎ去り，現代の公共哲学では，専門家だけではなく，様々な学問領域が提携して，新しい時代の学問，学際的な討論を通じて深めていこうという考え方が主流になってきています(Box 33)．例えば，早くも1950年代に，ジャーナリストであったW. リップマンは，『公共哲学』という考えを提唱しています（Box 34）．あるいはR. ベラーは，「心の習慣」(1985) の中で，人々の習慣を解析して，コミュニティーのありかたについて提言をしました（Box 35）．また皆さんに馴染みが深いのは，白熱教室で有名なM. サンデルの『民主政の不満』(1996) でしょう(Box 36)．その主張を一言で言いますと，政府は，規則や罰則で律して，物事を正しい方向に導く．これは公の立場ですが，それだけでは人々の生活は非常に窮屈で社会は硬直化してしまいます．そこで民間の力を活用することになる．ここで民間というと，資本主義の原理に基づいて利潤

BOX 34

W. リップマン：『公共哲学』(1955)

- 冷戦時代：アメリカ式の自由民主主義がソビエトに対抗するためには，市場経済や民主主義を礼賛するだけでなく，公共哲学が必要
- メディアの世論操作を免れるには，米国民１人ひとりがしっかりした理念やヴィジョンを持つべき
- 言論の自由は手段，言論の内容が重要
- アテネの民主主義を批判したプラトンの哲人政治やトマス・アクィナスの自然法などの古典的な普遍主義に言及
- その後，1960年代に入って公民権運動／ベトナム反戦運動，「専門家支配への異議申し立て」が活発化

BOX 35

R. ベラー：「心の習慣」(1985)

- 住民インタビューを通じて米国人の「心の習慣＝価値観」を描写，個人主義の限界，公共精神の喪失，コミュニティ疲弊への危機意識から 付録「公共哲学としての社会科学」の中で，社会科学を「公共哲学」として再定位することを主張
- ホモ・エコノミクスの個人像や利害関係だけで動く行動主義に基づいた社会科学では社会認識が歪む
- 「研究経過を絶えず，公共の批判や討議にさらし，一般人との対話をフィードバックさせることによって，専門主義的な限界を突破して，社会科学研究の統合をめざすことが，公共哲学としての社会科学」
- 戦後一時期，日本滞在（『徳川時代の宗教』（岩波文庫））

BOX 36

M. サンデル：『民主政の不満』(1996)

- 「ハーバード白熱教室」，「これから『正義』の話をしよう」などで有名な政治哲学者
- 行き詰っている「リベラリズムの公共哲学」に代わって市民の政治参加に基盤を置く「リパブリカニズム（共和主義）の公共哲学」が必要
- 単なる社会契約ではなく，人々がコミットメントして行なわれる政治の在り方が望ましい

を追求する民間会社のマネジメントのノウハウのことと思われてしまいます．たしかに効率的で合理的なマネジメントから学ぶところは多く，民間ないしは私的領域というと，どうしても経済優先の考え方が想起されます．しかし，このような「官」と「私」との中間に，コミュニティーに立脚し，公共的な立場に立った「民」の立場や活動がいろいろあるのではないか，と提言しています(コミュニタリアニズム)(Box 37)．市民運動も含むそのような「民」の領域に，profession の役割も位置づけられるし，そのような「民」の役割がしっかりと機能している社会がバランスのとれた良い社会ではないかと思います．

私たちにとって身近な社会の動きを見ても，社会システムが古い伝統的な氏族社会から新しい社会に向かう歴史の流れの中で，武力抗争や交易を通じて国民国家や近代的な資本主義経済システムが世界的に形成されてきたにもかかわらず，今日，多くの国や地域でそれが行き詰り，人々の不満が鬱積している現実があります．これからの時代は，自由な諸個人による公共空間，即ち，地域コミュニティーや職域を基盤とし，互いの開かれた議論を通じて，互いを尊重し合う人々の繋がりを実現することが重要であると思っています．

一方で，新しい専門医制度もできるだけ医療界のリーダーシップで，即ち，民間で制度設計すべく出発しました．しかし，各団体の思惑が浮上して，半分くらい頓挫しかかったところで，行政の後押しもあってなんとか制度として発足した経緯があります．患者安全に関する制度設計でも，できるだけ民間(医療界)でやろうという発想はあったものの，新しい医療事故調査制度を実効性のある制度とするには法的裏付けが必要ということで法改正が行なわれました．ここでも，調査報告書の扱いをめぐって紛糾し，死亡事例を医療事故として報告するか否かは病院管理者(病院長)に任されることになりました．実際のところ，病院長の皆さんはそのような判断をした経験もないので困っているのが現状です．これも，専門職として社会的責任をしっかりと自覚することが必要と思われる事例です．ここでもキーワードは，profession の社会的責任ということになります．このような例をみても，現場でこれから医療を学ぶ人たちは，国や行政が決めた制度に規制されるのでなく，また経済的なインセンティブに短絡的に翻弄されるのでもなく，自分たちが正しいと思うことを「プロフェッショナル」としての矜持に基づいて社会に向かって発言するという姿勢を育むことが必要であろうと思っています（Box 38）．

「日常診療の中で学ぶ professionalism」

今度，7月1日付で刊行される「日常診療の中で学ぶプロフェッショナリズム」（W．レビンソン他著，宮田靖志・小泉俊三監訳）（Box 39）では，まさにこの『新千年紀の医師憲章』の基本原理につながる内容を取り上げています．この本では，医師が取るべきプロフェッショナルな行動に

BOX 37

公民私三元論へのパラダイム転換：

- 「政府の公」governmental や official
- 「民の公共」民：市民，国民，住民の総称
- 「私的領域」私有財産，営利活動，プライバシーなど
  - 1998 山脇直司『現代日本のパブリック・フィロソフィー』
  - 2004 山脇直司『公共哲学とは何か』

「官から民へ」という標語に騙されるな

- 「政府でなくて市場に任せる」：非常にミスリーディングな標語
- 政府でも市場でもない領域，NGO であれ NPO であれ，「民間非営利組織」という組織が現に存在
- 二項対立の図式で割り切る社会科学の批判：公共哲学の使命

公共哲学：現状分析，規範の追求，政策の統合を目指す

BOX 38

社会システムの *4* 類型と *Profession*：

国家（王制・帝国・国民国家）
・交換様式：「支配と保護」
・世界帝国／国家社会主義
・福祉国家（社会民主主義）
《行政サービス》

伝統的共同体
・交換様式：「贈与と返礼」
・地域共同体／氏族社会
・ナショナリズム
《絆：濃密な人間関係》

近代世界（経済）システム
・交換様式：「貨幣と商品」
・新自由主義（市場経済）
《効率的な経営手法》

地球時代の市民 network
・交換様式：伝統を高次元で回復
・協働（association）主義
《自由人の自発的参加》

医師免許
医局制度
保険医登録
勤務先選択
専門医制度

ついて，優れた一部の医師だけが実現できることではなく，だれもが日々の行動を通じて示すことができ，且つ，それを学ぶことができるとの考え方が示されています．昔は，professionalism から外れる行動を取ったら，けしからんとか，だめだ，ということばかりが強調されていました．この本では，多くの事例が提示されていますが，プロフェッショナルとしてのあるべき姿からの逸脱（lapse）を，まさにそれを学習の機会としてとらえる，という姿勢が大切だと述べられています．

もうひとつ，professionalism は，これまで，個人の資質や内面の問題として，ひとりで抱え込むことが多かったと思います．しかし本書では，個人レベルだけでなく，医療現場でのチームとしての professionalism，病院単位の professionalism，さらには職能団体の professionalism など，組織として professionalism を実現するために，それぞれのレベルで何ができるかを考えていこうという，たいへん刺激的な主張が展開されています．profession としての規範は時代とともに変化しますが，本書の主張を一言でまとめると，professionalism の価値観に沿った行動は，日常診療の中で学び，身に付けることができるということです．

◇私たちの課題

ところで，professionalism のエッセンスは何でしょうか．私たち自身が professionalism に沿った行動ができるようになるには，何が課題なのでしょうか？　それを Box 40 に行動変容」としてまとめました．先日，米国内科学会日本支部総会があり，米国内科学会会長が講演後の質疑応答で，会場からの質問に対し，「誰も見ていないところでも，あるべき振る舞いができるか？というのが本当のプロフェッショナルな振舞いだろう」と述べておられました．そうなると私たちが医学生や研修医にプロフェッショナルな振る舞いについて話すとき，一人一人の心の内面にどのように触れることが可能か，など，行動規範についての倫理学的な疑問がいくつもわいてきます．また行動規範を作ると，gaming といいますか，試験をされるからそこだけを勉強する (指導医の前でだけ模範的な振る舞いをする) といった対応が生じがちですが，それに対して，どんな対策が必要あるいは可能でしょうか．また，組織全体に professionalism を涵養する文化を根付かせたいのですが，そのためにはどうすればよいのでしょうか．最近，世の中全体がぎすぎすしてきて，社会が不寛容の方向に向かっているように思われますが，このようなとき civility，つまり，多様な価値観を受け止める包容力とでもいうべきものを育むにはどうすればいいのか．このような包容力を涵養することが議論の基盤になければなりません．

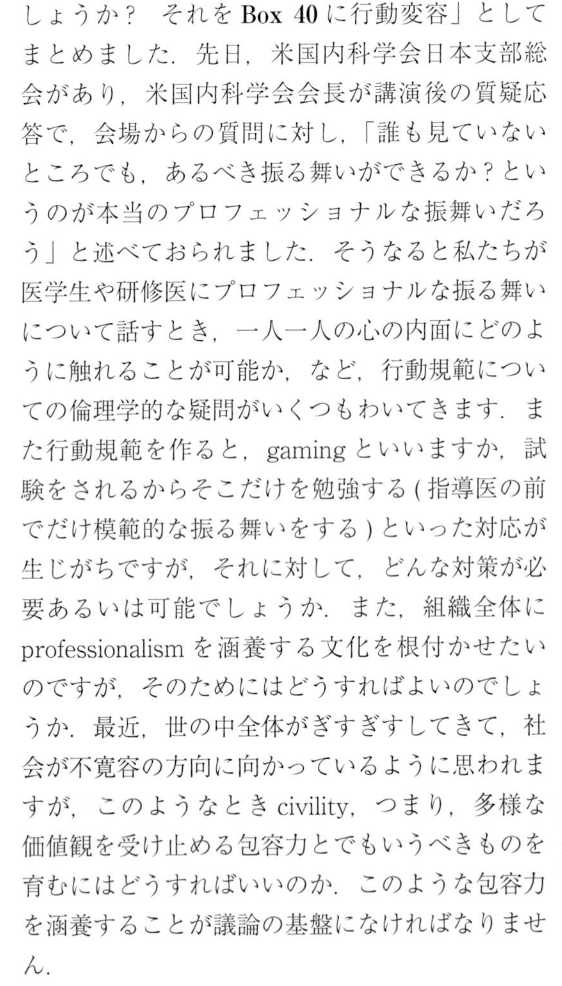

私は，医療の質・安全学会の仕事にもかかわっていますが，この領域の世界的トップリーダーである D. Berwick 博士も，今の時代，患者安全推進活動も行き詰っているところがあり，今後を展望する中で，「現代は，第 3 の時代，Moral Era

BOX 39

「日常診療の中で学ぶプロフェッショナリズム」

- 「性格特性」ではなく，「行動」を通じて示される
- 「逸脱 (lapse)」は，学習の機会である
- “個人で抱え込まないように，”
  - ･チームのプロフェッショナリズム
  - ･病院（組織）のプロフェッショナリズム
  - ･プロフェッショナル集団（職能団体）のプロフェッショナリズム
- 規範は時代とともに変化する

日常診療の中で学ぶ プロフェッショナリズム

プロフェッショナリズムの価値観に沿った行動は，日常診療の中で学び，身に付けることができる．

BOX 40

「行動変容」：

- 誰も見ていないところでも，あるべき振る舞いができるか？
- どこまで心の内面に問いかけることができるか？
- 学習者の gaming にどのように対処できるか？
- プロフェッショナリズムを涵養する「文化」とは？
- 不寛容な社会において Civility を育むには？

である」と言い切っておられます．即ち，現場の医療者一人一人が，自分の職業人，専門職としての生き方を振り返りつつ，professionalism に基づいて行動しなければならない，とのメッセージです．従来は，患者安全に関する指標を測定するなど，チェックを重ね，あるいは市場原理を取り入れて現場にさまざまのインセンティブを与えることが主流でした（Box 41）．しかしそれだけでは不十分であることから，いろいろな医療職の人たちが，改めて professionalism に立ち返ることが必須であるとして Berwick 博士は 9 つの提言をしています（Box 42 ）．過剰な測定や余計なインセンティブ，お金の話をやめ，古いタイプの特権意識を捨て，"貪欲さ" を拒否し，本当に(患者の声を)聴くこと，公共性に関する見識(Civility)を保護し，透明性を身に付け，「改善科学」を，改めて重視する，というのがその骨子です．

本日は，日本の professionalism と世界の professionalism を振り返りながら，日頃，私が考えていることも少し述べさせていただきました．個別の課題をどうしようかということもありますが，professionalism が議論の基盤として強く意識されないと，課題にかかわらず，何ごとも前に進まないと思います．

（筆者注：Box 43 ～ 47 に，当日，詳述できなかった profession の特色を，①技術的側面，②経済的側面，③社会的側面に分けて示すとともに，団体が profession 化していくプロセスおよびわが国の profession の特徴について石村善助氏の著作からの引用を中心に箇条書きにまとめた．）

BOX 41

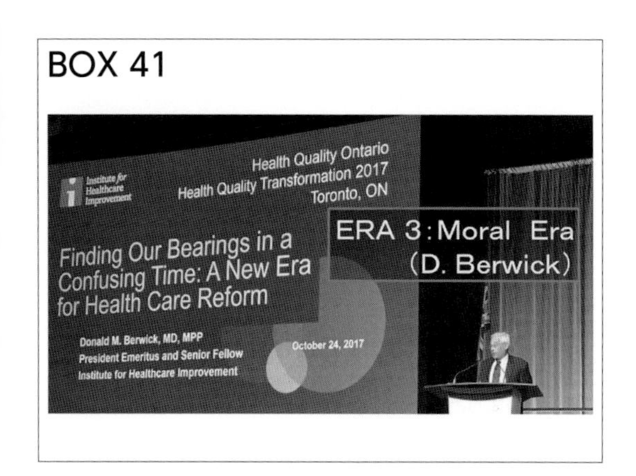

BOX 42

ERA 3（倫理の時代）への 9 つのステップ：

やめる方向で	学ぶべきこと
1．過剰な測定をやめる	9．"貪欲さ" を拒否する
2．複雑なインセンティブを放棄	8．本当に（患者の声を）聴く
3．財務への関心集中を減らす	7．公共的見識（Civility）を保護する
4．全体を軽視した「専門職」の特権を避ける	6．透明性を身に付ける
	5．「改善科学」を，再度，重視する

Donald Berwick: JAMA (2016) vol. 315 p1329

BOX 43

プロフェッションの特色：(1)　技術的側面

- **i　公益奉仕を目的とする継続的活動であること．**
- 〔公益奉仕のためということは，それが私益追求のためのものではないことを意味し，私益追求を第一義的にかかげる企業活動やビジネスと異なる．〕
- **ii　科学や高度の学識に支えられた技術をもってその活動を行なうものであること．**
- 〔プロフェッションの活動の基礎をたす技術は，科学や高度の学識に支えられたものであり，その技術の行使自身につき一定の一般理論が存在している．（中略）ここにいう科学とは，人文・社会・自然科学のいずれであるかを問わない．（中略）また高度な学識とは，それが高等教育（通常，大学レベル以上）またはそれと同等の教育の施設で研究され伝達され，教育・訓練されるにふさわしい内容の知識体系をもつものであることを，その標識とする．〕
- **iii　技術の使用自体を与える一般理論が存在していること．**
- 〔この一般理論あるいは科学の担当者自身がプロフェッションの内部にあるかどうかは問題ではない．大学や研究機関などの学界（アカデミズム）の人であってもよい．重要なことは，そのような理論と理論家が存在していることである．〕

BOX 44

プロフェッションの特色：(2)　経済的側面

- **i　そのサービスが社会のすべての人に開放され，誰でもがその提供するサービスを享受することができること.**
- 〔プロフェッションのサービスは，原則として天下万人に開放されたものであって，特定の人に継続的に従属して行われるものではない．この点で，プロフェッションの活動は，特定の人に雇傭されてその人のために継続的サービスを提供するビジネスマンや労働者と異なっている.〕
- **ii　しかし具体的活動は，依頼者との一対一の契約を通じて行われること.**
- 〔この点で，科学者のように，原則としては，特定の依頼者をもたずただ真理のために真理を追求するものと異なり，また劇場やホールに集合した特定多数人の娯楽のためにその技能を公表する芸能人や職業的スポーツマンとも異なる.〕
- **iii　利己主義ではなく，利他主義をその活動の基礎とすること.**
- 〔営利を追求してはならないということは，プロフェッションの活動を，他の活動とくに営利追求をその核心とするビジネスの世界の行動から区別する重要な点である．プロフェッションについては利他主義（Altruism）ということがいわれる．それは，ビジネスについて利己主義（Egoism）が説かれるのと対照をなしている.〕
- **iv　依頼者の主観的，私的状況に巻き込まれることなく中立的であること.**

BOX 45

プロフェッションの特色：(3)　社会的側面

- **i　プロフェッションとしての社会的承認を獲得するための団体を形成していること.**
- 〔プロフェッションがプロフェッションとして社会的に承認されその社会的地位を得るためには，それが一つの集団として存在し活動し，社会的に集団として承認されることを要する．プロフェッションは，かくて団体を形成し，団体的に行動するのであり，団体的に行動することによって，社会的地位を得るのである.〕
- **ii　団体による資格付与と教育がなされること.**
- 〔団体はプロフェッションとなるための最低資格，そのための教育訓練，試験制度をきめる．資格付与の権限を団体がもつのが，諸国のプロフェッションの一般的特徴であるが，団体の教育機能は，資格付与後の個々のメンバーにも及ぶ.〕
- **iii　団体自らの手で倫理的自已規制がたされること.**
- 〔団体はその職種の社会的存在意義を確保し，向上させるために，そのメンバーの行動に対し常に規制を加えなければならない．おのおののプロフェッションは（中略)，その職業活動を遂行するについての倫理規則をもつ．それは，ときには団体により文章化され倫理綱領とされ，メンバーに対し公表されている場合もある．国家制定法の中にとり入れられて法律上の規律の対象となっている場合もある.〕

・（**太字**－－石村善助著「建築家のプロフェッション性について」（『建築家』1970 年冬号所収）より，〔〕内－－同著『現代のプロフェッション』より）

BOX 46

プロフェッション化のプロセスについて

(1)　団体結成の段階

・－－団体を結成し，メンバー資格を限定し，一定資格者のみを仲間とし，無資格者を排除する．その職種の存在を社会的に示す最初の段階である.

(2)　名称変更

・－－おそらく，第一と同時におこなわれることが多かろう．ここでは，従来その職域に対して用いられていた名称（職名）を変更して新しい名前を採用し，そうすることにより自分たちが，従前のものと違うことを示す．従前のものからの分離独立，そして職域の独占をはかろうとするのがこの段階での問題で，それはまたメンバーに独立を自覚せしめ，自己の職種への誇りと献身観とを植えつける教育的機能をもっている.

(3)　職業的倫理綱領の制定採用の段階

・－－自己に対するセルフ・イメージ（自我像）を整理した倫理綱領の公示は，その職種の社会的存在価値をますます強烈に外部に対して示すと同時に，内部の結束をいよいよ強固にする．他へのイメージ・アップは，実は自らに切磋琢磨の義務を課するものであり，無資格者の淘汰はいよいよ進行し，その専門技術もますます向上せしめられる.

(4)　政治的宣伝の段階

・－－この段階では，社会一般からの積極的承認をうるための政治的プロパガンダとアジテイションがおこなわれる．通常は，政治権力（政府）による地位の承認が最終目標としてかかげられ，公権力による資格の承認，特権の法的付与，公的試験制度の採用，免許状の公布，無資格活動の法による禁止などが達せられる．プロフェッション活動が，国家制定法上に明確な価値づけを得るとともに，その活動の有用性が社会的にも国家的にも承認されることとなる.

・（石村善助著『現代のプロフェッション』より．原典は Theodoew Caplow, The Sociology of Work）

BOX 47

わが国のプロフェッションの一般的特色

1．国家の手によって導入され，国家の保護の下に発展してきた．

・わが国のプロフェッションのほとんどが，外来の職種であって，明治以降，職種そのものもまたその基礎をなす学問体系もともに，国家の手によって導入されたのである．また導入後も，国の手厚い保護の下に，あるいは国の厳しい監督の下に発達してきたのである．これは，西欧のプロフェッションが自生的に登場し，自らの手で地位を確保してきたのと比べると著しい特色であって，以下の第二，第三……の特色の根本的な原因ともなっている．

2．社会の側にプロフェッションの存在意義を認める基盤が乏しい．

・わが国では，プロフェッションの仕事の公共性・公益性が一般に理解されにくく，そうした側面を育成しようとする風土も，それを期待する社会的態度も，ともに乏しい．

3．プロフェッションの側でも，プロフェッションとしての自覚に乏しい．

・このことは，一つには職域を独占しようという意識の稀薄さとなって現われているし，また一つには責任感・倫理観の稀薄さ，ときにはそれらの欠如となって現われている．

4．営利主義・商業主義の影響を相対的に強く受けている．

・営利主義・商業主義はいわばビジネスの世界の基本原理であり，西欧では，プロフェッションの原理−−利他主義・公益主義−−とは対立するものとされてきた．わが国では，プロフェッションを受け入れる社会的基盤が弱いために，営利主義・商業主義に走らなければ，職業として成り立たなかったといえよう．

5．政治的行動に走りやすい．

・社会的基盤が弱いままに導入されたわが国のプロフェッションは，その後も生きのびるためには国家の手厚い保護が必要であった．そのため，彼らは，社会への啓蒙をはかることをせずに，直接政治的行動に走り，法律・制度の整備を実現しようとすることが多かった．

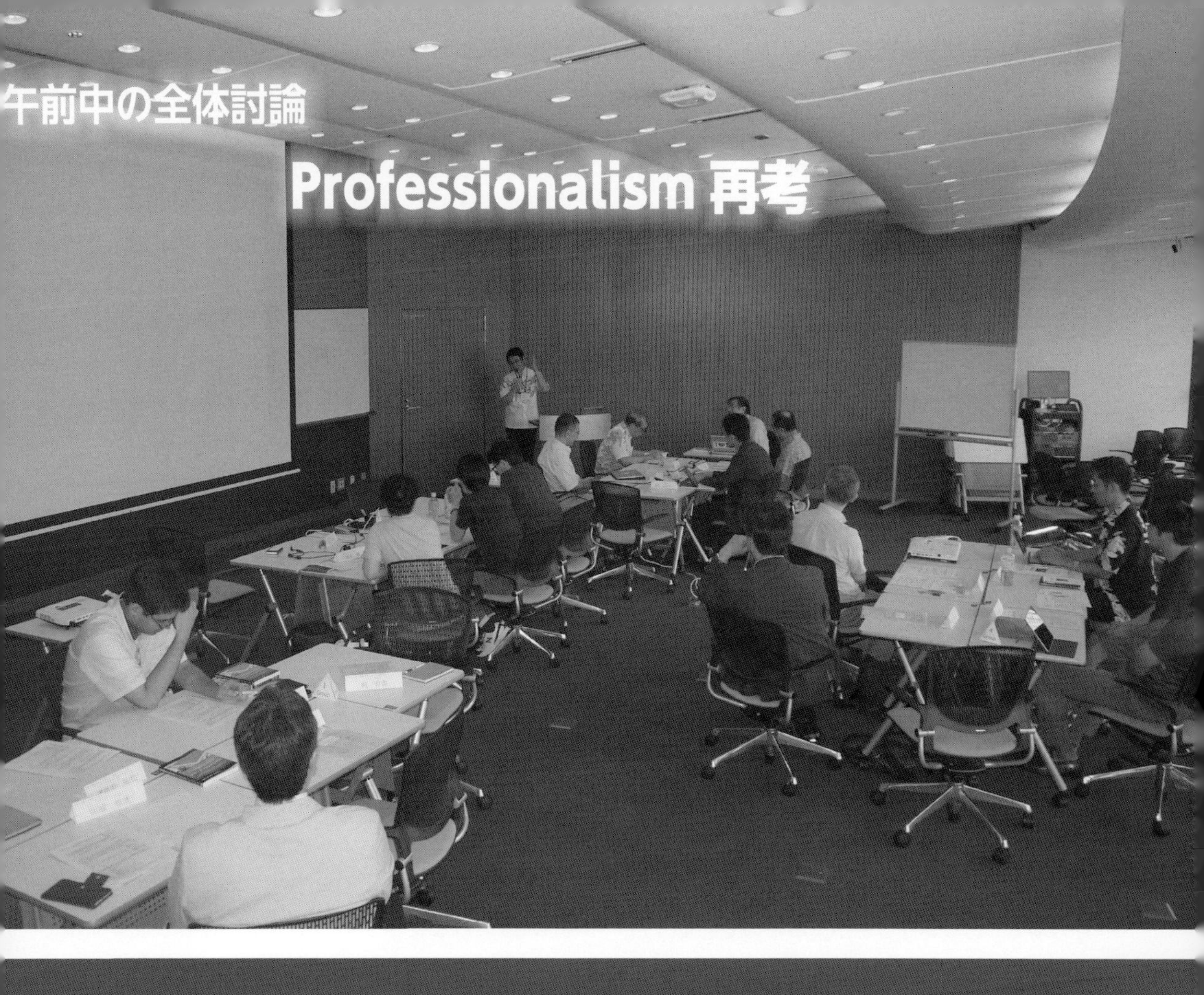

午前中の全体討論
Professionalism 再考

進行：梶 有貴（板橋中央総合病院総合診療内科）
参加者：全国からお越しいただいたジェネラリストの先生方　20名

梶：徳田先生と小泉先生に，Professionalismの概要，背景，そして課題についてをお話しいただきました．これから全体討論に入っていきたいと思います．

フロアA：徳田先生と小泉先生，非常に含蓄の深いご講演をありがとうございます．小泉先生に教えていただきたいのですが，Professionalism と Profession ですが，Profession を専門職集団とか職能団体という日本語を，相当な議論を経て，あてはめたとお伺いしました．Profession や Occupation，Work，Job の違いというのはどのようにお考えなのでしょうか．「専門」というと Specialty という，Special と General という発想をしてしまいます．

小泉：Specialist ということばがあって，これは専門家と訳されます．専門的な知識や手技に長けた人を指します．専門職 (Professional) を定義する場合，Profession（専門職能団体）にはいくつかの要件があります．6つにまとめて定義されています (**Box 20**)．1つは，体系的理論がある．2つ目は，一定の訓練と教育を必要とする．3つ目は，試験により資格が与えられる．4つ目は，倫理．5つ目は社会への奉仕活動，6つ目は，団体であること．これが専門職団体としての Profession の要件とされています．飛行機の機長になるには，13年くらいかかると言われます．医師も，大学に入って卒後研修をすると，約12～13年かかります．およそ10数年かかる積み重ねをもってトレーニングを必要とされる専門性を持っているというイメージです．ではそれ以外の職種はどうかというと，それなりに永年訓練を積んだ人の話が話題にされますが，その場合は優れた個人を指し，Professional と呼ばれます．ここでは，そうではなくて団体としての専門職能集団を，まず定義しています．いつもＮＨＫの番組の「プロフェッショナル」に違和感を持つのは，特殊な優れた人の話を紹介していることです．医師の世界でも，優れた特別な先生もいますが，ここで皆さんと議論しなくてはいけないのは，特殊な，何年に一度しか出ない人の話ではなくて，大部分の医学生，研修医が到達できるようなレベルのことだと思っています．

フロアＢ：徳田先生にお伺いします．Bioethics のところで，良いことをする，害になることをしない．社会正義に照らしての判断基準として，最初は Golden rule があったけれど，カントが Universal Law を提出したとのことでした．この Universal Law について，何が良いことで，何が悪いことなのか，理解できないという声をよく聞きます．教育の場で，どういうことが大事なのでしょうか．

徳田：それは，**Box 20** の 4 番目の倫理綱領です．倫理綱領を作らないと Professional 集団とは言えません．日本医師会なども作っています．ＡＣＰ（アメリカ内科学会）にも Ethics Manual はあります．それらを共有して，自分たちの基盤としなければなりません．

ある病院の研修委員長をしていたときのことです．研修医のオリエンテーションで，Professionalism のレクチャーを担当した先生が，「ゴルゴ 13」のスライドを出してきました．「これが Professional だ」というのです．私も「ゴルゴ 13」のファンです．その先生の言い分は，依頼された仕事をきちんとやる．依頼された手術はきちんとやる，これがプロだというのです．しかし Professionalism は個人の考えではありません．個人の考えでは，Golden Rule，Silver Rule の限界に至ります．個人に定義させると，これはやっていい，これはやってはいけないと自分で決めてしまいます．相対主義ではなくて，職能集団で定義しなければなりません．実際ほとんどの団体は，倫理綱領を作っています．やはり皆で作っていくということが大事だと思います．

小泉：カントの哲学は，近代的自我ををベースに世界と対峙しようとして，近代的自我と近代社会の理念的あり方を究極まで突き詰めようとしたのだと思います．そして真理と善を厳密に定義しようとして，膨大な書物を著したのです．しかし単独の純粋な理念だけで物事が進むわけではなく，いろいろな要素があって，市民社会が成り立っているとカントを批判したヘーゲルは言おうとしたのだと思います．それでも，ヘーゲルは理性が最後は勝利するという，壮大な論理体系を築きました．しかしそれは 19 世紀の話で，現代は壮大な体系というよりは，いろいろな人たちの多様性を重視する，皆で作っていくという姿勢で進めないと，悲劇が起こるのではないかと思います．20 世紀には，戦争や全体主義などが起こりましたが，それぞれ大義名分がありました．ナチスだって原理原則に則っていたのでしょうし，社会主義も原理原則がありました．そういう体制は，内容は異なりますが大きな悲劇をもたらしました．互いに違いを認め合い，互いのコミュニケーションを重視しながら，進んでいくのがこれからの時代なのかなと思います．

徳田：医の倫理での 4 大原則は残りますが，その解釈が時代とコンテキストによって変わります．また国によっても違います．ＡＣＰの Ethics Manual を読みますと，われわれのコンテキストからすると，同意できない部分があります．　歴史

BOX 20

プロフェッション（*Profession*）とは：まとめ

・元来は聖職者・医師・弁護士の三大職種の職能団体（西欧）
・共通要件
(1) 理論的知識にもとづいた技能を有する（体系的理論）
(2) 訓練と教育を必要とする（訓練）
(3) 試験により資格が与えられる（権威）
(4) 倫理綱領によりプロフェッションへの忠誠は保たれる（倫理）
(5) 利他的サービス，公共善の達成を目的とする（奉仕的方向づけ）
(6) 組織づけられている（団体）
(*G.Millerson, The Qualifying Association, Routeledge and Kegan Paul, 1964*)

・本解説の作成に当たっては，建築家・山本 正紀氏の *HP* を要約させていただいた．

的に 1970 年代はパターナリズムが主でした．エホバの証人の手術で輸血しても問題ありませんでした．裁判の判例も，その時代を反映します．ところが 80 年代からは，患者本人の自律性が優先されるようになりました．つまり 4 大原則はあるものの，その解釈が時代とコンテキストによって変わるのです．それを私たちは注意しなければなりません．

フロアＣ：徳田先生のスライドの最後で，「正しい知識を広める」とありますが，この「正しい」が問題になるのかなと思います．この「正しい」ということばについて教えてください．

徳田：「正しい知識」とは科学的でエビデンスに基づくファクトです．私が癌のスクリーニングについて示したスライド（Box 8）でどちらが正しいかを示しました．まず科学的に妥当であるという意味で，「正しい」と言います．「正しい行動」は，倫理的に妥当であるという意味で，「正しい」を使います．欧米でも「正しい」という言葉は使われます．たとえば，just healthcare と言います[1)]．Just は Justice の形容詞で，正しいという意味です．そういうことで，あえて「正しい」と言います．倫理的にと科学的に妥当かどうかについてですが，それは時代とコンテキストによって，妥当な倫理綱領に従っているかということと，科学的 evidence-base に従っているかに基づきます．最近，ネット上の情報が広がり，またフェイクニュースが問題になっています．そのような知識が増大しています．

小泉：愛知医大の宮田靖志先生と私で翻訳した「日常診療の中で学ぶプロフェッショナリズム」では「新ミレニアムにおける医のプロフェッショナリズム－医師憲章」で提案されている 3 つの大原則と 10 の責務が示されています．3 大原則の 3 番目，Social Justice に関連して，7 番目の責務として，有限な資源を適正に使うということを具体的に推進しているのが Choosing Wisely キャンペーンです．また責務の 10 番目にある Profession の社会的な責務ですが，簡単にいうと，医師なら医師の仲間で困った人がいたら，その人に対して皆がどういう態度をとるべきか，です．よくあるのが，見て見ぬふりをする，です．困った人が勝手なこ

BOX 8

DOI: 10.1002/jgf2.168

EDITORIAL

Journal of General and Family Medicine

Subclinical cancer diagnosis fallacy

TABLE 1 Understanding among Japanese physicians about evidence that cancer screening saves life (N = 940)

	Item 1		Item 2		Item 3	
Proves	376	40.0%	451	48.0%	466	49.6%
Does not prove	374	39.8%	286	30.4%	234	24.9%
Does not know	190	20.2%	203	21.6%	240	25.5%

Item 1: More cancers are detected in screened populations than in unscreened populations (correct answer: does not prove).
Item 2: Screen-detected cancers have better 5-year survival rates than cancers detected because of symptoms (correct answer: does not prove).
Item 3: Mortality rates are lower among screened persons than unscreened persons in a randomized trial (correct answer: proves).

とをやっているが，自分は正しく行動しているからいい，と言って関与しようとしない．このような態度に対して警告しているのが，この10番目の責務です．そういう人が自分の身の回りにいたら，その人に声をかけて，反省を促して，その人に教育的機会を作るべく努力する．どうしても反省が促せないというときは，「あなたは医師として不適格です」と言えるだけの仕組みを作る．この医師憲章に示された10個の責務をいろいろな人に説明しても，「初めて聞いた」と言われます．この医師憲章が日本の医療界で普及していないのは残念です．

フロアD：Professionalismの話はよくわかります．職業としての医師，職業としての看護師，ソーシャルワーカーはあると思います．それを選んできた人たちがいるわけです．そこでアンバランスで葛藤が生まれてくるのではないかと思います．個人の価値観が重要視される時代です．ワークライフバランスを抱えて皆さん生きています．その中で，バーンアウトとかもあるのかなと思います．Professionの定義の議論で，個人の価値観や生活のバランスなどと語られるものはないのでしょうか．

小泉：たしかに，厳しいことを強いられるように思われますが，「日常診療の中で学ぶプロフェッショナリズム」の中で事例が挙げられています．ある研修医が自分の患者に重要な手技を行わなければいけない．自分がその処置をしたいのだが，その研修医はその前の晩当直をしていて疲れ切っている．疲れた自分が患者にその手技を行うことについて，自分の勉強になるので行いたいが，別の研修医に任せるのかという葛藤の事例です．どちらが患者に迷惑をかけないか，指導医はその点を適切に指導しなければならない．そのような現場のやり取りをこの本では勧めています．このようなジレンマにさらされて私たちの臨床の日々があることを認識しようというのです．正しい，正しくない，ではなくて，異なる価値観の間でどのようにバランスをとるかを学ぼうということです．

フロアE：消化器外科医です．今日はすばらしいご講演をありがとうございました．外科手術をしていて，過剰医療のアンケートのことで，手術をするのが正しいのか，手術をしないのが正しいのかを思うことがあります．内視鏡で腫瘍を取ったあとに10%の転移の確率があるから，リンパ節廓清を含めて直腸を取りますということを，我々はやります．そうすると90%の患者には過剰医療と考えるのか，あるいは100人の患者に10%のリスクを取ったという意味で過剰医療ではないと考えるのか．どちらも考えられるのかと思ってアンケートを書きにくいなと思いました．

徳田：その例は個人の臨床判断です．過剰医療の定義は，evidence-baseで考えて，現在はみんなが過剰医療であると認めているものです．90%や10%という，不確実性を対象にした議論ではありません．明らかに過剰であるといえるものを，経済的インセンティブを求めて，下痢と腹痛の患者が来た時に，どう考えても急性胃腸炎なのに腹部造影ＣＴを取る．

フロアE：それは過剰医療である．私の先ほど言ったことは，不確実性の議論ですね．

徳田：はい，個人のclinical judgmentとは別の議論です．

小泉：Number needed to treat（ＮＮＴ）のことだと思います．10人に一人のbenefitを与えるために９人に無駄をする．内服薬だったら，１日１錠，薬を５年間飲むことと，追加の廓清術を行うことの痛み，術後回復のリスクとか，費用とか全部総合して，ＮＮＴが10であることをどうとらえるかということだと思います．そういうことがわかっていれば，患者さんに話をして，もしかしたら10回に１回は必要になるかもしれないと言って，納得をしていただけるかもしれません．それが医療のあるべき姿だと思います．

フロアE：はい，ありがとうございます．患者説明のしかたについて，よくわかりました．

梶：ありがとうございました．白熱した議論でしたが，これで午前の部を終了します．

文献

1) Just healthcare beyond individualism. Benatar SR. Cambridge Quarterly of Healthcare Ethics. 1997；6 (4)：397.

Short Lecture

琉球大学医学部医学科における Professionalism 教育の試み

川妻 由和
Yishikazu Kawazuma

琉球大学医学部附属病院
沖縄県地域医療支援センター

〒903-0215　中頭郡西原町字上原 207 番地
E-mail：kawazuma@med.u-ryukyu.ac.jp

要旨

琉球大学医学部医学科における地域医療，臨床実習の概要を Box 1 に示します．2016 年度以降は，1 年生に外来患者付き添い実習および救急車同乗実習（土曜夕～日曜朝：1 回），2 年生に体験学習（沖縄愛楽園，療養型施設：各 1 日），3 年生に離島地域病院実習（4 泊 5 日）が行われます．今回はこの離島地域病院実習についてお話します．

背景（Box 2）

2015 年に学生のアンプロフェッショナルな実習態度が問題化したという事件がありました．2016 年度に，国際基準に対応した医学教育認証を目指して，卒業時コンピテンスが制定されました．その 1 番目にプロフェッショナリズムが挙げられています．

対象と方法（Box 3）

説明会，事前レクチャーが約 90 分，2016 年度は 105 名，2017 年度は 123 名に講義形式で行われました． その後，病院別に実習前班別勉強会と実習後班別勉強会が行われました．私が担当した病院は，6 名 1 班で，2016 年度が 24 名，2017 年度は 36 名でした．

事前レクチャー　Orientation（Box 4）

オリエンテーションの 20 分程度を使って，コアコンピテンシー・プロフェッショナリズムにつ

BOX 1

琉球大学医学部医学科における地域医療・臨床実習の概要（2016～）

- M1 外来患者付き添い実習（1 日）
  救急車同乗実習（土曜夕～日曜朝：1 回）
- M2 体験学習（沖縄愛楽園，療養型施設：各 1 日）
- M3 離島地域病院実習（4 泊 5 日）←（2015 まで M4）
- M4 ～ M5 臨床実習前半（ポリクリ：40 週）
- M5 ～ M6 臨床実習後半（クリクラ：28 週）

BOX 2

背　景

- 2015 アンプロフェッショナルな学生の実習態度が問題化
- 2016 卒業時コンピテンス制定（琉球大学医学部医学科）
  Ⅰ．プロフェッショナリズム
  Ⅱ．医学知識
  Ⅲ．医療の実践
  Ⅳ．コミュニケーション能力
  Ⅴ．地域医療への貢献
  Ⅵ．国際性
  Ⅶ．科学的探究

BOX 3

対象と方法

・説明会，事前レクチャー（M3：105名＊　123名＊）
・実習前班別勉強会　⇒病院別に
・実習（県立M病院）　⇒6名1班
・実習後班別勉強会　（24名＊　36名＊＊）

（2016年度＊　2017年度＊＊）

BOX 4

①事前レクチャー　Orientation

・20分程度
・コアコンピテンシー・プロフェッショナリズムについて PPTを用いて説明
・ハンドアウト配布

BOX 5

は　じ　め　に

みなさん．あなたがたは人間だ．
私とおんなじように人間だ．
人間だから，自由だ．
人間だから，責任がある．
あなたがたには，ばかなこと，ずるいこと，犯罪をしでかす自由があった．
だけど，よく考えてください．
いまは，自分自身を乗り越えて成長する責任があります．

宿命を超えて，自己を超えて　VE フランクル
（山田邦男・松田美佳訳）1993年　春秋社

BOX 6

本実習の位置付け

・地域医療について学習を深めるチャンス
・臨床実習の第一歩：
　コンピテンシー（基本的臨床技能を含む）
　を高めるチャンス

・よい医師となるチャンスを生かさない自由はあったが，
・自分自身を乗り越えて成長する責任はある！

BOX 7　病気の時，どんな医師に診てもらいたいか？将来どんな医師になりたいか？

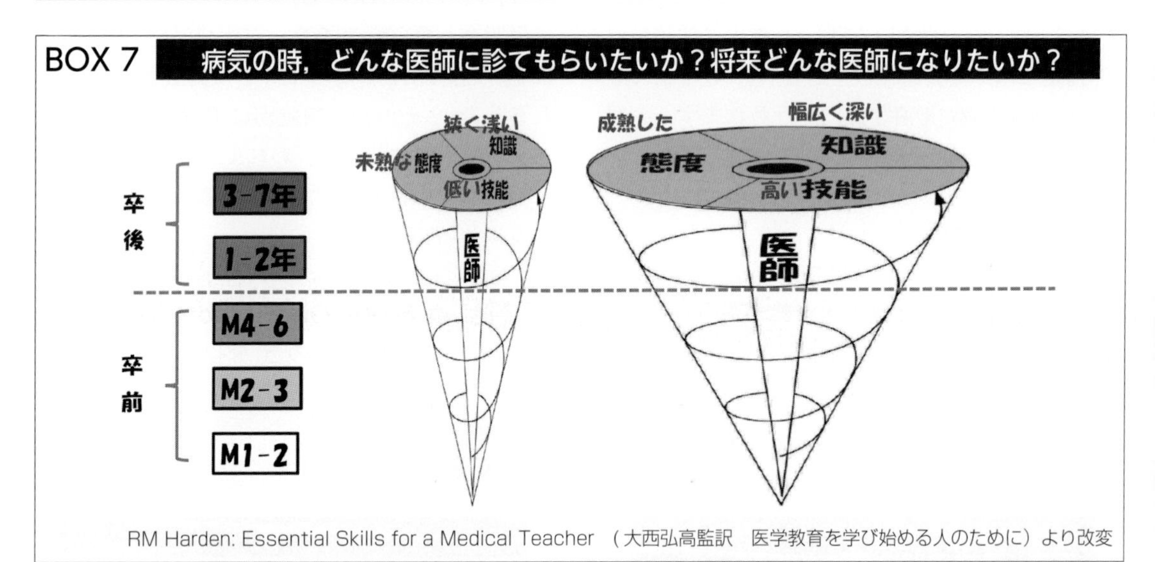

RM Harden: Essential Skills for a Medical Teacher （大西弘高監訳　医学教育を学び始める人のために）より改変

BOX8　ACGME　卒後臨床研修認定評議会　コア・コンピテンシー

1. Patient care and procedural skill　患者ケアと処置スキル
2. Medical Knowledge　医学知識
3. Practice-based learning and improvement　実践に基づく学習と改善
4. Interpersonal and communication skills　対人・コミュニケーションスキル
5. Professionalism　プロフェッショナリズム
6. System-based practice　システムに基づく医療

http://acgme.org/What-We-Do/Accreditation/Common-Program-Requirements

いてPPTを用いて説明し，ハンドアウトも配布します．その一部をご紹介します（Box 5）．「はじめに」では学生への動機づけとして，「夜と霧」の著者フランクルの「宿命を超えて，自己を超えて」という本の，刑務所での講演の一部を引用しています．「人間だから，自由だ．人間だから，責任がある．あなたがたには，ばかなこと，ずるいこと，犯罪をしでかす自由があった．だけど，よく考えてください．いまは，自分自身を乗り越えて成長する責任があります．」と述べます．

実習の位置づけ（Box 6）

地域医療実習を観光旅行のように誤解している学生もいますので，地域医療について学習を深めるチャンスであると同時に，臨床実習の第一歩：コンピテンシー（基本的臨床技能を含む）を高めるチャンスである，ということを述べます．今まで，よい医師となるチャンスを生かさない自由はあったが，自分自身を乗り越えて成長する責任はある！と念押ししています．

コンピテンシーについて説明する前に，知識，技能，態度がスパイラルに成長していく（Box 7）ということに関して，病気の時，どんな医師に診てもらいたいか？将来どんな医師になりたいか？を問いかけます．

ACGME

米国卒後臨床研修認定評議会のコア・コンピテンシー（Box 8）を説明して，プロフェッショナリズムとはどういうことかを解説します．

Professionalism Mini-Evaluation Exercise（P-MEX）（Box 9）

プロフェッショナリズムのツールとしては，Professionalism Mini-Evaluation Exercise（P-MEX）の日本語版を引用しています（Box 9）．

これはカナダのMcGill大学のRichard Cruess先生が作成され，日本語訳は津川友介先生です．プロフェッショナリズムは何かということにはあえて触れないで，①医師患者関係構築能力（Box 10），②省察能力（Box11），③時間管理能力（Box 12），④医療者間関係構築能力（Box 13）の4つの能力に絞って説明します．

BOX 9

自分のプロフェッショナリズムを評価し，できるところから改善しよう

・P-MEX：日本を含む数か国で，妥当性・信頼性が証明された，汎用性の高い評価ツール
　①医師患者関係構築能力
　②省察能力
　③時間管理能力
　④医療者間関係構築能力

Tsugawa Y, et al. Introducing the Professionalism Mini-Evaluation Exercise（P-MEX）in Japan：results from a multicenter, cross-sectional study. Acad Med. 2011；86（8）：1026-31.

BOX 10

医師患者関係構築能力
Doctor-patient relationship skills

1. 患者の話を意欲的に聞いていた．
2. 患者に対し一人の人間として関心を示していた．
3. 患者に敬意を示していた．
4. 患者のニーズを認識し，そのニーズに合っていた．
5. 患者のニーズに応じるために，不都合があっても受け入れた．
6. 患者ケアの継続を保証していた．
7. 患者や患者家族の立場を代弁していた．
8. 患者や同僚と適切な境界線を保つことができていた．

BOX 11

②　省察能力　Reflective Skills

1. 自分の限界に気づいていることを示していた．
2. 自分の怠慢や失敗を素直に認めていた．
3. 他者からのフィードバックを積極的に求めていた．
4. 他者からのフィードバックを快く受け入れていた．
5. 困難な場面でも平静さを保っていた．

BOX 12

③　時間管理能力　Time management

1. 時間に正確であった．
2. 仕事をきちんと信頼できるやり方で実行した．
3. 患者や同僚の求めに対し，すぐに対応できる状態であった．

BOX 13

④ 医療者間関係構築能力
Interprofessional relationship skills

1. 患者や同僚と適切な境界線を保つことができていた.
2. 身だしなみをきちんとしていた
3. 自分の知識や技術の不足している部分について認めていた
4. 同僚に敬意を示すことができていた
5. 相手の名誉を損なうような言葉遣いを避けていた
6. 必要に応じて同僚を援助していた
7. 患者についての守秘義務を遵守していた
8. 医療資源を適切に使用していた
9. 組織のルールややり方を尊重していた

BOX 14

② 実習前班別勉強会
(Briefing)

- 実習開始５日前　６０分程度
- 双方向的　Small Group Discussion
- 技能・態度評価の重要性説明＊（2017 のみ）
  全医学部統一的な Post-CC OSCE(2020 ～共用試験機構)
- 実習スケジュールに沿って，前回配布したハンドアウト内容再確認，具体的行動への落とし込み
- 個別かつ具体的に目標設定（３つ）

BOX 15

③ 実習
(Event)

- **４泊５日　３グループ（各２名）に分かれ実習**
  - 病棟看護体験
  - 精神科訪問看護
  - コメディカル（放射線科・臨床検査科・薬局）の実際
  - 夜間救急
  - ICU/ 透析室 / 手術室
  - 地域診療科訪問診療
  - 総括

BOX 16

④ 実習後班別勉強会
(Debriefing)

- **実習終了５日後　６０分程度**
- **双方向的　Small Group Discussion**
- **Significant Event Analysis（SEA）に準じ振り返り**
  - 最も印象に残ったこと
  - その時の感情
  - うまくいったこと
  - うまくいかなかったこと
  - こうやればよかったなと思ったこと
  - 次回の目標設定

BOX 17

結　果

1. **実習担当者からのフィードバック**
   1. **総括評価（2016 のみ）**
   2. **個人評価表**
2. **学生からのフィードバック**
   1. **実習レポート**
   2. **ポストアンケート**

BOX 18　1-1.

総括評価（抜粋）

- 今回の学生は礼儀正しく，意欲的に学習していた.
- 質問も多く聞かれ，雰囲気もとてもよかった.
- あいさつがきちんとできていたので印象がよかった.
- メモをとり一生懸命聞いていた.
- 今回の実習ではどの部署でも評価がよく悪かった点はあまり聞かれなかった．要望として患者搬送も一緒にやってもらいたかった．医師や患者とのコミュニケーションも積極的にとったらいいと思った.

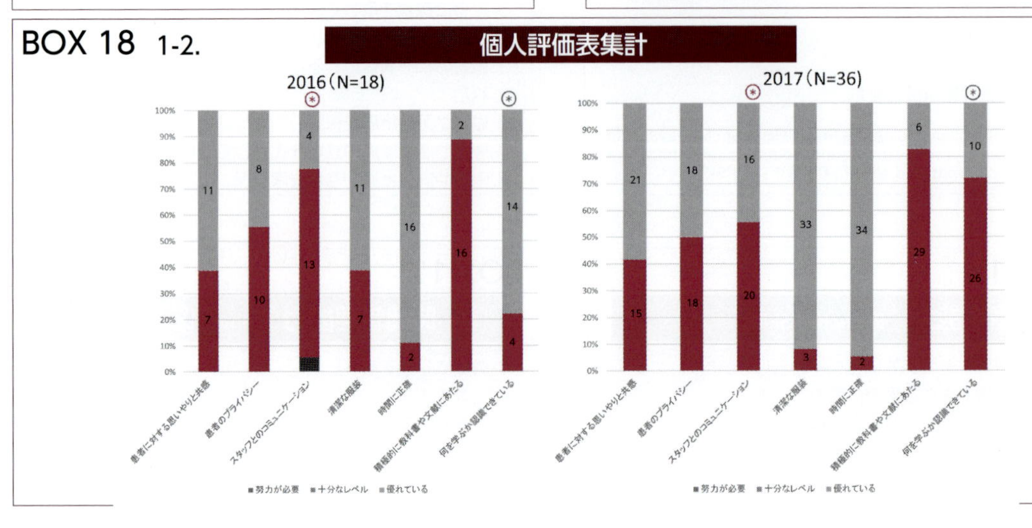

実習前班別勉強会（Box 14）

実習は月曜日から開始されますが，前の週の水曜日に，放課後に60分程度，双方向的にSmall Group Discussionを行います．2017年度は，技能，態度評価が重要であると強調して説明しました．従来の医学部の卒前教育は，知識教育が偏重されてきました．2020年度から共用試験機構によって全医学部統一的なPost-CC OSCE(臨床実習が終了した後にOSCEを行う)が実施されます．今まで琉球大学でも，臨床実習が終了した後にOSCEを行ってきましたが，内部の教員であるために，評価が甘くなります．共用試験機構が関与すると外部からの評価者が来るので，評価が厳しくなることを強調しています．実習スケジュールに沿って，前回配布したハンドアウト内容を再確認します．学生は，大体覚えていません．そこで行動へ落とし込みます．一人ずつ目標設定，3つでいいからできること，を設定します．

実習（Box 15）

各病院に，4泊5日で3グループ（各2名）に分かれ実習をします．内容は，Box 15に示します．

実習後班別勉強会（Box 16）

実習終了5日後，60分程度の双方向的 Small Group Discussionです．プロフェッショナリズム教育に効果があると言われている，Significant Event Analysis（SEA）に準じ振り返りを行ってもらいます．具体的には，Box 16のような内容です．

結果（Box 17）

客観的な評価は難しいのですが，実習担当者からのフィードバックと，学生からのフィードバックを受けています．

総括評価（Box 18）

総括評価の一部分をBox 18に示します．

個人評価表集計（Box 19）

2016年度はコミュニケーション能力が少し不足しているというフィードバック結果を受け，2017年度は，話している人の目を見る，うなづく，メモをとる，挨拶する，質問をする，というような具体的な行動に落とし込み，自己紹介をする，「何かお手伝いをすることはありませんか」と積極的に聞く，などを重点的に指導しました．評価者が変わっているので，必ずしも統一性が取れているかどうか不明ですが，Box 18の「患者に対する思いやりと共感」「患者のプライバシー」「スタッフとのコミュニケーション」「清潔な服装」「時間に正確である」「積極的に教科書や文献に当たる」「何を学ぶか認識できている」などの項目について，1番は努力が必要，2番が十分なレベル，3番が優れているという評価をしました．2016年度では，コミュニケーションで1人努力を要するという学生がいました．優れているが4名でした．

2017年では，優れているが16名でした．統計学的な有意差はないですが，改善傾向にあります．

ただし，残念ながら，何を学ぶか認識しているでは，優れている人の割合が2017年は低下していました．

実習レポート・ポストアンケート（抜粋）をBox 19に示しますが，大体良い印象を持ったようです．

結語（Box 20）

Box 20に結語を記載しました．非認知領域(技能・態度）に関する動機付けに配慮した，というのは，ご存知のように医学部の入学試験は，ほとんど学力しか評価されません．面接は行われていますが，その方法は科学的に効果が証明されたものではありません．非認知領域，つまりコミュニケーション能力を含むいろいろな技能，態度に関しては選別されていないためレベル，心構えも多様ですので，そこの動機づけに配慮しました．具体的には，成人学習理論の成果を応用し，すぐ役立つこと，「挨拶をする，メモを取る，質問をする，そういう行動をとれば評価が高くなりますよ」と強調しました.「2020 年度からは Post-CC OSCE が行われるので，技能と態度が卒業の評価として重要です」と強調しました. P-MEX（日本語版）に基づいて，言語化，体験の共有化を図りました.

一人でやると思考停止を起こしがちですが，何人かでやると，挨拶やメモでも，モチベーションが低い人でも，皆の真似をするというところがあります．以上です.

BOX 19

④ 2. 実習レポート・ポストアンケート（抜粋）

- 2 年くらいなら働いてもよさそう.
- 本島や内地と同じように困っている患者さんがたくさん来られ，それに対応できる医療設備も整っており，たくさんの医師の質の高い医療を受けられることに驚いた.
- 離島ならではの親密さが医療を支えていると感じた. また，患者さんが自宅に帰った後の生活をフォローすることまでが本当の医療だと感じ，地域医療も今後の進路のひとつとして考えたいなと思いました.
- 何よりも想像以上に楽しそうだった.

BOX 20

結　語

1. M3 実習においてプロフェッショナリズム教育を試みた.
2. 非認知領域（技能・態度）に関する動機付けに配慮した.
3. P-MEX（日本語版）および SEA に基づき，Orientation → Briefing → Debriefing（Reflection）を通じ個別化，具体的行動化，言語化，体験の共有化を図った.
4. 実習指導担当者からの主観的評価は概ね良好であった.
5. 評価方法，長期的な評価と改善の継続，評価が低い学生へのフィードバックおよびフォローアップなどが今後の課題である.

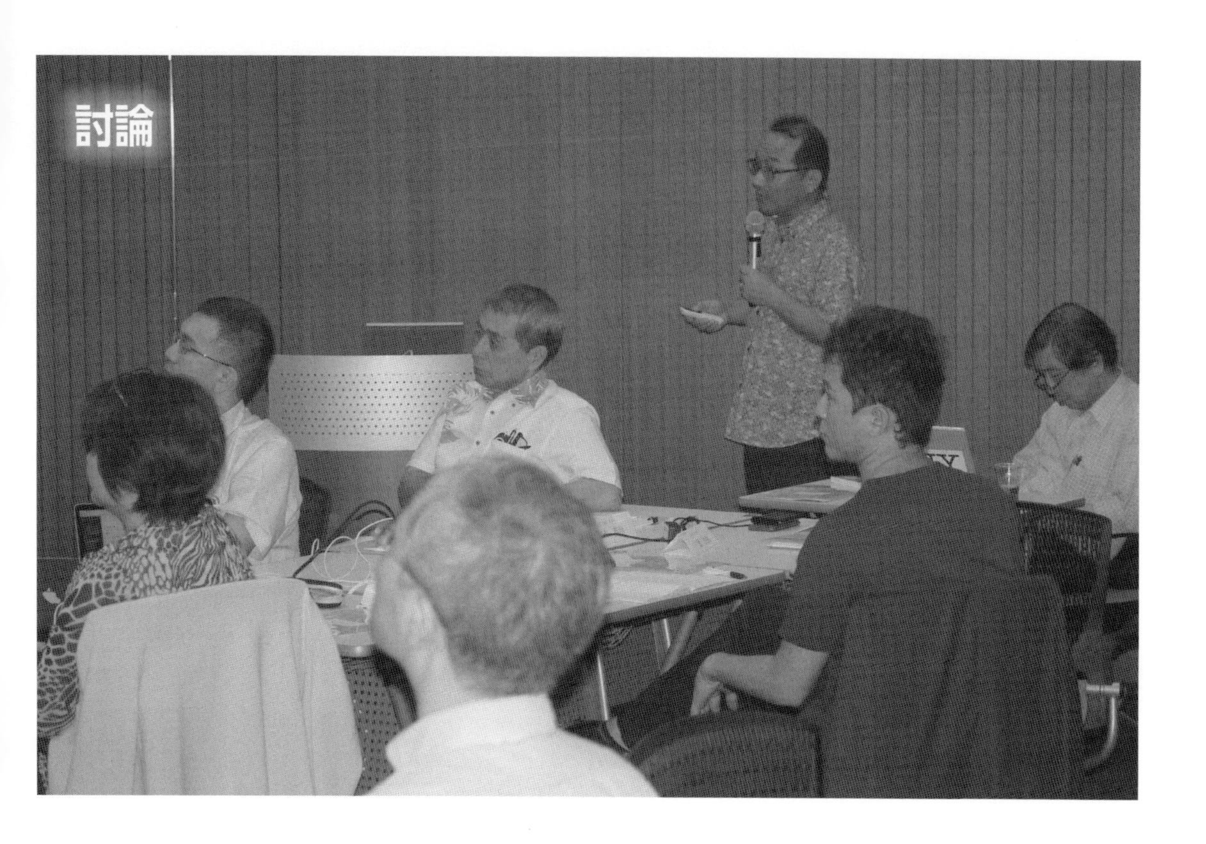

フロアA：オリエンテーションをされて，その後に Debriefing まで行っているのはすばらしいと思いました．2016 年から 2017 年にかけてすこし変更したということですが，学生に挨拶をしなさいとか，目を見るとか，うなずく，というように具体的な指示をすればできるのだが，学生が自分で考えるということがなくなってしまうのかなとも考えます．そのあたりはいかがでしょうか．

川妻：実は，私もそう思います．自分で考えるということの前に，考えるほどの知識すらないのが現実です．まずは題材を与えて，その中から自分ができそうだと思えるものを選ばせる．それによって成功体験を持たせる．それを何回か重ねるうちに，外在的な動機づけですが，それが内在的な動機づけに深まることを意図しています．

次の戦略ですが，限られた時間の中で，どこを削ってどこを強化するかは難しくて，実習担当の先生方と相談の上，今後の課題として検討したいと思っています．

フロアB：プロフェッショナリズム教育を，M３の実習で最初だからこのような試みになったのだろうと思います．その場として，地域実習が良いのかどうかについて先生のご意見をお伺いします．

川妻：地域は多彩な学びができる場所です．講義よりも実習，大学病院での実習よりも地域での実習のほうがコメディカル･スタッフ，医師，患者，家族との接点が多い．ですからセッティングとしては悪くないと思います．また教育に関心のある先生方はご存知かと存じますが，Jefferson Scale of Empathy などを使用した研究によると，医学生は高学年になればなるほど共感しなくなり，医師は臨床研修が進むにつれて共感しなくなると言われます．できるだけ早期に，共感性がある時期にコメディカル・スタッフや患者・家族との共感をトレーニングするのはいいのではないかと私は考えています．

フロアC：今琉球大学のM３の医学生の実習を私たちは受け入れて指導しています．あまりにも離島のことを知らない医学生が多い．沖縄県は，離島を抱えながら医療を行うということを知らせるために，まず4年生の学生の「離島プロ」という実習を始めました．ところが目的意識がはっきりしない．教官が離島を勧めたので来ましたという．その中には，離島医療の場面を経験することによって，その一部を理解するということで始まったのです．学生の中には問題意識のある人と，そうでもない人との格差があまりにも大きい．問題意識のない学生は，遊び感覚で来ていました．基本的な態度から全然なってない人もいました．われわれも忙しい中を学生教育，実習に当たっています．指導者側も，これではやる意味がないという意見も出て，大学に現状を報告しました．それで，プロフェッショナリズムを前もって大学で実習の前に教育されてきたのです．そのせいで，学生がすこし変容しています．居眠りはほとんどなくなりました．服装，看護師へのことば遣い，X線技師，救急室のスタッフへの態度も変化しています．前もって「私はなぜ医師になったか」という文章を書かせるのですが，離島実習に向かう前の気構えができてきています．本来学生は，自分で考えて，興味を持って離島に来るというのがあるべき姿なので，大学の勧めがなくとも自分から進んで離島にきてほしいという講義をしています．沖縄の離島医療は，誤解があって，診療所の離島医療と県立宮古病院，県立八重山病院の離島医療は質が異なります．この質の違いを教えています．県立宮古病院，県立八重山病院は中核病院で，高度医療，急性期医療の全部を担っています．医師の負担も大きい．離島診療所は，全科のプライマリ・ケアを担うので，同じ離島医療でもニーズは異なるということを，私は学生に教えています．

フロアD：私も離島に4年いましたが，研修が始まると医師としての力を付けていくために時間の制約が出てくるので，学生の時に医師以外の看護師，技師，保健師の皆さんにそれぞれ1日一緒に付いてみて，医師以外の方々の仕事ぶりを身近に体験するのがいいのかと思ったりしました．学生時代は，いろいろなことを教わると頭に残ります．あとでワークショップをするのもいいのかなと思います．

フロアE：今回学生に行動を教えて取り組んでもらい，受け入れ側の病院の評価も上がったということでした．学生自身は行動を変えることの意味合い，やってきてどうだったのか，今後も自分はその行動をするべき大切さを，どのように学んだのか．学生の反応はどうだったのでしょうか．

川妻：離島医療はひどいという先入観があって，行ってみて変わりましたということでした．行動変容について踏み込む時間的な余裕がなかったこともあって，心構えも事前に測定していませんでしたので，そこは今後の課題かなと思っています．

梶（進行）：ありがとうございます．以上で「琉球大学医学部医学科における Professionalism 教育の試み」の Lecture を終了します．

Short Lecture

私のプロフェッショナリズム・ダイアリー

松下 達彦
Tatsuhiko Matsushita

国立病院機構静岡医療センター総合診療科

〒411-8611 静岡県駿東郡清水町長沢７６２－１
E-mail：skghgim@gmail.com

松下：日本語私自身，プロフェッショナリズムとは何かいまだはっきりとした定義が持てませんが，普段から私が診療において医療面以外で疑問に思っていることについてみなさんのご意見を聞きたいと思います．よろしくお願いいたします．

フロアA：私のプロフェッショナリズムの中で危険な時以外，ナースコールは要らないという話題でが，私は，研修医に言うときに，迷ったらとりあえず連絡しろと指導しています．そうすると，迷うので，どんどんコールしてきますが，最初はやむをえないかなと僕は考えています．

松下：そこですね．大切なことを報告されないリスクを避けるためにあえて，なんでもコールして来いというやり方は確かにあります．このことはプロフェッショナリズムとワークライフバランスにかかわってくると思います．プロフェッショナリズムを突き詰めれば，大変な仕事量になるわけですが，そこを予防するためにはコールが本当に必要なもののみが主治医に伝わるシステムが必要だと思います．それがなければ現時点でしようがないから受けるしかないのかもしれません．

フロアA：換言すると，迷ったときは，患者さんのためかどうかを考えろと言います．そうすると，今連絡するのは患者さんのためか，あまり先生を疲れさせてしまうのは患者さんのためではないという判断もあります．昼ごはんを食べるのも，患者さんのためになるかどうかを考えろ，と．

松下：まさしく，その行為が患者のためになるのか？を考えることそのものがプロフェッショナリズムなのではないでしょうか？ただ，時間外コールの基準はコールする側に委ねられているというのが現状である以上，患者へのマイナスにならない範囲で医師の負担を減らすことは非常に重要と考えます．夜中にコールが鳴ってからは患者の安全を確認するまでは生きた心地がしないというのが私を含めた全医師の心理だと思います．

実際，患者の状態に無関係な事例で，責任を医師に集中もしくは共有させるための時間外コールは行われています．医師以外と医師との責任の棲み分けはまだはっきり定まっていない中，各職種の責任の範囲をプロフェッショナリズムとともに，再考する必要があると私は考えています．

最近ツイッターで話題になった事例があります．これは5.7万件のリツイート，6.3万件の「いいね」，450件の発言がありました．内容は「よくあるケース」なのですが，いかに医療者以外の方がこの手の話題に興味を持っているかということはこのようなことが往々にして行われていることの証明なのかもしれません．

事例

HOT（在宅酸素療）をしているツイッターの作者が，病院に診断書を依頼した．

仕事の日程を調整して受け取りに行ったところ，念を押しておいたはずの肺のレントゲンのCDが添付されていない．催促すると，あと1～2週間して取りに来てほしいと言う．

前回もレントゲン添付が忘れられ，何度も病院と役所を往復した．

「今日出してもらわないと困る」と言った．

受付の人はむしろ迷惑そうに上司に相談．相談された上司も2週間後の一点張り．

同じミスが2回も続き，態度も悪いので最終的に受付で怒ったところ，一変して「5分で用意します」になった．今回は，こちらが声を上げなければいつものように泣き寝入りだろう．患者の皆さん，患者を見下ろすような「医療ハラスメント」についての怒りのツイートであった．

このような事例です．

なぜこのような事例がこの業界で横行するのでしょうか？原因や対策をプロフェッショナリズムと絡めて話し合ってください．

意見はすべて読みましたが，医療事務よりの意見が多かったようです．

まずは感想をお願いします．

フロアA：医師が準備すべきということもありますが，受付の対応に問題があります．私の病院でも朝のミーティングで話題になったりします．患者が時間を取ってきていることへの配慮が必要ですね．

自分が当事者であったり，家族と一緒に来た時，このような対応をされたらどう思うかという視点がありませんね．典型的なマニュアル対応だと思います．

フロアB：私は大学病院に勤めていましたがこのような事例はしばしばありました．基本的に医師は事務作業のトレーニングをあまり受けておらずそのことも影響していると思われます．

松下：ネット上の意見で医師はどんなにいい仕事をしても，インセンティブが同じ，CDをやかなかったくらいで目くじらを立てられるのは割合わないという意見がありましたが，そのような意見の方はこの会にはいらっしゃらないですね．(笑)

ではこの事例を巡って5分ほどで話し合い，できれば対策まで含めて発表をお願いします．

グループ1

1）プロセスを可視化する．どこで，何が止まっているかを明らかにする．

2）権限を委譲する人を作る．医師が全部やらなければいけないというところでミスが起きている．

3）接遇を改善する．ミスしたあとのフォローをきちんとする．

事務でもある程度までは形にする．医療補助職が定型化された書類であれば，補助職がひな形を作って医師が修正するだけにする．

グループ2：グループ1で出なかったこととして，医師の仕事を軽減するという観点から，テクノロジーを利用して雑事がこなせるようするというのはどうでしょうか？

また，医療事務の中でまとめ役を作り，全体をまとめ問題がおこれば対応するという意見が出ました．

グループ3：書類作成などに関しては，医師にインセンティブを与えて，期限付きで報酬を出すというのはどうでしょうか？（笑）．

松下：僕は20年間言い続けています（笑）．

グループ４：システムの問題でもありますので，例えば，ＣＤが１枚足りないのをチェックするようなチェックシートがあれば，早く気付くことができる．また書類の優先順位付けと緊急性の認識も大事です．医師がそれを把握していれば，問題は防げたのではないかという意見が出ました．

松下：ありがとうございます．可視化する．そして進行状況を表に出す．あとは省力化．そのあたりが主な論点かと思います．

提言

プロフェッショナリズムの論点＝問題を可視化する．問題の進行状況を表に出す．さらに省力化

徳田：私のメンターに，「庄屋」という居酒屋チェーンの教育係の人がいます．

彼が行なっている方法に，ミステリー・ショッパーがあります．ご存知ですか？

これは，ちょっと problem を提出して，真摯な対応を取ってくれるかどうかの要求を突きつける，ショッパーをショッピングセンターに送り込むのです．

ある企業では，社長自らがそれをやっています．それで現場のクオリティーを上げる．この事例もクオリティーの問題だと思います．医療にも同様のことが行われています．訓練されたＳＰ（模擬患者）を診療所に送り込んで，その診療所の質を測定するということが試みられています．

たとえば典型的な片頭痛の病歴を，完全にトレーニングを受けたＳＰを送り込んだ時，全く病歴も取らずにＭＲＩを撮ってそのまま帰したり，3時間待ちで３分診療で説明もなく，薬を５種類くらい持たせて帰すなどとという診療を行なっていればそれが明るみになるということです．アフリカやアジアでそのようなことが行われていています．

また，災害，予期せぬ事象に対しての回復力も resilience 呼ばれ，重要な測定事項です．

松下：それは倫理的に大丈夫ですか？

徳田：自分の病院の管理者が行うので問題ありません．

最終的にはその結果をフィードバックします．突発的なリクエストに対して医療機関がどれくらい対応できるかということが重要になってきます．

松下：提言の中での問題を可視化する方法のもっとも具体的かつ効果的なものかもしれませんね．しかし，このようなことをするトップがいる病院が果たして日本にどれほどあるでしょうか？

小泉先生，ご意見をお願いします．

小泉：診療科の部長をされているときは，たいへん良いご意見をお持ちでしたのに，その先生が病院長になると，手のひらを返したように，各診療科の収入を棒グラフにして（笑），外科には手術を増やそう，診療行為を増やせ，などしか言わなくなる．

それが日本では普遍的な感じがします．病院長になったらすべてをかなぐり捨てて，そういうことをしないと自分の病院がつぶれるという危機感を持たざるを得ないということのようです．しかし，それは短期的な話で，今日の今までのご意見を発言する努力をすれば，長期的にみれば病院の評判が上がるし，最終的には勝ち組になるのではないでしょうか．

行政の強さを何か過大評価をしているように思います．もう少し現場のまともな声を挙げれば，医療ということを理解している人は，わかってくれると思います．医療安全の世界では，現場の管理者講習で，院長レベルの先生にそのような問題点を理解してもらえるような講習をしています．医療安全の話題を通じて，そういうことを勉強するなど，少しずつ動き出しています．

もう少し皆の声を挙げれば変わってくるのだと期待しています．

松下：そんなに頑張らなくても病院はつぶれない，ということでしょうか？院長が率先して病院理念やプロフェッショナリズムから逆行しているような病院が患者中心の医療が行えるのか甚だ疑問ですね．

フロアB：私は院長です（笑），今回の事例のようなことが起きたら，病院側としては謝罪が必要と考えます．患者は不満を持っています．この人は何が不満なのか，どういうところで問題が起きているかをきちんと聞く人を病院の中に設置する．　われわれは医療安全室の室長を置いていましたが，業務が多いので，最近は医療安全室を退職した人を雇って，週3日病院に常駐させています．　この人がいる時はこの人が直接聞き役に回り，患者が何をしてもらいたいかを聞く．その人がいない日は，問題が起きた部署の科長，たとえば外来だったら外来師長，受付だったら医事課長，医事課長の上司は総務課長，そういう人が備えていて，このグループは必ずチームで週1回どんな問題が起きたかを報告して，それをまとめて院長に必ず持ってくることにしています．これで結構問題は少なくなっています．患者 - 医師間の大きな問題は，この2年間起きていません．これは逆に言えば，病院の評価が高まることで，患者は押し寄せてきますので，経営的にも良い効果をあげています．

提言

病院のトップがプロフェッショナリズムを守ることは結果的に病院経営上よい効果がでる．

松下：ありがとうございます．先生の病院で働きたくなりましたね（笑）．

病院という組織そのものが少なくとも最低限のプロフェッショナリズムを発揮するために我々ができることとしては，トップクラスの人間がしっかりとした考えを持って，評価と修正が行われるシステムを構築することであるというものが本日の大半の意見をしめました．

これは職員全体にプロフェッショナリズムを浸透させることがいかに難しいかを物語っているのではないでしょうか？しかもこのことは，医療が，カスタマーに施すという立場であるため，他の職種より顕著なりやすいのではないでしょうか？

私は監視やインセンティブは，セカンドベストのように感じられますが，形だけでも患者本位という方向が作られることが，個人個人のプロフェッショナリズムをも養っていくものだと信じたいと思います．

患者に分かれ
してください。
10分
かにしたらこの
起きないように
10分

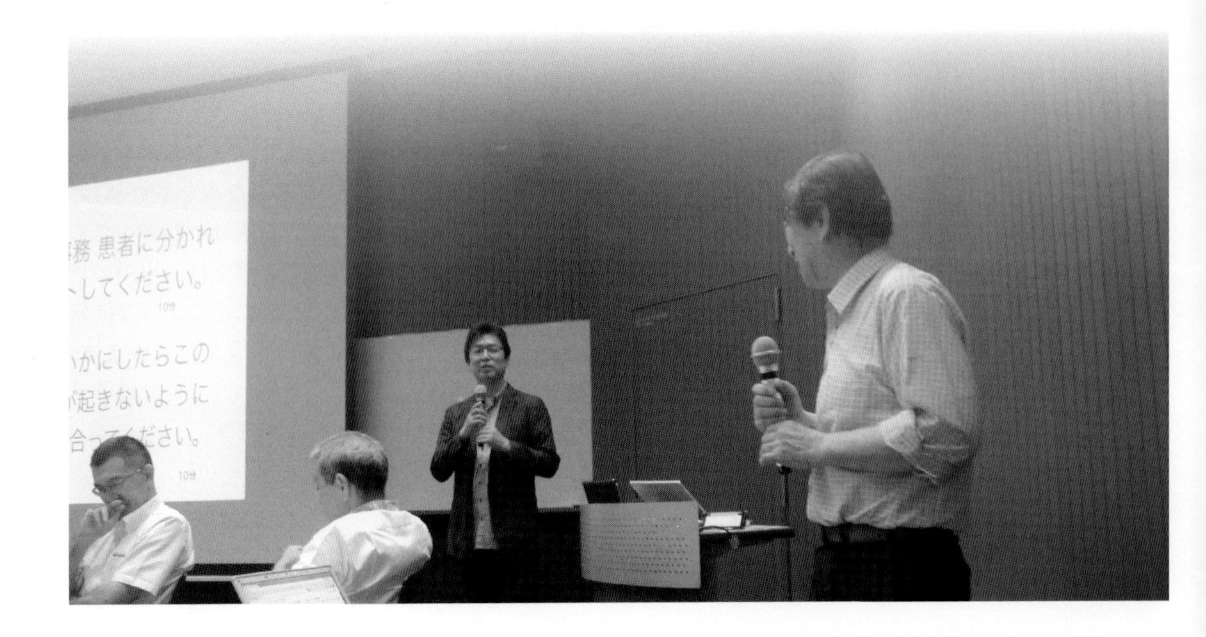

workshop

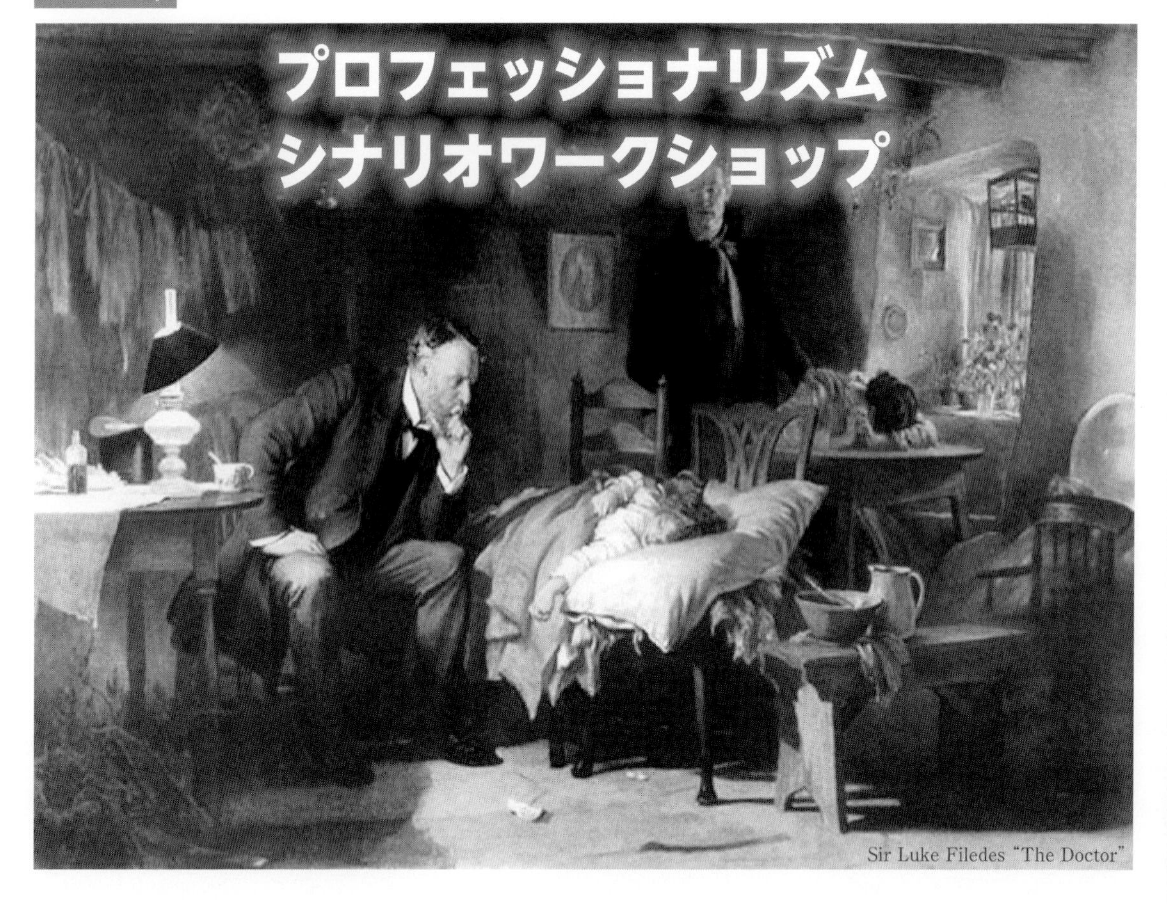

Sir Luke Filedes "The Doctor"

プロフェッショナリズムシナリオワークショップ

梶 有貴
Yuki Kaji MD,MPH

板橋中央総合病院　総合診療科

〒174-0051 東京都板橋区小豆沢２丁目12番７号
E-mail：dontlookbackin@gmail.com

梶：まず初めに，私からこのＷＳの企画の背景についてご説明します．このタイトルの背景に使っている絵は，"The Doctor"（Samuel Luke Fildes 作）から引用しました．ベッドサイドで医師が患者と目線を合わせながら悩んでいる姿はまさに医療者のプロフェッショナリズムを反映した絵だと思います．（※）

プロフェッショナリズムの議論は，決して最近出てきたというものではなく，ヒポクラテスの時代から議論されてきたものになります．日本では貝原益軒は「醫は仁術なり」と，緒方洪庵は「医の世に生活するは人の為のみ，おのれがためにあらず」と述べており（**Box 1**），プロフェッショナリズムとはまさに"古くて新しい概念"なのかと思います（**Box 2**）．

ではなぜこのプロフェッショナリズムが近年再び話題になってきたのでしょうか．**Box 3** の３つの医療の変化がその背景ではないでしょうか．

1）まずＥＢＭが普及してきたことが一つの要因だと思います．経験的な根拠ではなく科学的根拠を持って医療を提供することが一般的になってきたことで，意思決定の方法論が大きく変容してきました．

2）また医療費が増大してきたため，医療の持続可能性が危ぶまれたことで，医療に市場原理が導入されたことが挙げられるかと思います．特に米国において，Managed Care と言われる，医療の質が厳密に評価されて，それに対して医療費が支払われるということが行われるようになり，一般的な市場の原理を持ち出されはじめました．
3）加えて医療の質が評価され，社会の中でその格差が存在することが明らかになってきたことも挙げられます．

このようなヒポクラテスの時代から続いてきた医療提供体制とは異なった状況に直面し，それに従って医療者のプロフェッショナルとしての姿が少しずつ変化してきたため，新たなプロフェッショナリズムを再定義する必要が出てきました．

そこで出てきたのが，**Box 4** の「新ミレニアムにおける医療プロフェッショナリズム：医師憲章」(2002) です．この憲章は先ほどの徳田先生や小泉先生の Lecture でご紹介のあったように，3つの原則，つまり①患者の福利優先，②患者の自律性，③社会正義と 10 個の責務から成り立っています．憲章が発表されてからすでに 16 年も経過していますが現在でも臨床で通用するような内容となっており日本でも非常に有名です．**Box 5** に示しました医師憲章の裏書きをしている学会をご覧ください．ここには各国の学会がこの憲章に同意するという裏書きしています．欧米の学会はもちろん，中国，デンマーク，エストニア，イスラエルといった学会からも同意を表明しているにもかかわらず，日本はいずれの学会も立場を表明していません．これには本邦特有のプロフェッショナリズムを巡る議論も関係しているかと思われますが（特集論文 14 「日本人医師と武士道精神」も参照），いまの文化や時代にあった更なる議論の深化が望まれると思います．

※解説

冒頭に紹介した“The Doctor”という絵は 1890 年に Henry Tate 卿の依頼でビクトリアの有名な画家 Luke Fildes が描いたものです．彼は 1877 年のクリスマスの朝に自身の長男 Phillip を病で看取ったときの状況を思い出し，そのたき訪問診療をしてくれていた Murray 医師の診察風景を描いています (Br J Gen Pract 2008,1;58(548):210-213).

ぜひ一度この絵を改めてじっくりと見ていただきたいのですが，絵に描かれているのは見るからに貧しい家庭で充分な医療資源が整わない環境で，不揃いの椅子を二つ並べただけの簡易なベッド，クリスマスイブに夜通しこの医師が試行錯誤したのであろう薬のカップが並んでいます．目線を逸らさず，患児をじっと見つめる医師の眼は苦悩と哀しみが感じ取れるでしょう．まさに本コンソーシアムで議論したい医療者の姿が凝縮されているものと思います．

そして，Luke Fildes が愛する息子の死後 10 年以上経ってからでも鮮明にその姿をキャンバスに描写できたことからわかるように，医療者のプロフェッショナルとしての姿は患者とその家族の心の中に長く深く刻まれるものなのだという事実は忘れてはならないかもしれません．

プロフェッショナリズムとは何なのか

検討事例集のリソース（Box 6）

梶：では，今回のワークショップで扱う検討事例のリソースを説明します．本日（2018 年 6 月 23 日）翻訳本が発刊されました「Understanding Medical Professionalism (日常診療の中で学ぶプロフェッショナリズム)（カイ書林)」と，Ann Intern Med. 2018;168:506-508. に多くのプロフェッショナリズムに関するシナリオが掲載されています．それに加えて現在の日本の社会的・文脈的な背景を考慮したシナリオで学ぶ必要があるため，この「ジェネラリスト教育コンソーシアム」のメーリングリストでプロフェッショナリズムに関するシナリオを募集させていただいたところ，指導医クラスの総合診療医 16 名からの回答をいただきました．

検討事例シナリオの採択基準（Box 7）

梶：まず日本アンケートから出されたシナリオを中心として，17 事例を選択しました．この際に事例の内容のバランスを保つため **Box 7** の

BOX 1

醫は仁術なり

貝原益軒「醫箴」

ヒポクラテスの誓い

医の世に生活するは**人の為のみ**，おのれがためにあらずということを其業の本旨とす．

緒方洪庵「扶氏医戒之略」

BOX 2

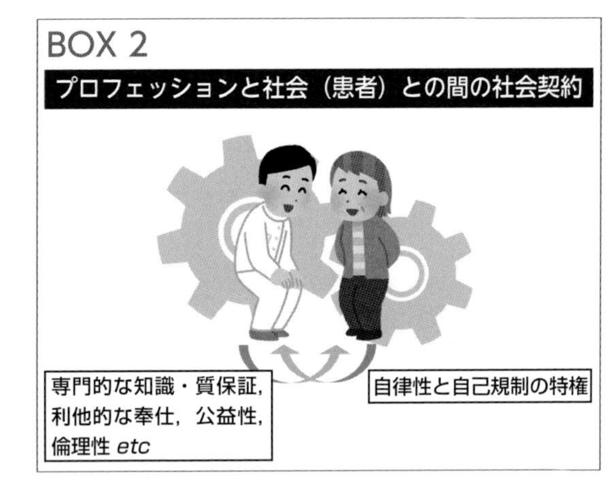

BOX 3

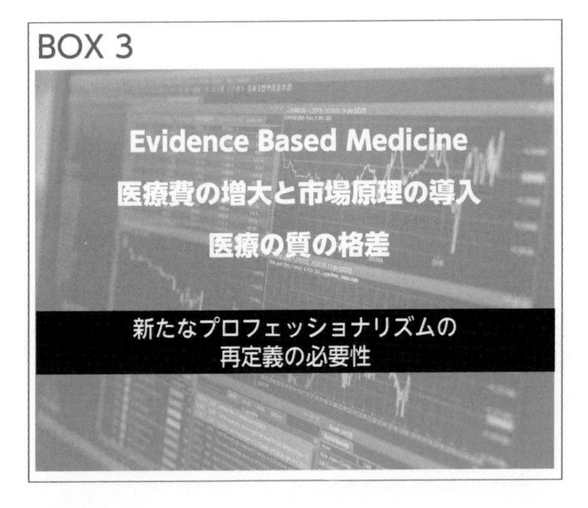

BOX 4

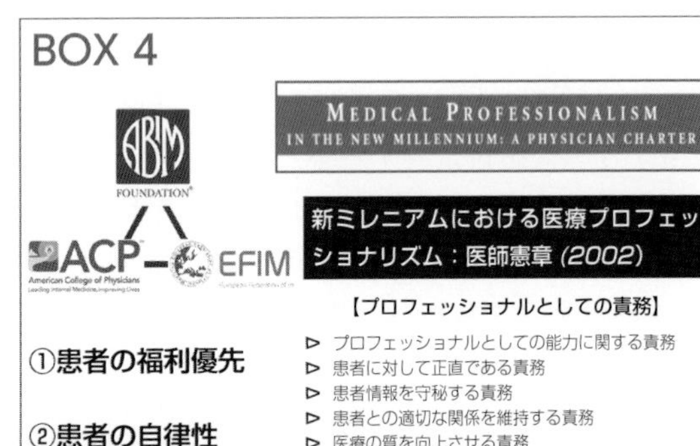

【プロフェッショナルとしての責務】

①患者の福利優先

②患者の自律性

③社会正義

- プロフェッショナルとしての能力に関する責務
- 患者に対して正直である責務
- 患者情報を守秘する責務
- 患者との適切な関係を維持する責務
- 医療の質を向上させる責務
- 医療へのアクセスを向上させる責務
- 有限な医療資源の適正配置に関する責務
- 科学的な知識に関する責務（科学的根拠基づいた医療を行う責務）
- 利害衝突に適切に対処して信頼性を維持する責務
- プロフェッショナル（専門職）の責任を果たす責務

Lancet 2002; 359: 520-22
Ann Intern Med 2002; 136: 243-46

BOX 5

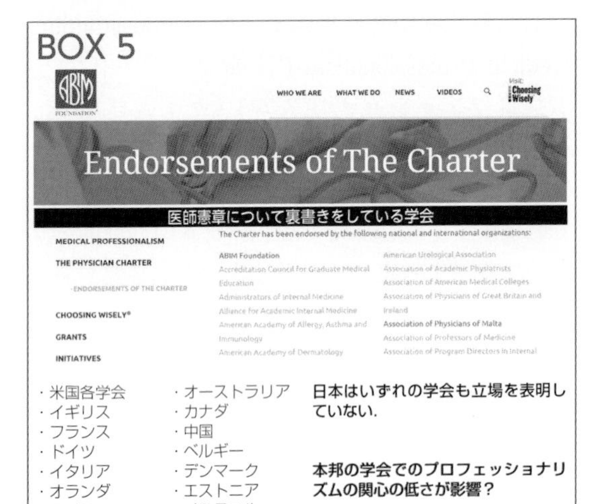

- 米国各学会
- イギリス
- フランス
- ドイツ
- イタリア
- オランダ
- スイス
- トルコ
- オーストラリア
- カナダ
- 中国
- ベルギー
- デンマーク
- エストニア
- イスラエル

…

日本はいずれの学会も立場を表明していない．

本邦の学会でのプロフェッショナリズムの関心の低さが影響？

BOX 6 検討事例集のリソース

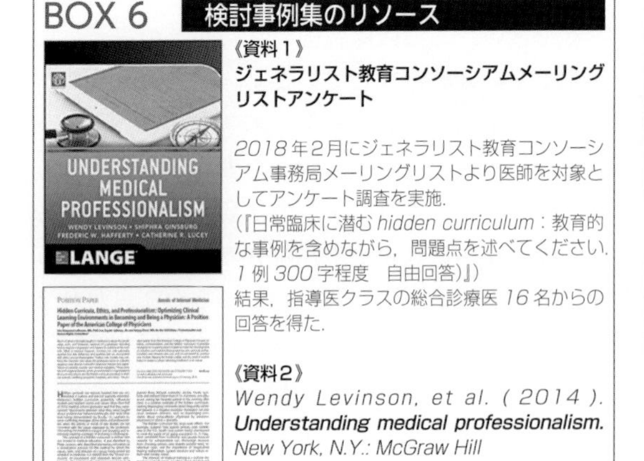

《資料1》
ジェネラリスト教育コンソーシアムメーリングリストアンケート

2018年2月にジェネラリスト教育コンソーシアム事務局メーリングリストより医師を対象としてアンケート調査を実施．
（『日常臨床に潜む *hidden curriculum*：教育的な事例を含めながら，問題点を述べてください．1例300字程度　自由回答』）
結果，指導医クラスの総合診療医16名からの回答を得た．

《資料2》
*Wendy Levinson, et al. (2014). **Understanding medical professionalism.** New York, N.Y.: McGraw Hill*

《資料3》*Lisa Soleymani Lehmann, et al. Ann Intern Med. 2018;168:506-508.*

Professionalism の four core values（患者中心のケア，誠実さと説明責任，資源の公平かつ倫理的な適正管理，卓越さの追及）の割合が概ね均等になる形で選択・採用しました．これらの 17 事例を今回のワークショップに参加いただく皆様よりメールでアンケートを行い，検討したい事例の希望調査を行いました．1 位を 3 点，2 位を 2 点，3 位を 1 点として合計点数の高い順に，順位の高いものから当日検討する 8 事例を選択しました．

■ プロフェッショナリズム困難事例検討進め方（Box 8）

梶：プロフェッショナリズムの事例検討は容易ではありません．先ほど徳田先生がご紹介された故白浜先生の四分割表という素晴らしい枠組みがありますが，これは臨床家と患者との関係の中では効果的に使えます．ただし，プロフェッショナリズムの行動を確認できるのはそのような状況だけではなく，医療者のチームメンバー間の関係といった状況でも観察できます．そこで，新たな枠組みが必要となります．

本日発売になった翻訳本の中にプロフェッショナルとしての姿・行動に焦点を当てた参考になる事例検討の枠組みが紹介されておりましたので，本日はこの進め方をご紹介する形で行ってみようと思い，次のように用意しました．

検討①事例の課題の抽出：まずシナリオから問題点を抽出していただきます．そしてこの問題点は，大きく 2 つに分けられます．それは，そのシナリオの問題点が「個人の問題」なのか，それとも「システムの問題」なのか．たとえば先ほどの松下先生のご講演の，診断書作成の遅れの問題についてでは，診断書作成過程の「システムの問題」なのか，それとも医師個人が診断書を書いてくれないという「個人の問題」なのかというところで，議論の中身が大きく変わってきます．まず問題点を挙げていただく際に，「個人の問題」か，「システムの問題」なのかについて整理してください．ここでの「個人の問題」というのが，本ワークショップで議論がしたいプロフェッショナリズムの問題となってきます．

検討②対応の検討：そこで対象個人（事例で出てくるプロフェッショナリズムとして問題を抱える個人）はその状況でどのように行動すべきだったのか？どのような姿・態度が求められていたか？について皆さんで検討していただきたいと思います．

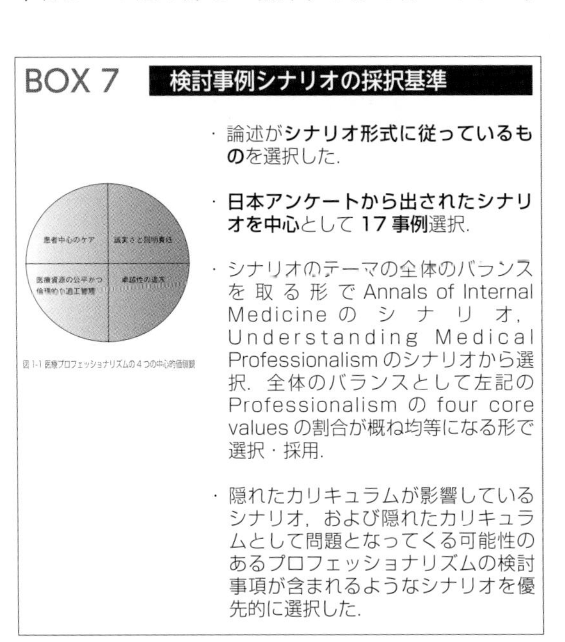

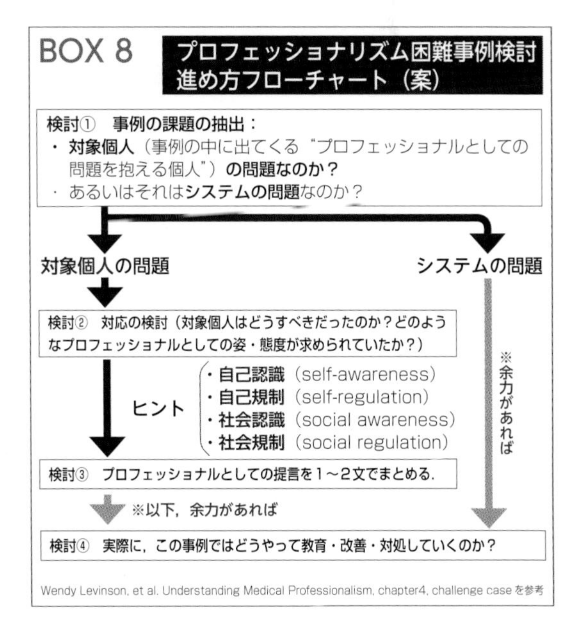

本会は教育にも焦点を当てたコンソーシアムですので，どのようにプロフェッショナリズムを教育していくか（検討④）も検討していただきたいところですが，教育のことに入ると議論が時間内に収まらないと思いますので，最低限，学びとなる概念を検討③プロフェッショナルとしての提言として1～2文でまとめる，というところまで本日はお願いします．

ただ先ほど申し上げた通り，プロフェッショナリズムにはどのような問題点があるのか整理する際に難しい点があると思います．あくまで自由な議論で結構ですが，参考までに「日常診療の中で学ぶプロフェッショナリズム」の中に書かれている枠組みをヒントとしてご紹介します．

■ 求められるプロフェッショナリズムの姿・態度のヒント①「自己認識 (self awareness)」(Box 9)

梶：どういう姿や態度がプロフェッショナリズムには求められているのでしょうか？これは，大きく4つに分類できると考えられています(Understanding Medical Professionalism 翻訳本の p30 表 2-2 を引用，次頁参照)

最初は,「自己認識」です．自分が今プロフェッショナリズムから逸脱する行為をしてしまうような状況にある．たとえば多忙で仕事が溜まっておりストレスがかかっている．そのような状況に自分が置かれていることをまず自ら認識する．もしくは自分の感情，例えばこの先生は嫌だな，あの患者さんは嫌だなと感じていることを自ら認識する．あるいは自分の持っている知識やスキルの限界を自分で認識しておく．このような自分を客観視できる態度が「自己認識」となります．

■ 求められるプロフェッショナリズムの姿・態度のヒント②「自己規制 (self regulation)」(Box 10)

梶：次は，「自己規制」があります．自分の行動，例えばこの嫌な気持ちを相手に伝えてしまいたい…！しかし抑える．自分の行動をコントロールする態度が必要となります．①は自分の状況を客観的に認識する態度でしたが，②はさらに自分の行動を規制する態度になります．また，この行動を規制するためには周囲の支援が必要かもしれません．例えば，看護師が主治医の出した処方に納得がいかなければ，（医師に文句を言う前に）薬剤部に DI（医薬品情報）サービスがあるからそこに相談してみるとか，その環境下で自分の行動が規制できるように対応しておく．このような，複雑な仕事を行う際の支援 (体制) にアクセスする態度や行動も，この「自己規制」の中に含まれます．

BOX 9　求められるプロフェッショナリズムの姿・態度のヒント①

自己認識 (self-awareness)

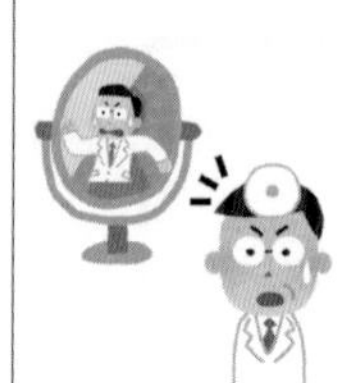

個人的な感情や引き金を認識する態度

Ex.
- 私，この先生には嫌な感情を持っているかもしれない．
- また仕事を振られてなかなか休めていない．今はプロフェッショナリズムが逸脱しやすい状況だ…（と認識する）

個人の知識やスキルの限界を認識する態度

Ex.
- これは自分には手に負えない相談内容だ…（と認識する）

BOX 10　求められるプロフェッショナリズムの姿・態度のヒント②

自己規制 (self-regulation)

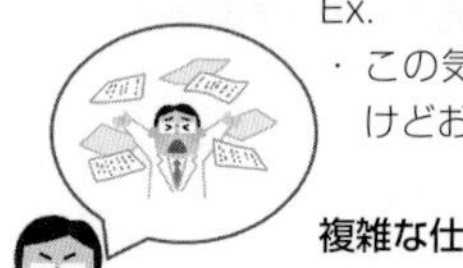

STOP

強い感情のコントロールを行う態度

Ex.
- この気持ちを伝えてしまいたい…！けどおさえる…

複雑な仕事を行う際の支援 (体制) にアクセスする態度

Ex.
- 主治医が出した処方に納得がいかないけど…一度，薬剤部に DI サービスがあったからそこに相談してみようかな…
- 焦る必要はないんだから，取り掛かる前にちょっと休憩を入れよう．

プロフェッショナリズムを強化できるスキル		
カテゴリー	コンピテンシー	プロフェッショナリズムへの挑戦があった場合にコンピテンシーを活性化する
自己認識	最適な行動を妨げる個人の感情，トリガー，転移を認識する.	今の私はどんな感情の中にあるのだろうか？ この人は過去に私が苦心した別の人を思い起こさせているだろうか？
	個人の持っているスキルや知識の限界を理解する.	この出来事を管理するのに必要な知識やスキルを私は持っているだろうか？
自己規制	強い感情を管理する.	自分の感情を制御するために私は何ができるだろうか？ 私はタイムアウトを取る必要があるだろうか？
	複雑な課題に対する支援を求める.	誰が私を助けてくれるだろうか？
社会的認識	プロフェッショナリズムへの挑戦の状況を分析する.	ここで危機にさらされている価値観は何だろうか？ どこで異なる価値観が衝突しているのだろうか？
	その出来事に関係するすべての人のニーズと状況を考慮することの重要性を認識する.	私が優先すべきなのは誰のニーズだろうか？ 患者以外の誰かが苦労していて支援が必要だろうか？ 他の人は何を考え，何を感じているのだろうか？
社会的規制	行動のための複数の選択肢を習慣的に特定する.	この状況を管理するためには，私が最初に直感で抱いたもの以外にどんな選択肢があるだろうか？
	他者の行動を理解するために，肯定的な意図を仮定する方略を用いる.	この出来事に対して，道理をわきまえた人が私とは違う感じ方をするのはなぜだろうか？ プロフェッショナリズムに反するやり方で彼らが行動するのはなぜだろうか？
	強い感情を落ち着かせるために，危機的状況におけるコミュニケーションの方略を構築する.	この環境でどのようにして感情をおさめることができるだろうか？ 尊敬され，耳を傾けてもらっている，と全員が感じてくれるにはどうすれば良いだろうか？
	前に進むための新しい選択肢を生み出す交渉スキルを用いる.	win-win の状況をどうやって作り出せるだろうか？
	アンプロフェッショナルな行動を避けるため，あるいは止めるため，他の人をコーチする能力を備える.	どう受け止められているかを彼ら自身が分かっているなら，彼らはそのことを嬉しいと思うだろうか？ この人との関係性を守りながらも，その人の改善を支援するにはどうすれば良いだろうか？

UNDERSTANDING MEDICAL PROFESSIONALISM P30 表 22-2

求められるプロフェッショナリズムの姿・態度のヒント③社会認識 (social awareness)（Box 11）

梶：次に「社会認識」というカテゴリーがあります．これは周囲にいる人達のニーズや価値観を把握できているか，ということです．先ほどの松下先生の講演の診断書の事例では，おそらく事務担当者は，（医師に）診断書を書いてほしいと思っています．医師は，事務担当者のニーズを把握できていなかったのかもしれません．「なぜ，この事務担当者は何度も問い合わせをしてきているのだろう？」という周囲からの視点を認識しようとする姿勢が必要になります．このように周りのニーズを認識する態度が「社会認識」です．

求められるプロフェッショナリズムの姿・態度のヒント④社会規制 (social regulation)（Box 12）

梶：最後ですが，これが一番難しいのですが，「社会規制」というものがあります．周囲のニーズを把握したうえで，さらに解決策を講じていく行動や態度のことです．全ての人が満足できる解決策を講じるのは困難を極めるのですが，それでも様々な選択肢を考えた上ですべての関係者がwin-win の関係になるような“折り合い”を付けていこうという態度を見せていくことが重要です．そうしたいわゆる“落としどころ”を探していく．これを「社会規制」と呼んでいます．

主に以上の4つの態度のどこかが損なわれると，プロフェッショナルとしての行動に問題が生じてきます．本日，これからの WS で，プロフェッショナルとしての態度をまとめていただく際に，これら4つの枠組み，つまり，「自己認識」，「自己規制」，「社会認識」，「社会規制」を参考にまとめていただけると幸いです．

最後に，今回の WS のグランドルールですが，臨床経験の長短に関係なく，積極的にご参加をお願いします．

それではこれから WS を始めます．

（討論後の発表記録）

梶：それでは Group 1 から発表をお願いします．

事例5：（まずはBox13のシナリオを読んでください）
［設定］　病院スタッフを監督する立場として検討

Group 1: **Box 14 ～ 16** に Group1 の討論記録をまとめました．討論内容は，まずこの医師の個人の問題としては何があるのか．またこのH医師が働いている病院のシステムにはどのような問題があるのか，について話し合いました．**Box 14** にこの事例の課題を抽出しました．次に，**Box 15** に対応の検討内容を示します．プロフェッショナルとして求められるのは，どのようなものがあるかを話し合いました（**Box 16**）．

BOX 11　求められるプロフェッショナリズムの姿・態度のヒント③

社会認識 (social awareness)

医療現場にいる全参加者のニーズと置かれている状況について配慮し，その重要性を認識する態度．

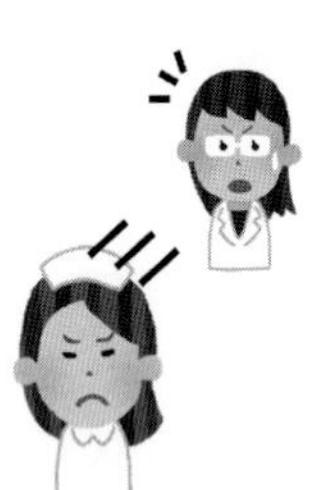

Ex.
・文句を言ってきたあの看護師は何を心配していたんだろうなぁ….
・あのスタッフの置かれた厳しい立場あんな風に言っているのかもしれない….

BOX 12　求められるプロフェッショナリズムの姿・態度のヒント④

社会規制 (social regulation)

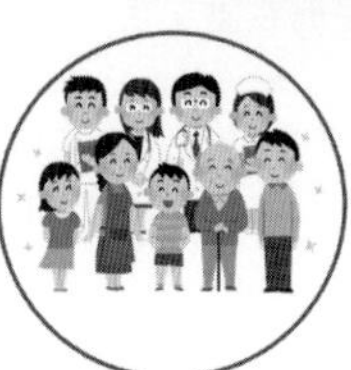

行動に関して２つ以上の選択肢がないか模索し，他人の行動を前向きに理解しようと努め，危機コミュニケーション戦略と交渉技術を磨き，他者を導けるようエンパワーする態度．

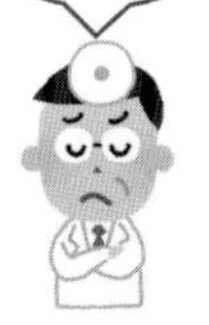

できるだけ関係者全員が満足するような選択肢を模索し，ともに状況を乗り越えられるような**「折り合い」を付けようとする態度．**

BOX 13 **事例5（日本アンケート事例）Group 1**

［設定］ 病院スタッフを監督する立場として検討

精神科を志望する G くんは怖いと有名な医師 H 先生の下で実習を行うこととなった．H 先生はテキパキと診療をこなす腕の良い外科医であるが感情の起伏が大きい性格で，救急外来や病棟で気に入らない事があると，突然大声でスタッフや研修医を汚い言葉で罵倒し，時に壁やゴミ箱にあたる事もある．

他科の医師がいかに能力が低いかと聞こえるようにわざと医学生に吹聴しては自分の医局へ入れば良いと勧誘をする事で有名であった．怒り出すポイントが誰もわからなかったために周囲はなるべく H 先生との接触を避けていた．

病棟や外来では教育的な会話は殆どなかったが，熱心な G くんは勇気を出して質問すると「それくらいのことは調べてから聞けっ，だからマイナー科志望の最近の学生は・・」と怒鳴られた事から，そのあとは一度も学生側から質問はできない雰囲気になってしまった．救急患者の初期診療ができる精神科医を目指していた G くんの 4 週間の実習はただ直立不動で外来を見学するだけの実習となってしまった．

医学生の間では，H 医師に注意するポイントなどが既に SNS で広まっており，H 医師の在籍する医局にはこの５年間で誰も入局していない．一方，H 医師は若い女性スタッフには必要以上にコミュニケーションを図り遊びに誘うなど，既に女性問題の悪評は周囲に知れ渡っていた．若い看護師の数名は H 医師がいることを理由に離職した為に周囲のスタッフは院長や学部長などに報告する事を検討していた．

BOX 14 **①事例の課題の抽出：**

・対象個人（事例の中に出てくる“プロフェッショナルとしての問題を抱える個人”）にはどのようなプロフェッショナリズムの問題が存在するのか？
・あるいはそれはシステムの問題なのか？

個人の問題	システムの問題
・優秀さがすべてという認識（固定化した価値観・先入観） ・ハラスメント ・自己陶酔（マイナー志望への差別） ・他科の医師の悪口（相手が医学生） ・折り合いをつけようと思っていない ・女性問題 ・他者への配慮の欠如 ・自己認識：自分の感情に行動が支配されていることに気づいていない ・学生の指導ができないときに他の人に任せられない：自分ができないことを認識していない ・教育的な会話がなく調べろ，指導者としての自覚がない －　どなりまくるのが格好いい －　女性に対する対応（セクハラ） －　パワーハラスメント：そのあと －　発達障害 －　社会規制の問題：発達障害であった場合に	・病院自体が依存しているか ・ハラスメントの報告がしやすいところにあるか？（電子 h カルテ上など） ・管理者への意見しやすさ，アクセス（まだ報告していない驚き） ・これまでフィードバックが入っていないように見える ・監査委員会はないのか？ ・医師がえらくなった後は監視の対象でなくなる？ ・教育者・多職種連携としてのトレーニング機会のなさ？ ・本人が受けた教育環境の問題は？

・ほかの科の先生の良い特徴を引き出せることも，プロフェッショナルの要素である．
・門戸を広くして楽しそうなオープンな雰囲気を作れる
・求められた仕事をスムーズに行える環境を作る
以上です．

梶：Disruptive Teacher Behavior のシナリオですね．（本誌 p82，特集論文 3 「医学部教員の問題行動」参照）問題になっている外科医の先生だけでなく，周囲の人たちが，彼の良い特徴を引き出せる，という意見が出て，印象深い討論であったと思います．

BOX 15　②対応の検討

・対象個人はどうすべきだったのか？
・どのようなプロフェッショナルとしての姿・態度が求められていたか？
・「自己認識」,「自己規制」,「社会認識」,「社会規制」

「自己認識」「自己規制」「社会認識」オペ以外は反対・本当に腕のよい外科医？
・他科の医師の悪口：折り合いをつけようと思っていない・自己陶酔（マイナー志望）先入観・どなりまくるのが格好いい
・教育者としての自覚がない：　教育的な会話がなく調べろ
・他者尊重・多様性の受け入れ？　・悪口を言わない　・学生さんや看護師さんにも聞く耳をもつ
・ハラスメント：自己認識と自己規制？女性差別・パワーへの過信・適切な距離を保つ　・拒絶をやめて受け入れる
・差別意識をなくす（外科 No1　の社会認識がゆがんでいる）

・感情のコントロールができない：普段の不満を仕事場で晴らしている
・ものに当たらない・趣味に逃がす・ライフワークバランスをとる
・感情を抑えられるようになる

・学生の指導ができないときに他の人に任せられない：自分ができないことを認識していない
・周りに吹聴するのではなく，適切なフィードバック
・怒り出すポイントが分からない：>わかるようにする　学生の理解

病院の問題：5 年間でだれも入局していない
セクハラ , パワーハラスメント：そのあと
発達障害？：発達障害であった場合に

BOX 16　③事例を通した提言を 1 ～ 2 文でまとめる

・何個でも可．できるだけ一般化した形で作成してください．
・例：「(プロフェッショナルとして求められるのは) ～ [を認識する / を行動する etc] という責務・態度・姿勢」など

提言！

・他のプロフェッショナルが協力しやすいようなチーム作りをうまく進めていける
・良い特徴を引き出せる
・門戸を広くして楽しそうなオープンな雰囲気を作れる
・求められた仕事をスムーズに行える環境を作る

梶：それでは Group 2 の発表をお願いします．

事例7：（まずはBox 17のシナリオを読んでください）
[設定] 指導医N先生の立場として検討
Group 2：これは，よくある事例だと思います．**Box 18 ～ 20** に Group 2 の討論記録をまとめました．個人の問題とシステムの問題を討論しました．**Box 18** にこの事例の課題を抽出しました．**Box 19** に，対応の検討を，自己認識，自己規制，社会認識，社会規制にまとめて示します．**Box 20** にこの事例を通した提言を示します．

・チーム医療としてお互い助け合う．
・子育て支援システムを院内で確立する．
・研修医の精神状況の確認のための面談とシステムを構築する．

以上です．

梶：女性医師の働き方に焦点をあてたシナリオでした（本誌 p93 特集論文 5「医師の評価軸を変革できるか ―女性医師におけるワークライフバランスのジレンマ」参照）．システムで対応しないとなかなか解決できない側面も大きい事例だと思いますが，きれいにまとめていただいたと思います．

BOX 17 事例 7（日本アンケート事例）Group 2

[設定] N 先生立場として検討

後期研修医の L 先生 (女性・非婚) は朝早くから夜遅くまで熱心に働いている．L 先生の 1 つ上の学年に，今年出産し育休から復帰した M 先生（女性）がいる．M 先生の夫は内科医師で，現在 5 ヶ月のお子さんの育児と家事は主に M 先生 (女性) が行っている．

ある日の夕方，M 先生の患者が急に発熱し，検査や家族への病状説明が必要となった．M 先生はお子さんを保育園へ迎えにいくため，どうしても病院に残ることができない．指導医の N 先生は，L 先生へ M 先生に変わって患者さんの診察や家族への説明をしてもらえないか依頼した．

N 先生：「L 先生，M 先生の患者さんが急に熱が出て対応が必要なんだけど，お子さんのお迎えがありどうしても残ることができないので，代わりに対応してもらえないだろうか？」

L 先生：「どうして私がやらなければいけないんですか？担当患者に責任もって対応できないなら，M 先生は外来だけするようにしたらいいじゃないですか．そもそもママさん女医だけ当直免除なんてずるくないですか？」

N 先生は，どのように話したらいいのか分からず考え込んでしまった．

BOX 18 ①事例の課題の抽出：

・対象個人（事例の中に出てくる "プロフェッショナルとしての問題を抱える個人"）にはどのようなプロフェッショナリズムの問題が存在するのか？
・あるいはそれはシステムの問題なのか？

個人の問題	システムの問題
・グループ診療している認識していない ・チーム医療を認識していない ・「自分が逆の立場だったら」との認識ない ・N 先生が直接話していない ・N 先生が行動で示す ・L 先生の都合を聞いていない ・L 先生の精神状況の懸念	・事前に想定しておく ・子育て支援システム ・人手が足りない （院長のリーダーシップが足りない？）

BOX 19 ②対応の検討

・対象個人はどうすべきだったのか？
・どのようなプロフェッショナルとしての姿・態度が求められていたか？
・「自己認識」,「自己規制」,「社会認識」,「社会規制」

	N 先生（指導医）	L 先生（後期研修医）	M 先生
自己認識	代わりの人がいなくて困っている	仕事を押しつけられて困っている 当直の不満がある	途中で帰ってしまい申し訳ない
自己規制	代わりに説明を行う	N 先生に疲れていることを言う M 先生への不満を言わない	L 先生に直接お願いする 予見できることに準備する
社会認識	L 先生が疲労しているかもしれない	子育てしているため，M 先生は大変	L 先生は疲れている
社会規制	人手が足りないため充足する L 先生の負担を減らす	充足する	充足する 話し合いの場をもつ

BOX 20 ③事例を通した提言を 1～2 文でまとめる

・何個でも可．できるだけ一般化した形で作成してください．
・例：「(プロフェッショナルとして求められるのは）～［を認識する／を行動する etc］という責務・態度・姿勢」など

提言！

・チーム医療としてお互い助け合う．
・子育て支援システムを院内で確立する．
・研修医の精神状況の確認のための面談とシステムを構築する．

梶：続いて Group 3 の発表をお願いします．

事例11：（まずBox 21のシナリオを読んでください）
［設定］　T 医師のプログラム責任者の立場として検討（「日常診療の中で学ぶプロフェッショナリズム」の事例）
Group 3：今回，プログラム責任者の立場というテーマを外して，T医師とU看護師の立場として検討しました．**Box 22 〜 25** に Group 3 の討論記録をまとめました．**Box 22** にこの事例の課題を，個人の問題とシステムの問題ごとにまとめました．**Box 23** に対応の検討を示します．自己認識，自己規制，社会認識，社会規制を表にしました．**Box 24** に事例を通した提言を示します．

- 限られた状況下においても，医療チームとして，お互いの状況を配慮し，その時点で最善の対応をする責務がある．
- 多様・次善の対応策について日頃から準備しておく体制づくりが求められる．

Box 25 に，この事例の教育・改善策を示します．

- プログラム責任者は，両者の訴えを聴いて，個人の問題にとどまらず，システムの改善を図るべき提言を行う．
- 医療安全チームとも連携する．

実際私たちの病院でも，こういったケースはあります．私の経験では，直接ディレクターに報告したことはあまりなかったのですが，今は医療安全のほうへ伝えています．ディレクターと医療安全は常に連携すべきです．以上です．

梶：ありがとうございます．差し迫った状況では，プロフェッショナリズムは崩れやすい．自己認識が重要ですし，それ以外に自己規制から社会認識まで検討していただきました．

BOX 21　事例 11（UMP 事例）Group 3

［設定］ T 医師のプログラム責任者の立場として検討

T 医師は内科の研修医 2 年目で，夜勤の真っただ中であった．昨夕，彼女は体重減少，意識障害，発熱の高齢男性を入院させた．胸部レントゲンでは，肺に巨大な腫瘍があり，彼の血中カルシウム濃度は 15.0 であった．抗菌薬と補液を開始したが，それにも関わらず，患者の血圧が下がり，呼吸状態が悪化した．彼女は，その患者を集中治療室（ICU）に移そうと試みたが，ICU の研修医から，この先 3 時間はベッドが用意できないと言われたので，仕方なく現在の病棟で治療を行う必要に迫られた．

何とかその敗血症の患者の状態を安定化させようとしている間に，彼女は幾度となく他の患者について呼ばれた．少し時間が取れた時に，T 医師が連絡すると，U という他フロアの男性看護師が，鎮痛薬をもっと出してほしいと繰り返し要求する慢性疼痛の患者を評価しに，彼女が上がって来られない理由を知りたいと怒り，麻薬増量の口頭指示を求めた．T 医師は，署名録を確認し，患者の担当チームが，この患者の全身評価をせずにこれ以上の鎮痛薬を使用することに反対であるという勧告を残していたので，「口頭指示は出せないし，しばらくしたら上がります」と伝えたところ，U はこのことを T 医師のプログラム責任者であるあなたに報告した．

BOX 22　①事例の課題の抽出：

- 対象個人（事例の中に出てくる“プロフェッショナルとしての問題を抱える個人”）にはどのようなプロフェッショナリズムの問題が存在するのか？
- あるいはそれはシステムの問題なのか？

個人の問題	システムの問題
U 看護師「強要」 ・ストレスフルな背景 **T 医師** ・現状を知らない可能性　・多忙 ・経験不足　・患者が重症 ・忘れてはいない　対応はしている	・両者を理解する介在者が不在 ・チームリーダーの不在（上級医など） ・ICU が満床 ・看護チーム，医療チームの意思疎通が円滑でない

BOX 23 ②対応の検討

・対象個人はどうすべきだったのか？
・どのようなプロフェッショナルとしての姿・態度が求められていたか？
・「自己認識」，「自己規制」，「社会認識」，「社会規制」

	T 医師	U 看護師
自己認識	限界であること 何回も呼ばれているが，その都度説明が出来ていない 伝える余裕もない 一人でこなす意識が強すぎた	（お互いに）多忙であること 状況の説明が不十分であること 「怒り出した」感情的になっていた
自己規制	上級医の助けを求める	チームのリーダーに連絡して良いか許可を得る お互いの状況を配慮する
社会認識	カバーしている病棟での全体把握が困難 チームとして対応すべきことを想定していなかった	情報伝達（直接プログラム責任者へ連絡）が不適切 看護チームとして，状況を認識できていない
社会規制	当直チームで対応する 役割に応じて業務を割り振る お互いにチームとして協力体制を作成する 日常から意思疎通を図る	看護チームとして相談し，行動する お互いにチームとして協力体制を作成する 看護サイドと主治医側が事前に申し送りを十分行っておく

BOX 24 ③事例を通した提言を 1 ～ 2 文でまとめる

・何個でも可．できるだけ一般化した形で作成してください．
・例：「(プロフェッショナルとして求められるのは) ～ [を認識する / を行動する etc] という責務・態度・姿勢」など

提言！

・限られた状況下においても，医療チームとして，お互いの状況を配慮し，その時点で最善の対応をする責務がある．
・多様・次善の対応策について日頃から準備しておく体制づくりが求められる．

BOX 25 ④実際に，この事例ではどうやって教育・改善していくか？（システムも含めて）

・プログラム責任者は，両者の訴えを聴いて，個人の問題にとどまらず，システムの改善を図るべき提言を行う
・医療安全チームとも連携する

梶：続いてGroup 4の発表をお願いします．

事例9：（まずBox 26のシナリオを読んでください）
［設定］　研修医を監督する立場として検討
Group 4：**Box 27 〜 30**にGroup 4の討論記録をまとめました．**Box 27**にこの事例の課題を抽出しました．**Box 28**が対応の検討の内容です．自己認識，自己規制，社会認識，社会規制ごとにまとめました．**Box 29**が，この事例を通した提言です．

・プロフェッショナルとして求められるのは，リーダーとしての自覚である―全ての医療者を同じ目標に向かう仲間として接する．

Box 30は，実際に，この事例ではどうやって教育・改善していくか，の討論結果です．

・定期的な上級医および他職種との面談で，求められる医師像への自覚を促す．他の職種の業務を実際に経験する機会を作る．

以上です．

梶：ありがとうございます．私も，研修医時代，指導医から「看護師の業務ができないのに，一人前の医師になれると思うな」と教えられました．その言葉は今になって生きてきていると思います．他職種の業務を経験する機会を持つのはたいへん重要だと思います．

以上で，本日のＷＳの前半を終了します．休憩をはさんで，後半はGroup分けを変えて，さらに4つの事例を検討していただきます．

BOX 26　事例9（日本アンケート事例）Group 4

［設定］　研修医を監督する立場として検討

医師臨床研修制度が始まった頃は，病院内に，医療ソーシャルワーカーが少なく，研修医オリエンテーションで仕事の内容を説明してもらい，医師が自ら患者や家族の抱える心理的・社会的な問題に取り組んでいた．ところが，最近は，相談件数が非常に多く，それも，退院直前に，患者や家族の問題に関して，医師から「丸投げ」されるようになったと，医療ソーシャルワーカーから嘆きが聞かれてた．

また，医療クラーク（医師事務作業補助者）が各診療科に雇用されるようになり，「医師の指示に基づく診断書作成補助や診療録代行入力」が可能になった．ところが，どんどん仕事を頼み，ほとんど確認をしない医師がおり，研修医教育上も良くないのではないか，と別の指導医も懸念していた．そんな矢先であった….

ある日の病棟で，「医師は医師にしかできないことに専念しないといけないので，採血は看護師がやって研修医にはさせるな」と研修医 X が発言し，「採血できない人が医師になって良いのですか」と病棟看護師が反論し，口論になっていた．

BOX 27　①事例の課題の抽出：

・対象個人（事例の中に出てくる“プロフェッショナルとしての問題を抱える個人”）にはどのようなプロフェッショナリズムの問題が存在するのか？
・あるいはそれはシステムの問題なのか？

個人の問題	システムの問題
・若い医師が担っていた業務を丸投げ ・上から目線のコミュニケーション ・他職種の支援を誤解して医師の仕事と考えてない（丸投げ）． ー仕事の配分ができていない ー自己認識：仕事の多忙性　当直明け？ ー普段からのコミュニケーション／関係性が作れていない可能性 ーコメディカルに対する気遣いや配慮の欠如	・医師のにしかできない仕事が不明瞭（採血） ー　採血は医師ができるべきなのか？ ー　業務上の懸案を話し合うシステムがない

BOX 28 ②対応の検討

・対象個人はどうすべきだったのか？
・どのようなプロフェッショナルとしての姿・態度が求められていたか？
・「自己認識」,「自己規制」,「社会認識」,「社会規制」

「自己認識」
・「なぜ俺が！」という怒り／不満　リーダーとして医師像がない　　上級医が振り返りをして自省を促す.

「自己規制」
・感情コントロールができていない．その根底には日頃の関係性ができていない，医師業務への誤解あり
・感情を吐露する場所の設定

「社会認識」
・業務をうまく回していく方法を知っていない

「社会規制」
・譲り合い　業務決定してしまうと問題

BOX 29 ③事例を通した提言を 1 ～ 2 文でまとめる

・何個でも可．できるだけ一般化した形で作成してください.
・例：「(プロフェッショナルとして求められるのは) ～ [を認識する / を行動する etc] という責務・態度・姿勢」など

提言！

・プロフェッショナルとして求められるのは，リーダーとしての自覚である.
　ー全ての医療者を同じ目標に向かう仲間として接する

BOX 30 ④実際に，この事例ではどうやって教育・改善していくか？（システムも含めて）

・定期的な上級医および他職種との面談で，求められる医師像への自覚を促す.
　ー他の職種の業務を実際に経験する機会を作る

（WS後半の発表記録）

梶：それはWSの後半のご討論の発表をお願いします．

まず Group 5 の発表をお願いします．

事例8：（まずBox 31のシナリオを読んでください）

[設定] 指導医 O 先生の立場として検討

Group 5：**Box 32 ～ 35** に Group 4 の討論記録をまとめました．**Box 32** に，この事例の課題を抽出しました．**Box 33** は，対応の検討です．自己認識ほか4つのカテゴリーでまとめました．**Box 34** は，この事例を通した提言です．

・ 全人的に評価し，患者中心の医療を実践するための最善の努力をする．

そして，**Box 35** に，実際に，この事例ではどうやって教育・改善していくか？を，議論半ばですが，まとめました．以上です．

梶：最近「働き方改革」というキーワードが喧伝されていますが，こういったプロフェッショナリズムの逸脱が起こってくることは充分に議論されているのか，懸念されます．この事例の意味するものは深いと思います．

BOX 31　事例 8（日本アンケート事例）Group 5

[設定]　指導医 O 先生の立場として検討

指導医の O 先生は，熱心な P 先生のことを好意的に評価していた．しかし，P 先生のある傾向については少し気になっていた．ある忙しい土曜日の日勤の終了が近づいた 17 時 30 分ころであった．16 時ころから 85 歳の独居の女性で，発熱にて来院された Q さんを診療していた P 先生は，手際よく発熱の原因が尿路感染であることを診断していた．適切に培養を提出して，抗菌薬をアンチバイオグラムに則って選択していることを指導医の O 先生にプレゼンテーションしていた．

「ところで P 先生，Q さんのディスポジションはどうしましょうか？」と O 先生が訊いたところ

「尿路感染で適切に管理しているので帰宅できると思います．」と自信満々に返答があった．

「P 先生は，Q さんの気持ちやご家族との連絡はされたんですか？」との質問に対して P 先生は急に表情が変わった．

「O 先生！私のシフトは 18 時までです．医学的に適切な対応をしているのに高齢者の気持ちや家族連絡を求めないでください．彼女は帰宅できるので帰宅すればいいのです！」

O 先生はやはり自分の懸念はあたっていたと再確認した．

BOX 32　①事例の課題の抽出：

・対象個人（事例の中に出てくる“プロフェッショナルとしての問題を抱える個人”）にはどのようなプロフェッショナリズムの問題が存在するのか？

・あるいはそれはシステムの問題なのか？

個人の問題	システムの問題
・患者を全人的に見ていない （・患者のニーズへの配慮が足らない） （・患者の Autonomy を理解していない） ・仕事の完遂より，自分の都合を優先している？ ・自分の勤務時間内以外は働きたくない ・時間外に働くことに不満を持っている ・杓子定規・融通が利かない態度 実は複雑な要因？	・引継ぎのシステムがうまくできていないのでは ・時間外への報酬が不足 ・いつも患者の意向は気にしていない ・トレーニングの場がない ・不足していることへの指摘の仕方 ・頼みにくい職場環境

BOX 33 ②対応の検討

・対象個人はどうすべきだったのか？
・どのようなプロフェッショナルとしての姿・態度が求められていたか？
・「自己認識」，「自己規制」，「社会認識」，「社会規制」

「自己認識」
指摘に対する感情的な反応 (reactant)，Readiness がなかった
医師としての Work-Life balance とは何なのかを理解していない

「自己規制」
感情を抑制する

「社会認識」
患者のニーズを適切に把握する

「社会規制」
自己の都合との折り合い
(時間で一律に切り捨てるのはおかしいのでは？)

BOX 34 ③事例を通した提言を1～2文でまとめる

・何個でも可．できるだけ一般化した形で作成してください．
・例：「(プロフェッショナルとして求められるのは) ～ [を認識する / を行動する etc] という責務・態度・姿勢」など

提言！

・全人的に評価し，患者中心の医療を実践するための最善の努力をする

BOX 35 ④実際に，この事例ではどうやって教育・改善していくか？（システムも含めて）

・フィードバックの場を定期的にやる
・定期的に面談する
・全人的な評価をする「文化」をつくる
・引継ぎのシステムをつくる
・報酬
・ケースカンファ

梶：では，Group 6 の発表をお願いします．

事例 3：（まず Box 36 のシナリオを読んでください）
[設定] 病院スタッフを監督する立場として検討
Group6：**Box 37 ～ 40** に Group 6 の討論記録をまとめました. **Box 37** は, 事例の課題の抽出です. 私たちは，システムの問題というよりは個人の問題ではないかと思われました．**Box 38** のように，対応の検討を 4 つのカテゴリーで討論を行いました．**Box 39** がこの事例を通した提言です．

・ 本人および病院組織の両方が，フィードバックの目的と重要性（責任追及ではない．学習と成長のチャンス）を認識し，フィードバックを繰り返す姿勢が重要である．

Box 40 に, 実際に, この事例ではどうやって教育・改善していくか？について示します．

・ あらゆる手段や機会を利用し，フィードバックを繰り返す．

以上です．
梶：フィードバックとは，自分自身へのフィードバックのことでしょうか？
Group 6：まず面談したり，カンファレンスをしたりして，自分の認識のずれとかを理解してもらう．そういう機会を作ろうという意見でした．
梶：教育学の用語で，省察（reflection：Understanding Medical Professionalism p205 参照 ）といいますが，まさにそれをサポートしていくことが重要なのですね．

BOX 36 事例 3（日本アンケート事例）Group 6

[設定] 病院スタッフを監督する立場として検討
D 医師は若手スタッフ医師で，病院の貴重な戦力である．
真面目で熱心なのだが，人の指導を受け入れきれない点がある．悪寒戦慄がある発熱の高齢者で，抗菌薬投与前に培養が採取されていなかった事案や腹痛の患者で直腸診がされずに入院となりそうで，他の医師がタール便を指摘した症例を D 医師にフィードバックしようとしたが，「忙しかったからできなかった」「やろうか迷ったんですけどね」と，あくまで多忙や頭の中ではやろうと思っていた，と返答していた．
最近は言い訳がましいと思われるのか，彼に指導をしようとするスタッフも少なくなっている．

BOX 37 ①事例の課題の抽出：

・対象個人（事例の中に出てくる“プロフェッショナルとしての問題を抱える個人”）にはどのようなプロフェッショナリズムの問題が存在するのか？
・あるいはそれはシステムの問題なのか？

個人の問題	システムの問題
・指導を受け入れない ・言い訳をする（自己防御・未熟な自我） ・指導するスタッフが少ない ・信頼関係が築けていない ・チーム医療の自己認識がない	

BOX 38 ②対応の検討

・対象個人はどうすべきだったのか？
・どのようなプロフェッショナルとしての姿・態度が求められていたか？
・「自己認識」，「自己規制」，「社会認識」，「社会規制」

「自己認識を高める」フィードバック
・いいところを見つけてほめる（ポジティブ・ポジティブ・コンストラクティブ）
・上級医師の体験談を話し合う
・期間限定で指導医をつける
・ディープな面談を重ねる
・多職種ともコミュニケーションを図る

「自己規制」
・パーソナリティ診断
・心理カウンセリング

「社会認識」
・面談
・過去事例の振り返りとフィードバック

「社会規制」
・上級医（部長）が信頼関係を築き，フィードバックによる成長のチャンスを認識させる

BOX 39 ③事例を通した提言を1～2文でまとめる

・何個でも可．できるだけ一般化した形で作成してください．
・例：「(プロフェッショナルとして求められるのは) ～ [を認識する / を行動する etc] という責務・態度・姿勢」など

提言！

・本人および病院組織の両方が，フィードバックの目的と重要性（責任追及ではない．学習と成長のチャンス）を認識し，フィードバックを繰り返す姿勢が重要である．

BOX 40 ④実際に，この事例ではどうやって教育・改善していくか？（システムも含めて）

・あらゆる手段や機会を利用し，フィードバックを繰り返す．

梶：では，Group 7 の発表をお願いします．

事例6：（まずBox 41のシナリオを読んでください）
［設定］ 研修医を監督する立場として検討

Group 7：**Box 42 ～ 45** に Group 7 の討論記録をまとめました．個人およびシステムの問題として挙げられた内容が，**Box 42** です．次に，指導医と 2 人の研修医について，4 カテゴリーに分けて，問題点を討論しました（**Box 43**）．**Box 44** が，この事例を通した提言です．

・人前で他者批判をしない
・あくまでも「建設的」に批判・提言する．
・指導医のことばを鵜呑みにしない．自分で調べる．

Box 45 に，この事例ではどうやって教育・改善していくか？についての対処法の意見です．

・教育目的に，今回のようなワークショップを定期的に行う．
・360 度評価を効果的に使用する．
・指導医への有効なフィードバックの手法を確立する．

以上です．

梶：まさに hidden curriculum が卒後教育に大きく影響しているシナリオです（本誌 p132 特集論文 13「卒前・卒後医学教育への選抜法」参照）．指導医の行動が研修医たちにどのように伝わっているかを把握する必要があります．

BOX 41 事例 6（日本アンケート事例）Group 7

［設定］ 研修医を監督する立場として検討
ある日，研修医同士の救急室での会話が聞こえてきた．

研修医 I：「小児の気管支喘息ってやっかいだよね．スーパーできる指導医の J 先生によれば，近医での日頃のコントロールが悪いから夜来るんだって．患者も診療所も皆なっとらん，てさ．こないだも患者が来るなりその話を保護者にいきなりしていたよ．」

研修医 K：「そうか．優秀な J 先生が言うと説得力あるね．そういうことでしょっちゅう救急室にくる喘息の子ってウザいね．」

BOX 42 ①事例の課題の抽出：

・対象個人（事例の中に出てくる“プロフェッショナルとしての問題を抱える個人”）にはどのようなプロフェッショナリズムの問題が存在するのか？
・あるいはそれはシステムの問題なのか？

個人の問題	システムの問題
I 先生：気管支喘息が厄介，仕方がないと思っている 診療所批判をしている 日頃のコントロールが悪いという認識が間違っている 自ら調べていない **J 先生：**他医批判をそのまま伝えている 保護者の立場を考えていない「自己認識」，「自己規制」，「社会認識」，「社会規制」全て足りない **K 先生：**自分で考えていない 「喘息うざい」という発言 自ら調べていない	・他者批判をする指導医の情報が，管理者や研修委員会に伝わっていない

BOX 43 ②対応の検討

・対象個人はどうすべきだったのか？
・どのようなプロフェッショナルとしての姿・態度が求められていたか？
・「自己認識」,「自己規制」,「社会認識」,「社会規制」

	J（指導医）	I（研修医）	K（研修医）
自己認識	批判をしている認識がない 影響力が大きいという認識がない 患者背景を認識していない 現場の対応として相応しくない	「やっかい」 言葉遣いの考慮が足りない 患者には直接言っていない 指導医の言葉を鵜呑みにしている.	「ウザい」 言葉遣いの考慮が足りない 患者には直接言っていない 指導医の言葉を鵜呑みにしている.
自己規制	医師患者関係を批判しない 一般論ならよいが，個人に落とし込むことをしない	他医批判をしない Problem-Assessment-Plan の軸をたてる 不明なら上級医に確認する	同左
社会認識	研修医に影響力が大きいことを認識していない	患者の思い，背景について認識出来ていない 開業医の先生たちの立場を理解できていない	同左
社会規制	個々の事情を配慮して行動する 背景を理解しようとする態度を示す 批判ではなく，提案として情報共有を行う	紹介元と適切に情報共有を行う 「投書されてみる」批判される立場になる	

BOX 44 ③事例を通した提言を１～２文でまとめる

・何個でも可．できるだけ一般化した形で作成してください.
・例：「(プロフェッショナルとして求められるのは）～［を認識する / を行動する etc］という責務・態度・姿勢」など

提言！

・人前で他者批判をしない
・あくまでも「建設的」に批判・提言する.
・指導医のことばを鵜呑みにしない．自分で調べる.

BOX 45 ④実際に，この事例ではどうやって教育・改善していくか？（システムも含めて）

・教育目的にワークショップを定期的に行う
・360 度評価を効果的に使用する
・指導医への有効なフィードバックの手法を確立する

梶：それでは最後に，Case 8の討論結果を発表していただきます.

事例14：(まずBox 46のシナリオを読んでください)

[設定] 研修医を監督する立場として検討（「日常診療の中で学ぶプロフェッショナリズム」の事例）

Group 8：**Box 47 ～ 50** にGroup 8の討論記録をまとめました．この事例は「日常診療の中で学ぶプロフェッショナリズム」の事例ですが，私たちのGroupでは，似たような事例は日本でも結構多いのではないかという意見がありました．**Box 47** にこの事例の課題を抽出しました．**Box 48** が，この研修医について，4つのカテゴリーで対応の問題点を検討しました．以上の討論後の，この事例を通した提言を **Box 49** に示します．

・Feedbackをマメにやる.
・到達目標を事前に確認する.
・OSCEなどの試験を評価項目に入れる.
・病院として似たような人への対応法を作成する.

最後に，**Box 50** に，この事例ではどうやって教育・改善していくか？についてまとめました.

・OSCEを評価項目に入れる.
・定期的に全員にfeedbackする.

以上です.

梶：ありがとうございました．最低限のクリアすべきことをやったらそれでいいのではなく，このようなプロフェッショナリズムの問題点があることを指摘していくことが大変重要かなと思います.

BOX 46 事例14（UMP事例）Group 8

[設定] 研修医を監督するプログラムディレクターの立場として検討

Y医師はいくつかのローテーションで悪戦苦闘してきた内科の2年目のレジデントである．彼女はすべてのローテーションをパスしていたものの，トレーニング中の評価は，ほとんど一貫して下位10パーセンタイルの底辺に止まっていた．彼女はフィードバックを受けコーチングとチュータリングのオファーを受けているが，何も失敗していないので余分な業務に参加する義務はない．先週末，レジデント全員が形成的な客観的臨床能力試験（Objective Structured Clinical Examination：OSCE)）に参加した．最終評価としては“カウントしない”とされていたものの，彼女は極めてできが悪く2つのステーションで不合格となった.

プログラムディレクターは別の会議の時に彼女を呼び出した．Y医師はOSCEでうまくやれなかったことに驚いているようだったが，OSCEの結果は評価に入らないのだから重要ではないと考えているようだった．彼女はプログラムディレクターであるZ医師に，自分は彼女のすべてのローテーションを合格しており，何が問題なのかわからないと伝えた．彼女は防御的な姿勢を取り始め，もう出て行っても良いかと尋ねている.

BOX 47 ①事例の課題の抽出：

・対象個人（事例の中に出てくる“プロフェッショナルとしての問題を抱える個人”）にはどのようなプロフェッショナリズムの問題が存在するのか？
・あるいはそれはシステムの問題なのか？

個人の問題	システムの問題
・自己評価が高い ・試験の結果が悪かった ・Feedbackを受ける必要性の自覚がない ・指摘を受けた時の防御的な姿勢	・OSCEや定期的なfeedbackシステムがない ・評価結果が伝わっていない ・コーチングするシステムを評価するシステムがない

BOX 48 ②対応の検討

・対象個人はどうすべきだったのか？
・どのようなプロフェッショナルとしての姿・態度が求められていたか？
・「自己認識」,「自己規制」,「社会認識」,「社会規制」

「自己認識」
・自分を高める意識はなさそう
・自分の限界を作ってしまっている
・防御姿勢で指摘に聞く耳を持たない

「自己規制」
・オファーを断らない

「社会認識」
・OSCE の点数が悪い

「社会規制」
・身近なチューターとのコミュニケーションを図る
・360 度評価や評価への対応の評価を行う
・今後の目標の確認を行う

BOX 49 ③事例を通した提言を 1 ～ 2 文でまとめる

・何個でも可．できるだけ一般化した形で作成してください．
・例：「(プロフェッショナルとして求められるのは) ～ [を認識する / を行動する etc] という責務・態度・姿勢」など

提言！

・Feedback をマメにやる
・到達目標を事前に確認する
・OSCE などの試験を評価項目に入れる
・病院として似たような人への対応法を作成する

BOX 50 ④実際に，この事例ではどうやって教育・改善していくか？（システムも含めて）

・OSCE を評価項目に入れる
・定期的に feedback する

梶：さて，長時間ご討論をいただきありがとうございました．難しい事例も多かったかと思いますが，皆さんから多くのパールをいただいて，私自身非常に勉強になりました．まとめになりますが，今回のＷＳを企画させていただくに当たって，少し自分の研修医時代のことを振り返ってみました．恥ずかしながら自分も様々なプロフェッショナリズムの問題を抱えていました．そのとき（研修医時代の指導医である）徳田先生はじめ，いろいろな先生から丁寧にフィードバックをいただきました．君は（プロフェッショナルとして）問題がある，と．それを指摘してもらったことは，自分にとって非常に貴重な経験でした．起こった事例をじっくり検討してあげて，どのような問題点があったかをきちんと学習者に伝えてあげることが何より重要なのだと思います．私自身の経験からすると，学習者は指摘された直後は，「自分は本当に（プロフェッショナリズムの）問題点を抱えているのだろうか？」という程度の認識で，実はあまりよくわかっていないものかもしれません．しかし後になって，後期研修医やスタッフといった指導する側になったときに，ああ，あのときのフィードバックはそういうことだったのか，とわかってくるものなのだと思います．

プロフェッショナリズムに関する本を読んでいますと，「(生まれついたその人の特性に依存するものであるため）プロフェッショナリズムは学習できない」と書いている著者もいます．でも私はその点は少し違うと考えていまして，私自身プロフェッショナリズムを学習させていただいた一人なので，学習できないはずはないのです．それをどのように学習者に教え，伝えていくか，をさらに検討していくことが必要です.その契機として，今回の枠組みなどを活用していただければ幸いです．

最後に今回のジェネラリスト教育コンソーシアムの世話人の徳田先生から，閉会のことばをお願いします．

徳田：皆さん，本日は長時間のご討議を感謝します．沖縄県外からも参加してくださり，おかげさまで盛会でした．私は，梶先生の筑波大学の学生時代からの間柄です．１年目のとき,何度もフィードバックしました（笑)．よく覚えています．今日の梶先生の見事な司会振りを目の当たりにして，たいへん成長したと思います．Ｎ＝１かもしれないけれども，プロフェッショナリズムは学習できるということを，皆さんの前でエビデンスを見せてくれました．皆さん,今日のようなＷＳを，今回の事例やこの本の事例を使って，各病院や各大学でやってほしいのです.大学の学生さんにも，やってほしい．そしてそれが全国に広がっていけば，必ずや医療が良くなります．日常診療でよくある事例ばかりです．

実は hidden curriculum というのは，本人が気づいていないのです．本人からみて hidden なのです．よく教育学で hidden curriculum というのは，「正式のカリキュラムでないけれども，研修医や医学生が真似をして悪いことを覚えてしまう」という意味で書かれていますが，実は，行為している本人は，悪気ないのです．先ほどの事例の発言，「ウザイ」とか日常会話で使われることばは，悪気はないのです．本人にとって hidden なのですが，そこにどのような問題があるのか，チーム医療にとってどうなのか．このような場があれば，皆，一瞬で気づくのです．このようなプロフェッショナリズムのＷＳは，大学の学生さんや研修医，指導医の先生は経験する機会は少ないと思います．これをぜひ広めていただきと思います．その際の教材として，今回の書籍を使用していいただければありがたいです．

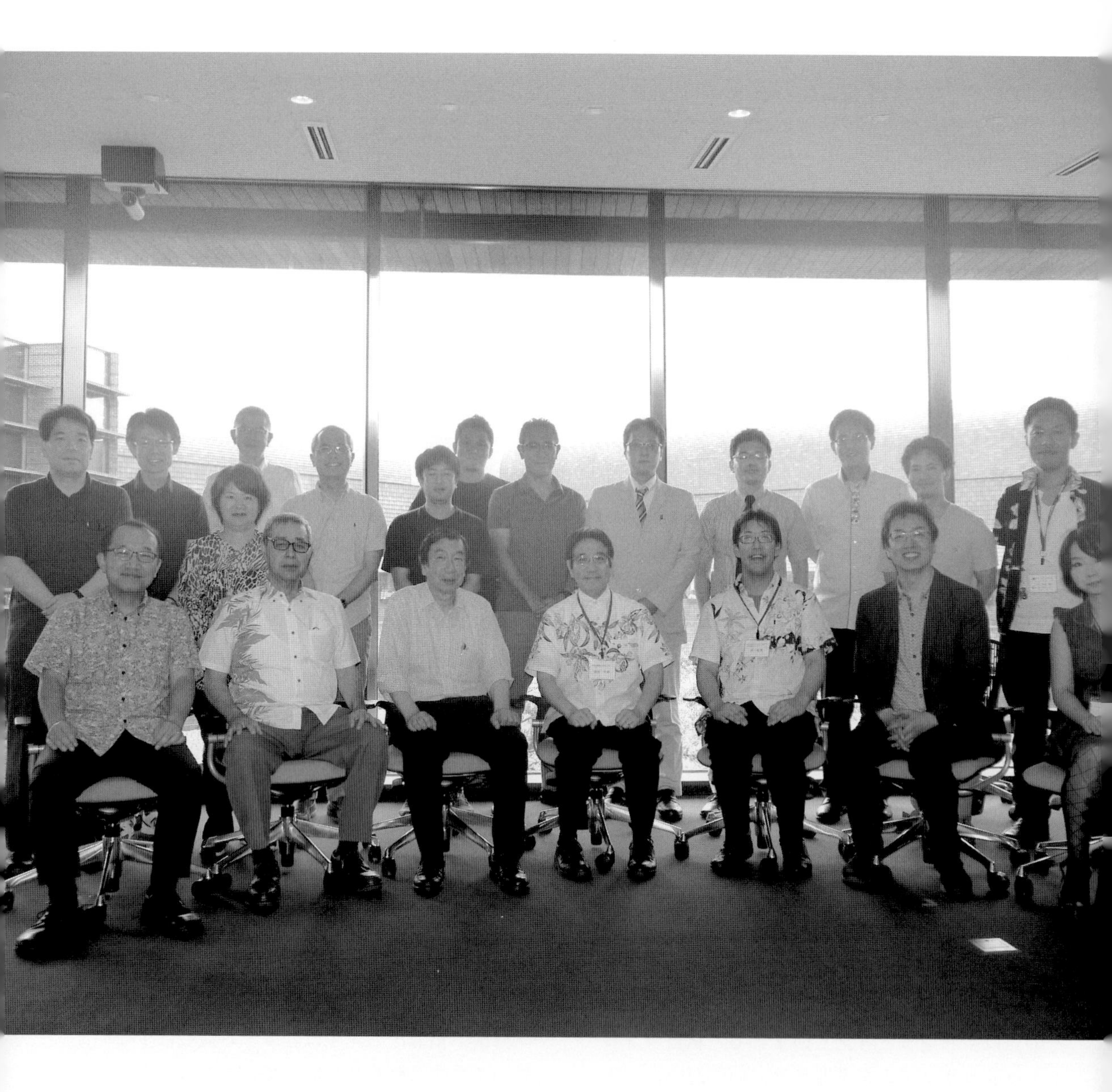

第 13 回　ジェネラリスト教育コンソーシアムに御参加のジェネラリストの先生方

特集論文

Special issue on medical professionalism

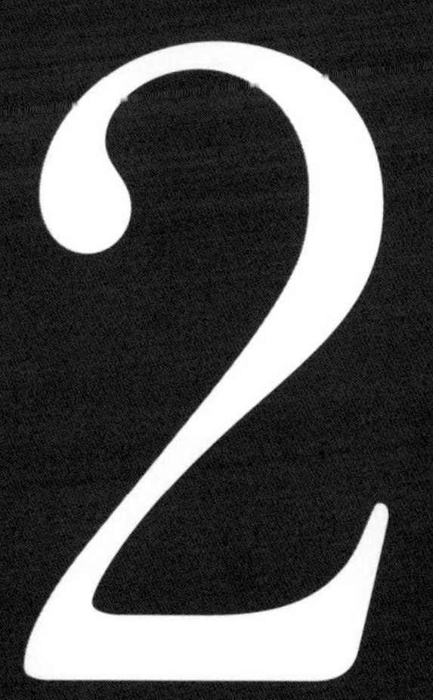

特集論文 1

隠れたカリキュラムとは
Hidden curriculum

江村 正
Sei Emura, M.D., Ph.D.

佐賀大学医学部附属病院　卒後臨床研修センター
Center for Graduate Medical Education Development and Research, Saga University Hospital

〒849-8501　佐賀市鍋島 5-1-1
E-mail：emura@cc.saga-u.ac.jp

提言

- 隠れたカリキュラムは，どこにでもある空気のような存在である
- 全ての人が，隠れたカリキュラムの，指導者にも学習者にも成りうる
- 指導者も学習者も，隠れたカリキュラムの存在を，常に意識しておく必要がある

要旨

学習者を取り巻く環境全てが「隠れたカリキュラム」である．「隠れたカリキュラムが人を創る」と言っても過言ではない．指導者も学習者も，隠れたカリキュラムの存在を，常に意識しておく必要がある．制度や規則自体も「隠れたカリキュラム」に成りうるので，学習者には教育制度や規則の理解と説明に注意を払い，全体を俯瞰する能力を身につけさせる必要がある．また，好ましくない行動を見聞した時に，それを反面教師に変えることのできる，分解する能力も身につけさせる必要がある．それらを身につけさせる方略はロールモデルとなる指導者の行動と言葉である．

Highlight

Hidden curriculum: what should we consider now in Japan?

The author believes that there is a hidden curriculum in all circumstances around learners. It isn't too much to say that hidden curriculum make a man or a woman. It is indeed necessary for teachers or learners to be conscious of hidden curriculum. Even a system or a rule may become a hidden curriculum, so it is important for learners to have an understanding and awareness of the education system and the rules behind it. Furthermore they should acquire a strong understanding of the overview the whole problem of education for healthcare. Moreover, when watching unprofessional behavior of a healthcare provider, they should be able to give serious consideration so as to understand the circumstance as a negative example. To reach methods for the learning of professionalism deeply depends on the behavior and the echo of words of teachers who are role models for learners.

Keywords：隠れたカリキュラム（hidden curriculum），医師臨床研修制度，多職種連携

■日常臨床に潜む hidden curriculum

我々は，この世に生を受けてから，自分を取り囲む様々なものから学び成長し続けている．学校教育においては，正規のカリキュラム（教育活動計画書）に基づいて教育がなされ，その中で，種々の知識，技能，態度．習慣を身につけていく．教育とは，学習者の行動に価値ある変化をもたらすプロセスと言われている．ところが，学校において，しばしば学習者に望ましくない変化が生じてしまうことがある．

「隠れたカリキュラム」とは，教員や指導者が意図せずに，学習者が，好ましくないことを「自分を取り囲む様々なものから学んで」しまった，その元になった，通常は望ましくない学習環境一般を指している，と言える．

事例

事例（1）：医学生の外来実習で

２名の医学生が外来実習で見学についた臨床医は，医学概論の授業で，「患者には傾聴し共感し，親切に対応するように」と言っていた教員であった．ところが，外来で食事療法が全く守れていない糖尿病患者に腹を立て，電子カルテの方ばかり向いて，患者の方を見ようとせず，診療を終えてしまった．ある医学生は，「約束が守れない患者には共感する必要はない」と考え，別の医学生は，「こんな態度を示す臨床医には絶対にならないようにしよう」と堅く自分に誓った．

事例（2）：ある研修医の話

医学科５年生の時，医学生向けの，臨床研修合同説明会で，各病院の処遇の説明を聞いた．大学病院は非常勤職員で，住居手当も，ボーナスも出ないのに，常勤職員として，住居手当やボーナスが出ている研修病院もあった．「大学は研修医を大事にしていない」と思った．

６年生になり，いつ頃，進路（専攻）を決めたら良いか，研修中の部活動の先輩に聞いた．すると，「医者になって経験するのと，学生実習で経験するのは全然違うから，医者になってローテートしてから決めれば良い」と言われた．その後，第一希望の研修先にマッチングではずれ，結局，卒業大学の研修医となった．専攻の候補の診療科が複数あったが，１年目に研修する診療科に含まれておらず，２年目の選択必修科目の合間を縫って選択した．結局，短期間に細切れでしか，経験することしかできなかった．専門医制度の登録間際になって．慌てて進路を決めた．「そもそも，なぜ，このように多くの診療科が必修になっているか」と，ある教授にたずねたら，「この制度で必修科目に入らなかったら，将来自分たちの科に進む医師が減るという危機感から，多くの学会が働きかけた結果だ」と言われ，「研修制度の必修科目は，各診療科の後継者確保のために決められた」と思った．

医学生の後輩に，「研修はどこで行うつもりか」と聞いたら，「専門医制度は，大学病院のプログラムではないと取得できない」と大学の教授が言っているので，「専門医を取得するために，大学病院に入局しないといけないのなら，初期臨床研修は大学外で行おうと思っている」と言われた．

事例（3）：ある卒後臨床研修担当教員の話

医師臨床研修制度が始まった頃は，病院内に，医療ソーシャルワーカーが少なく，研修医オリエンテーションで，仕事の内容を説明してもらった．患者や家族の抱える心理的・社会的な問題を，医師から相談する件数が徐々に増えた．ところが，最近は，相談件数が非常に多く，それも，退院直前に，患者や家族の問題に関して，医師から，「丸投げ」されるようになったと，医療ソーシャルワーカーから嘆かれた．

医療クラーク（医師事務作業補助者）が各診療科に雇用されるようになり，「医師の指示に基づく診断書作成補助や診療録代行入力」が可能になった．ところが，どんどん仕事を頼み，ほとんど確認をしない医師がおり，研修医教育上も良くないのではないか，とある指導医が懸念していた．

診療の補助行為を，院内でどこまで看護師が行うか，会議で話し合っている時に，「医師は医師にしかできないことに専念して，収益を上げないといけないので，採血は看護師がやって，研修医にはさせるな」とある教授が発言し，「採血できない医師を養成して良いのですか」と看護部長が反論した．

今の病院内では，指導医が研修医に対して，「医師は，医師にしかできない仕事しか，しなくて良い」という背中しか見せていない，と感じている．

問題点

事例（1）の問題点は，指導医個人の問題が大きい．元々の個人としての（医師以前の）基本的な価値観の問題，および，医師としての基本的な価値観が関わっている可能性がある．忙しい診療で冷静さを欠いていたかもしれないし，そのような態度を示すことは，めったにないかもしれないが，医学生の前で見せる行動としては，好ましくない．２人目の医学生は，好ましくない指導医の行動を，反面教師として見ることができている．事例（２）と（３）の問題点は，個々にも問題はあるが，制度や規則によって影響を及ぼされている，個人および集団の心理などが関係している．医師臨床研修制度の理念や，多職種連携の考え方は，ないがしろにされてしまっている．

課題

事例（1）の場合，医学生が，その教員の授業での講義内容と，臨床医としての実際の行動を，「分けて」見ることができるかどうか，が課題である．「本音と建前」や「長所と短所」といった，ひとりの人間にある二面性を冷静に分析し，良い点だけ学び，悪い点を反面教師として見ることができるような能力を身につけるためには，どのような教育を施したら良いかという点が課題である．

事例（２）と（３）に関しては，制度や規則というものが，どのように成り立ち，どのように人の行動に影響を及ぼすか，制度や規則の正しい理解，理念や到達目標の正しい理解に，関心を向けさせることができるかが課題である．素晴らしい教育制度を作ろうとしても，会議にはさまざまなステークホルダー（利害関係者）が存在する．本音がある一方で，いい加減な発言はできず，正論しか吐けないので，忙しい現場と乖離した理想論が展開されることもある．他に，医療においては，医業収入に直結する「診療報酬」の影響が，「教育」にも多大な影響を及ぼす．これらのような制度に絡む，「背景」および「全体像」を俯瞰する教育も必要である．

工夫

隠れたカリキュラムは，どこにでもある空気のような存在である．取り巻く環境全てが隠れたカリキュラムであると認識すべきである．

臨床医学教育の学修方略の中心は，On the job training（実地での修練）である．たとえば，医学生にとって最も良い指導者は，教授や施設長のように，既にできあがった臨床医ではなく，年齢も近い研修医や上級医（大学病院では医員）である．今まさに研鑽中の若手医師と共に働き，共に学ぶ，「屋根瓦方式」がもっとも良い方法である．全ての人が，隠れたカリキュラムの，指導者にも学習者にも成りうる．指導的立場の者が，態度・習慣に関わる「背中」をどう見せるか．彼らには特に，自分たちが，「隠れたカリキュラムの指導者」に成りうることを十分に自覚させておく必要がある．

そして，以上のことを自覚させることは，その上に立つ者の役目であり，隠れたカリキュラムには，「屋根瓦」方式で対抗しないといけない．すなわち，指導者は全て，隠れたカリキュラムの存在を，常に意識しておく必要がある．

学習者である医学生には，俯瞰することと，分解することが出来る能力を，是非身につけさせたい．メタ認知能力と言っても良いかもしれない．医学生など経験が少ない者は，近視眼的に，目の前のことに追われやすい．大きな視点で物事を考えることの重要さと奥深さを教える．そして，他人の行動を見た時に，ここは正しい，ここは間違い，ここは参考にしよう，ここは見習わないようにしよう，と冷静に分けることの重要性に気づかせる必要がある．ひとりの人間から，良い点だけ学び，悪い点を反面教師として見ることは容易ではないかもしれないが，学習者にも，隠れたカリキュラムの存在を良く言って聞かせる必要がある．

以上をまとめると，指導者も学習者も，隠れたカリキュラムの存在を，常に意識しておく必要がある．隠れたカリキュラムに抗う力を養うのは，同じように至る所に存在する人の背中と，“言霊”（書物や指導者の言葉）ではないかと筆者は思う．

おわりに

我々は，少しの正規カリキュラムと，無数の隠れたカリキュラムの中で，成長し続けている．取り巻く環境全てが「隠れたカリキュラム」である．「隠れたカリキュラムが人を創る」と言っても過言ではない．

医師臨床研修制度や看護師の特定行為研修制度など，医療者教育に関する大きな制度に関わった筆者の経験を元に，「隠れたカリキュラム」について概説した．

■ professionalism 学習の Key point：

○ 指導者も学習者も，隠れたカリキュラムの存在を，常に意識しておく必要がある．
○ 制度や規則の理解と説明に注意を払う．
○ 俯瞰する能力と，分解する能力を身につけさせる．

特集論文 2

「アンプロフェッショナル」医学生について考える
What are so-called “unprofessional” students in Japan?

相庭 昌之[1,3]，荘子 万能[2,3]
Masayuki Aiba, Mano Soshi

1. 市立函館病院 初期研修医
2. 総合病院南生協病院
3. Choosing Wisely Japan Student Committee

〒459-8540 名古屋市緑区南大高2丁目204 総合病院 南生協病院
E-mail：mano11soshi22@gmail.com

要旨

医師は，社会に対してプロフェッショナルとしての責任を負っている．医学生のうちからプロフェッショナリズムの涵養に取り組むことが必要である．一方で，望ましくない行動を取った医学生を「アンプロフェッショナルな医学生」として認定することはプロフェッショナリズムの涵養につながるだろうか．医学生がプロフェッショナリズムについて自ら考える機会を提供することこそ大事ではないだろうか．

Highlight

What are so-called “unprofessional” students in Japan?

Physicians have a responsibility as being professionals in society. For responsibility, it is necessary for students to foster professionalism for themselves in their school days. On the other hand, some medical universities in Japan evaluate students as “unprofessional students” for those who have conducted undesirable behavior. The authors disagree with this measure as a means of fostering professionalism in students. On the contrary, medical universities should provide an environment where students can consider professionalism deeply for themselves.

Keywords：プロフェッショナリズム，臨床実習

■日常臨床に潜む hidden curriculum

医師と社会の間には，社会的な契約が交わされている．社会が医師に独占権，自律権，経済的報酬や名声を付与する代わりに，医師は社会全体に対して医療の質の保証，誠実さなどを約束している[1]．それゆえに，医師には，プロフェッショナリズムを確立することが求められている．

Arnold と Stern の定義では，医師のプロフェッショナリズムとは，臨床能力・コミュニケーションスキル・倫理的・法律的理解を土台に，卓越していること・人道的であること・責任をとること・利他的であることの4つの柱によって支えられるもの[2]である．また，American Board of Internal Medicine はプロフェッショナリズムについて，「必要とされる人々に良質な健康管理を提供することで，人々や社会全体を手助けする欲求の現れ」であり，多くの医師にとって"heart and soul of medicine"となるものとしている[3]．

しかし，実際のところ具体的に何が意味されているかについての解釈は，個人によって異なり，一様ではない．

医学生は臨床実習において，座学では学べない臨床知識や患者への対応を学ぶことができる．病院で白衣を着ている医学生は，患者から見ると医師と区別がつかず，医師として扱われることも多いため，学生のうちから医師としてのプロフェッショナリズムを教育し評価するという仕組みが近年議論されている．その一例として，望ましくない行動をとった学生を「アンプロフェッショナルな学生」と評価する仕組みがある．

医師が法律に触れる行動をとった場合は，医師免許停止などの処分（＝評価）が下されるが，現時点では，倫理や人格面で問題が認められるという理由だけで処分の対象となることはない．むしろ，医師は人格に多少の問題があってもプロとしての業務ができればよいと伝統的に考えられてきた[4]．ところが，医療におけるアンプロフェッショナルな行動が医療安全や医療の質を脅かしかねないという報告がなされ[5]，さらに職場道徳や生産性の低下につながる可能性が示唆[6]されてから，近年の医学教育では人格形成により重きを置く潮流が作られてきた．アンプロフェッショナルな学生の評価は，その流れを受けていると考えられる．

ところで，京都大学医学部学務委員会臨床実習倫理評価小委員会より2016年に発表された文書[7]には様々なアンプロフェッショナルの事例が掲載されており，「集合時間に大幅に遅刻する」「患者やコメディカルへの罵倒雑言」「身だしなみの欠如」など多岐にわたっている．先行研究によると，アンプロフェッショナルな行為に至る背景には，「医学生自身の問題」だけではなく，「対人関係による問題」「環境の問題」があるとされており[8]，必ずしも医学生だけの問題として片づけることはできない．例えば，集合時刻への遅刻や実習中の居眠りなどは医学生自身の意識の問題である．こうした行動の矯正には，低学年のうちから臨床実習を経験させ，そこでの行動についてフィードバックすることで高学年での行動変容につながったという報告もある[9]ため，学生自身への介入が期待される．一方で，「環境の問題」に起因したアンプロフェッショナルな行動については，実習環境や実習評価の見直しにより改善しうる部分ではないかと考える．事例として興味深いのが，「自分が発熱や体調不良にもかかわらず実習に参加し，指導医の指摘にも大丈夫だと答えた」という院内指針の遵守違反として京都大学から報告された一例である．これは院内集団感染のリスクとなるため，医療安全の観点からはアンプロフェッショナルと評価されるのも理解できる．しかし，実習欠席により単位取得ができず留年すること，その後の煩雑な手続きなどを不安に感じる医学生は，少なくないのではないだろうか．不安が問題行動に繋がらないためには，発熱や体調不良時に医学生の取るべき行動を明示し全ての学生及び診療科でこれを共有すること，ならびにやむを得ない欠席に対して補習や補講が存在することを臨床実習期間を通じてこれまで以上に学生に共有すること，さらには学生がそれらの補習や補講の利用に後ろめたさを感じないようにする仕組みの構築が必要ではないだろうか．

医学生のプロフェッショナリズム教育の理想的なあり方

では，医学生のプロフェッショナリズム教育の理想的なあり方について考えたい．医学生のプロフェッショナリズムを「評価する」必要性が議論されてきたが，いかに「形成される」かについての議論は十分なされているだろうか．プロフェッショナリズムは，「欲求の現れ」「heart and soul」と説明されることもあるように，外から与えられるものではなく，自ら考える過程を通じてはじめて形成されていくものではないだろうか．ただ，現在の臨床実習において医師のプロフェッショナリズムについて自分ごととして考えることが十分に促されているとは言い難い．自らが考え，形成する機会が限定的であるにもかかわらず，単に行動を評価し，基準に満たない学生をアンプロフェッショナルな学生として烙印を押すことはいかがなものだろうか．

Choosing Wisely Canada を主宰されているトロント大学の Wendy Levinson 教授は，プロフェッショナリズムについて，様々な技術と同様，学習可能な一連の振る舞いとしている[10]．その教育の一環として Edward 先生らは，「労働時間に制限があるなかで患者に接する時間を多くとらねばならないというジレンマにどう対処するか」などといった医療現場での具体例を提示し，その解決法を考える中でプロフェッショナリズムを育むという方法を提案[11]されており，必ずしも唯一の解決策が与えられていない個々の状況について対処法を考える中でプロフェッショナリズムについて多くを学べるとしている．また Jo Shapiro 氏[12]は，個人が自ら成長できる機会を持てるように，学生の人格そのものにではなく，振る舞いに中心を置いたフィードバックを行うべきであるとしている．

■ professionalism 学習の Key point

医師は社会や患者に対してプロとしての信頼を掲げることが必要[12]であり，そのためには学生のうちから自らのプロフェッショナリズムを育むことが重要である．大学など医学生の教育機関は，医学生のプロフェッショナリズムを統一基準で単に評価するだけではなく，医学生がプロフェッショナリズムについて自ら考える機会を提供し，支援するにはどうすれば良いかについて医学生とともに考えていくことが大事ではないだろうか．

文献

1) 野村英樹．プロフェッショナリズムの本質：利他主義と社会契約を理解する．日本内科学会雑誌．2011;100:1110-1120
2) Arnold L, Stern DT. What is Medical Professionalism?. In Stern DT (ed): Measuring Medical Professionalism. Oxford U niversity Press, New York, 2006; p15-37
3) ABIM foundation. Medical Professionalism. – What is Medical Professionalism? 2018-03-24 http://abimfoundation.org/what-we-do/medical-professionalism
4) Cruess RL, Cruess SR. Amending Miller's pyramid to include professional identity formation. Academic Medicine. 2016; 91(2):180-185
5) Dupree E, Anderson R, McEvoy MD et al. Professionalism: a necessary ingredient in a culture of safety. Jt Comm J Qual Patient Saf. 2011;37: 447-455
6) Hansen AM, Hogh A, Persson R et al. Bullying at work, health outcomes, and physiological stress response. J Psychosom Res. 2006; 60:63-72

7) 京都大学医学部学務委員会臨床実習倫理評価小委員会．アンプロフェッショナルな学生の評価，2016年4月 version 3
8) Hodges BD, Ginsburg S, Cruess R, et al. Assessment of professionalism: Recommendations from the Ottawa 2010 Conference. Med Teach. 2011;33:354–363
9) 岡崎 史子，中村真理子，福島 統．早期臨床体験実習における医学生の不適切行動に対するフィードバックの効果． 医学教育．2012; 43(5): 397-402
10) ABIM foundation. Medical Education and Training-Understanding Medical Professionalism- 2018/03/25 http://abimfoundation.org/what-we-do/initiatives/medical-education-and-training/understanding-medical-professionalism
11) Edward H, Shiphra Ginsburg, Wendy Levinson. Introducing JAMA Professionalism. JAMA. 2016;316(7):720-721
12) Jo Shapiro. Confronting unprofessional behavior in medicine. BMJ. 2018;360:k1025

特集論文 3

医学部教員の問題行動
Disruptive teacher behavior

和足 孝之
Takashi Watari MD, DTMH, MS, MCTM.

島根大学医学部附属病院卒後臨床研修センター
Shimane University Hospital, Postgraduate Clinical Training Center.

〒693-8501 島根県出雲市塩冶町 89-1，島根大学附属病院
E-mail：wataritari@gmail.com

提言

- Disruptive Teacher Behavior は，目に見える範囲の影響だけではなく，組織全体に対する負の影響を持ち，教育効果の減少だけでなく，若者が近寄らなくなる強い要因となる．
- Disruptive Teacher Behavior は協調性が乏しく，柔軟性にかけ，他者への共感能力が乏しく協調性が乏しく，自分自身の問題行動を直視できない等の共通性質がある．
- Disruptive Teacher Behavior に対しては，見て見ぬ振りをせず客観的かつ公正に評価を行い，組織内のアルゴリズム等を用いて対策を行う．

要旨

これまで本邦の医学部教員の問題行動に関して焦点を当てた研究は乏しい．先行研究を応用して定義した Disruptive Teacher Behavior は，目に見える範囲の影響だけで済まされず，学生に対する教育効果の減少，学生や研修医から敬遠される，講座や医局の人員の減大学経営の悪化，システムエラーの増加，若手医師への悪い見本となってしまうなど，視覚化されにくい負の影響力を持っていると考える．Disruptive Teacher Behavior は一回だけの問題を全て定義するのではなく，完璧な人間はいないという考えのもと，本当に Disruptive であるのかについて複数人で客観的かつ公正に評価を行い，組織内のアルゴリズム等を用いて対策を行うべきである．ここでは教員のプロフェッショナリズムに対してこれまで注目されにくかった教員の問題行動に焦点を当て考察を試みる．

Highlight

Disruptive Teacher Behavior

There is little research focused on disruptive teacher behavior in Japan. The author defined disruptive teacher behavior according to precedence research. The influence of disruptive teacher behavior covers not only visible fields but also invisible ones which can't be seen easily and have some negative influences such as the following; a decrease of educational effects for students, being avoided by students or residents, a decrease of staff of medical offices or courses of at universities, a worsening of university management, an increase of system errors and bad role models for young physicians.

The author insists that disruptive teacher behavior should not be considered by as just an action. Instead, based on the thinking that nobody is perfect, it must be objectively and fairly assessed by plural members that the action is really disruptive teacher behavior. Also problem solving should be conducted by using that institutions own approach. The author tries to consider teachers' professionalism in this article by focusing on disruptive teacher behavior which has been overlooked up to now.

Keywords：教員の問題行動（Disruptive teacher behavior），プロフェッショナリズム，負のロールモデル

■日常臨床に潜む hidden curriculum：

事例：精神科を志望するA君は怖いと有名な教員B先生(30代男性)の下で実習を行うこととなった．B先生はテキパキと診療をこなす腕の良い外科医であるが感情の起伏が大きい性格で，救急外来や病棟で気に入らないことがあると，突然大声でスタッフや研修医を汚い言葉で罵倒し，時に壁やゴミ箱にあたる事もある．他科の医師がいかに能力が低いかと聞こえるようにわざと医学生に吹聴しては自分の医局へ入れば良いと勧誘をすることで有名であった．怒り出すポイントが誰もわからなかったために周囲はなるべくB先生との接触を避けていた．病棟や外来では教育的な会話は殆どなかったが，熱心なA君は勇気を出して質問すると「それくらいのことは調べてから聞けっ，だからマイナー科志望の学生は・・」と怒鳴られたことから，そのあとは一度も学生側から質問はできない雰囲気になってしまった．救急患者の初期診療ができる精神科医を目指していたA君の4週間の実習はただ無言で外来を見学するだけのストレスフルな実習となってしまった．医学生の間では，B医師に注意するポイントなどが既にSNSで広まっており，B医師の在籍する医局にはこの5年間で誰も入局していない．一方，B医師は若い女性スタッフには必要以上にコミュニケーションを図り遊びに誘うなど，既に女性問題の悪評は周囲に知れ渡っていた．若い看護師の数名はB医師がいることを理由に離職したために周囲のスタッフは院長や学部長などに報告することを検討したが，いざこざに巻き込まれるのが面倒であるのと今後のB先生との関係性や，働く環境の悪化などを恐れて何も言えなくなってしまっていた．

教員の問題行動 (Disruptive teacher behavior) の定義

本邦の大学病院は，実臨床を行うだけでなく，高度研究施設として，かつ教育施設として機能を持ち，医学部に在籍するスタッフの多くは少なからず教員としての職務を持つ．無論，望んで教育業務に時間を割いて職務を全うする教員もいれば，数的評価を受けることの少ない教育業務には可能な限り時間を割かないようにしている教員も垣間見られる．本邦において医学領域の教員の問題行動はこれまで取り扱われることが少なかったために，本稿では Disruptive Physician Behavior（医師の問題行動）として既に広まりつつある概念を，新しく Disruptive Teacher Behavior(教員の問題行動)と定義して省察を試みる．

Disruptive behavior（問題行動）とは，「不適切な言葉使いや行動をすることで，周囲と健全に機能することが難しくなり，結果として良い医療の提供が妨げられること」とされている[1]．また Disruptive behavior の疫学的先行研究では少なく見積もって院内には医師全体の約3～5%の Disruptive Physician がいるとされ，病院幹部達に対する調査では，回答者の95%が日常的に Disruptive behavior に遭遇し，約70%が1人の医師にまつわるものであることが明らかになっている[2]．さらに全体の回答者の約80%が報復や関係の増悪等を恐れて未報告となっており，病院全体の問題として共有されることは少ない[3]．

医学部教員の問題行動に限って調査した先行研究は臨床・教育・研究の職務構造が国により異なるために乏しい状態であり，ここでは上記を踏まえ Disruptive Teacher Behavior (DTB: 教員の問

題行動）とは【**医学部教員が不適切な言葉使いや行動をすることで周囲と健全に機能することが難しくなり，結果として質の高い教育の提供が妨げられること**】と定義する．

具体的な教員の問題行動について筆者が先行研究等から編集したものを Box 1 に示す[4,5]．教員の問題行動の中には，第三者が見て明らかに問題であると認識できるものと，一見して認識しにくいものがある．前者は周囲の人間にも強い不快感与えるものがほとんどであるために周囲が容易に察知しやすいが，後者の場合は個人の人格や私生活を背景にするものが多く，周囲には単に「あの人はああいう人だから」と認識されるに留まり教員の問題行動であるとは認識されにくくなる．しかしながら，そのような隠れた比較的小さな問題行動も組織全体に与える影響は計り知れず看過できるものではない[1-5]．

Disruptive teacher になりやすい傾向

Disruptive physician/Teacher の共通事項として協調性が乏しく，柔軟性にかけ，他者への共感能力が乏しく，自分自身の問題行動を直視できない等がある．問題行動を起こす医師の潜在意識下での動機には，他者を支配したいと言う欲求が強いとされ，病院や大学全体の為に行うべきミッションなどのチームプレーを必要とする状況で自己の利益に囚われ機能できない傾向があるという．また，自らは人を操作しようとしながら人からは操作されることを特に嫌う傾向があるために，適切に対応すべき状況でコンフリクトが起こりやすい[5]．さらに問題が複雑な事には，多くの場合は何らかのエキスパートとして卓越した知識や技術を持っているために，周囲とのコンフリクトを差し置いても表面的・数字的には価値がある人材であり，仮にそうであったとしても組織全体の問題として取り上げられにくく，共有もされにくい性質を持っている[4]．一見長所である特徴もバランス感覚を欠けば Disruptive teacher behavior に繋がってしまうことは力説して止まない．また多くの優秀な教員が多かれ少なかれこの要素を持つことには各々が自戒する必要がある（Box 2）．

BOX 1

教員の問題行動

分かりやすい教員の問題行動：
- 怒鳴る
- 不快な言葉を使う
- 脅威を与える身振りや雰囲気
- 人前で同僚の悪口を言う
- 他者を貶める事を言う
- 脅迫行為
- 私的な領域に土足で入る
- 物にやつあたりする
- 手が出る

一見分かりにくい教員の問題行動：
- 冷たい対応をする
- わざとコミュニケーションを取らない
- プロとして対応すべき要望に対応しない．
- 小言をいう
- 話し方にネガティブな感情が出てしまう
- 質問に対してイライラする素振りを見せる
- 私生活でゴシップが多い
- 人種，性別，性的，宗教等に関する冗談や差別
- 人の外見に関することで冗談を言う
- 皮肉を言う
- 苦情を訴えることをほのめかす

BOX 2

***Disruptive Teacher Behavior* に陥りやすい医師の特徴**

良い特徴（一見長所である）
- 高い技術を持っている．
- 勉強家であり，知識がある
- 分かりやすい性格
- ハードワーカーである
- 認められている
- 自信家
- 我慢強い
- 目標達成

悪い特徴
- 横柄である
- 圧迫感がある
- 操作性が高い
- 柔軟性がなく譲らない
- 自己中心的
- 権利意識が高い
- 自分の行いを正統化する
- 他者を批判する
- 周囲を動揺させ，困惑させる
- 自分で反省できない，気づけない（自画自賛）
- 自分でその行為を改善できない
- 手助けに応じれない
- 悪意がある
- 訴訟好きである

どのようなときは Disruptive Teacher behavior ではないか？

逆説的であるが，たった1回の問題行為だけで Disruptive Teacher behavior であると断言してはならない．良いときもあれば悪いときもあるのが人生であり，人間は極めてそのときの感情と環境に影響される複雑な生き物である．完璧な人間などは存在しない[5]．さらに組織の中で全く周囲と衝突を起こさないということも非現実的である．問題行動の背景に双極性障害やうつ病性障害などの気分障害や自己愛性や強迫性のパーソナリティ障害が隠れていることも多いために，その場合は医療介入が必要となることもある[4,5]．

Disruptive Teacher Behavior による負の影響

Disruptive behavior は目に見える範囲の影響だけではなく，組織の中で複雑に交絡関係を持ちながら見えにくい負の影響を与えている[4-6]．代表的なところでは，スタッフのモラルの低下やモチベーションの低下，コメディカルや若手の離職率の増加，医療事故や有害事象の増加，チーム作業効率の低下，患者満足度の低下などが考慮されている[1,4,5]．本邦における医学部教員の問題行動に置き換えれば下記のような負の影響が考えられる．

1) 学習・教育効果の減少
2) 学生や研修医のモチベーションの低下
3) 学生や研修医からその教員がいるグループが選ばれなくなる
4) 講座や医局の評判の低下
5) 講座や医局の人員の減少
6) システムエラーの増加
7) 若手医師の悪い見本になる

上記のように視覚化しにくい間接的な範囲にまで影響が及ぶ．今回のケースをもう一度参照してもらいたい．特に関連する要因や結果には太字にしているので，読者の現在の職場や学生時代の教育現場を振り返ってどうであったか御一考頂きたい．

医学生や若手への負の影響（プロフェッショナリズムの観点から）

ある研究によると医学生の手術室内の実習中に教員の問題行動があった場合には，外科医に対する畏敬の念が減少し，専攻科としての興味が減少するという[4]．しかしながらこれは医師の専門科に限らずどの状況においても見られることである．当たり前といえば当たり前の結果であるが，実習に参加する医学生への負の影響は後々の彼らの専攻科やその組織への選択を躊躇させるために，ひいては組織全体が停滞し衰弱する原因となっていく．また教育という大義名分のもとに教員の問題行動は正統化されやすく，周囲だけなく，時には被害者さえもそれが問題であると認識することが難しく場合によっては**【大変熱心な指導】**であると受け止められてしまう事さえもある．

プロフェッショナリズムの観点からは Disruptive Teacher Behavior は学生や研修医達の真逆のロールモデルになってしまうことが危惧されている．それは前述したように，問題行動をとる大学教員の背景の傾向として自信家で高い知識と技術を備えていることが多く，経験の浅い医学生や医師には目に見えやすいそれを短期的ロールモデルとしやすく同調することがあるようである[7,8]．読者の中にも初期研修医2年目や後期研修医1年目頃を境界に診療態度が変貌した若手医師に遭遇したことはないだろうか？この現象の多くは，**Box 1** に記載する上級医の一見してわかりにくい問題行動を目撃することで自己の診療スタイルへと取り入れてしまっている可能性が指摘さ

BOX 3
Disruptive Teacher behavior による影響

・スタッフや学生のやる気やモラルの低下
・スタッフ達の離職が進む
・学生や研修医達が離れていく
・教育効率の低下
・学生や研修医の質の低下
・大学（講座）の口コミや評判の低下
・学生や研修医，あるいは患者の満足度の低下
・医療の質の低下，医療事故や有害事象の増加
・医療費や支出の増加
・裁判の増加

れている[4]．このようなことからも，学習者が悪い見本を真似してしまわないように教員の問題行動は客観的に評価され情報は共有されるべきものである．

なぜ問題視されにくいか？

これまで述べてきたように直接的あるいは間接的に負の影響が大きい教員の Disruptive behavior であるが，それを集団や組織のなかで客観的かつ公正に取り上げ，改善していこうとする取り組みは未だ一般的でない．その理由を先行研究を参考に下記のように考察する．

① 問題行動者は自己の発言や行為を問題であると認識していない・できない
② 周囲の人間や上司も直接的なフィードバックを避けてしまう傾向がある
③ 多くの場合正統化できる理由があり，被害者等は自己防衛が困難である
④ 問題行動者はその行為を単なる価値観や考え方の違いであると主張できる
⑤ 周囲に分かりやすい実害がない場合が多い
⑥ このような案件を扱うこと自体が本質的に不愉快であり面倒である
⑦ 更なる環境・雰囲気の悪化や報復を恐れる
⑧ 縦割り構造の中で他部署にはなるべく干渉してはならない雰囲気が強い
⑨ 問題行動者自身が高い役職についている

などが挙げられる[1,4]．また，それ以外に本邦独自の縦社会の構造，集団意識が悪い意味で働いている可能性も考えられる．これは黒川清先生の著書でも強く主張されているために興味のある読者は参考にされたい[9,10]

どのように対策を行うか？

人間の精神活動が関わる行為を評価する際に，何が正しくて何が正しくないのかを判断を行う正解は存在しない．また前述したように，本人は正当化した理由を掲げ無自覚に，時に自覚しながら問題行動を起こし，結果として教育効果を下げ，組織全体に負の影響を与えている．

最後にどのように対策と予防を行い改善していくかについて述べる．まず教員の問題行動を公正かつ適切に評価し行動する部門の作成が必要である[12]．既に述べたように，不適切な行動の全てが Disruptive behavior であるとしてはならず，他に現在のストレスの状況や勤務状況，精神状況などの要因が無いか検討する．特に初回などの場合は匿名性を担保する非公式の調査や話し合いを行うにとどめる（Box 4 参照）．複数回繰り返すようであればフィードバックが必要であるが，本人に伝える際には直接の上司や責任者からの注意喚起や指導を行うようにルールがあると良い．それでも改善がない場合，客観的に評価する部門で建設的かつ具体的な対応や対策方法，今後のフォローとモニタリングを行う方法を検討する．

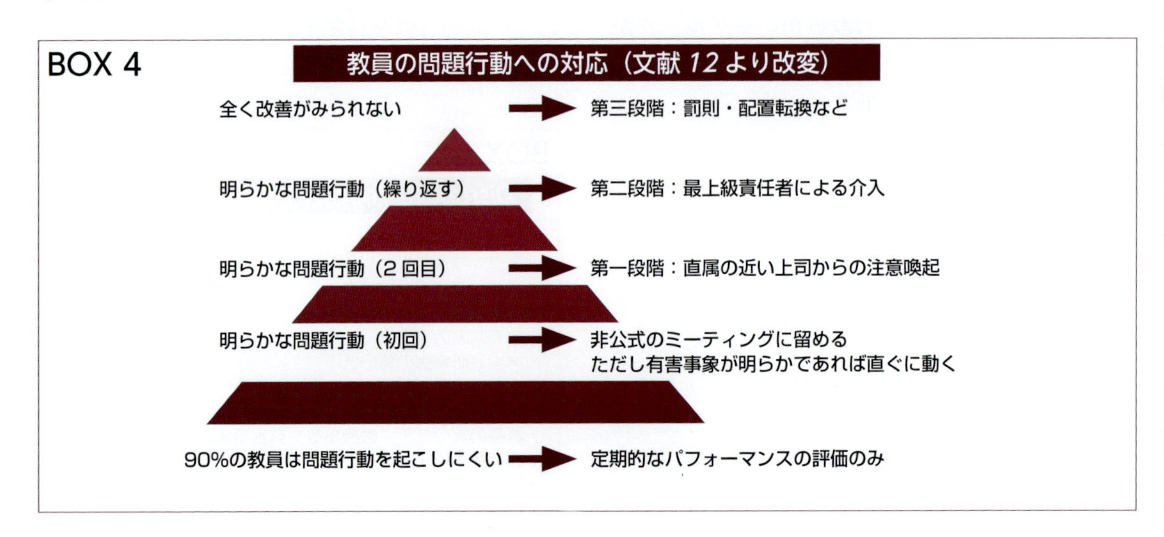

最後に，最も重要なことは教員の問題行動を無視しないことである．数か月単位で見れば，見て見ないふりをした方が周囲の人間は精神的かつ肉体的にも楽であるように感じるかもしれないが，負の影響は我々の意識しないレベルで月単位年単位で浸潤し，気付いた頃には自己回復能力を無くした組織へとなりかねない[12]．

■ professionalism 学習の Key point

- Disruptive Teacher になる可能性は誰もが持っていることを認識する
- Disruptive Teacher Behavior に対しては客観的評価を行い情報を共有されるべきである．
- 単発の不適切行為だけでは Disruptive Teacher Behavior と決めつけてはならない．完璧な人間はいない．

用語解説

Disruptive Teacher behavior(DTB)：医学部教員が不適切な言葉使いや行動をすることで周囲と健全に機能することが難しくなり，結果として質の高い教育の提供が妨げられること．先行研究では組織全体に様々な負の影響を与える事が言われている．

文献

1) GUIDEBOOK FOR MANAGING DISRUPTIVE PHYSICIAN BEHAVIOUR, College of Physicians and Surgeons of Ontario, April 2008.
2) Leape LL, Fromson JA. Problem doctors: is there a system-level solution. Ann Int Med. 2006;144:104-115.
3) Weber DO. For safety's sake disruptive behavior must be tamed. Physician Executive. 2004; 17.
4) Disruptive behaviour in the perioperative setting: a contemporary review. Can J Anesth/J Can Anesth. 2017; 64:128–140.
5) Reynolds, Norman T. Disruptive physician behavior: use and misuse of the label. J Med Regul 98.1 2012: 8-19.
6) American Psychiatric Association. Passive-Aggressive Personality Disorder. Diagnostic and Statistical Manual of Mental Disorders. 4th ed.1994; 733-735.
7) Rosenstein, AH and O'Daniel, M: Disruptive behavior and clinical outcomes: Perceptions of nurses and physicians. American Journal of Nursing, 2005; 105,1,54-64.
8) Kissoon N, Lapenta S, Armstrong G. Diagnosis and therapy for the disruptive physician. Physician Exec. 2002; 28: 54-8.
9) Kimes A, Davis L, Medlock A, Bishop M. 'I'm not calling him!': disruptive physician behavior in the acute care setting. Medsurg Nurs 2015; 24: 223-7.
10) 黒川清．「規制の虜 グループシンクが日本を滅ぼす」．講談社，2016
11) 中根千枝．「タテ社会の力学」．講談社 1976.
12) Hickson GB, Pichert JW, Webb LE, Gabbe SG. A complementary approach to promoting professionalism: identifying, measuring, and addressing unprofessional behaviors. Acad Med. 2007; 82: 1040-8.
13) The Joint Commission. Behaviors that undermine a culture of safety. Joint Commission Sentinel Event Alert. 2008; issue 40

特集論文 4

医療と医業－プロフェッショナリズムと医業経営をめぐるジレンマ

Healthcare and Healthcare Practice – Dilemmas between Professionalism and Business Concerns

小泉 俊三
Shunzo Koizumi, MD, FACS.

佐賀大学名誉教授，東光会 七条診療所（京都）
Professor Emeritus, Saga University, Shichijo Clinic, Kyoto

〒600－8845 京都市下京区朱雀北ノ口町29
E-mail：koizums@gmail.com

提言

- 医業収入についての「問い」は，実は，プロフェッショナリズムにとっての核心的課題である．
- 近年，医療費削減を目指す経営効率化への圧力が，過剰医療の引き金となっている．
- 医療費の支払いには，患者アウトカムを含め，医療の質を反映したスキームが求められる．
- 現場の医療プロフェッショナルには，過剰医療の現状についての自覚と自制が強く望まれる．

要旨

医療現場における hidden curriculum の一つとして，医業経営上の利得に動機づけられた診療行為を取り上げ，医療を業として行うこと自体が孕むプロフェッショナリズム上の課題について論じた．その前提として医師の収入が比較的高いと見做されている現状を示すとともに，医業経営上の実際のジレンマについて，小規模医療機関の医師と病院管理者の場合に分けて論じた．特に病院の場合，医療費抑制を目指して導入された合理的経営への政策誘導が，病院経営上の必要性に迫られて現場の疲弊や患者安全を考慮しない過剰な診療を病院管理者が各部門に要請せざるを得ない現実を生み出している事実を，「医療費抑制のパラドックス」として示した．解決策として，医療費の支払いには，患者アウトカムを含め，医療の質を反映したスキームを導入すべきこと，医療職一人ひとりがプロフェッショナリズムの原点に立ち返って，過剰診療を戒める観点から日々の診療を振り返ることの重要性を強調した．

Highlight

Healthcare and Healthcare Practice
- Dilemmas between Professionalism and Business Concerns

In this article dealing with hidden curriculum in the place of medical practice, the author focuses on healthcare practice which is primarily motivated by the income of the clinic or hospital. Also the author describes the issues of professionalism when healthcare is conducted based on business concerns. Physicians are considered as relatively higher income workers in both Japan and U.S. The author describes the real dilemma between the physicians' income and their commitment as health professionals. Especially, the author shows the "paradox of restrain of healthcare cost" produced by hospital managers who have to promote excessive medical practice without considering the exhausting condition of the work place or patient's safety. Ironically, this over-use resulted from the healthcare policy which had been implemented for the purpose of containing the healthcare costs.
In order to solve these problems, the author stresses following points;

1) The payment of healthcare costs should reflect the quality of the medical practice as seen by the patient's outcome.
2) Each healthcare provider should consider again the core premise of the professionalism. In addition, to avoid too much medicine, they should reflect on their everyday practice and should make effort to improve the transparency regarding conflicts of interest and other drivers of over-use.

Keywords：医師の収入 (physician income), 医療プロフェッショナリズム (medical professionalism) 医業経営 (business management of medical practice), 医療費抑制のパラドックス (paradox of healthcare cost containment), 過剰医療 (excessive healthcare)

■日常臨床に潜む hidden curriculum

事例

83歳男性．脳梗塞の既往と2型糖尿病がある．献身的に介護してくれる妹(74歳)宅に起居して週2回の訪問リハビリテーションと隔週の訪問診療を受けていたが，新たな脳梗塞を発症して緊急入院した．入院早期から経鼻チューブによる栄養管理が開始され，1か月後に関連の回復期病棟に転院，さらに別の療養型の病院に移ることが決まっている．妹は，一旦，開始した経鼻栄養は中止できないので施設でのケアしか方法はないと病院側から説明されている．老々介護への配慮なのか，施設運営上の意図が背後にあるのか，在宅療養の選択肢は示されなかった．出来れば自宅で介護したいとの相談のため，妹が，かかりつけ医を訪れた．

■医療と，対価を伴う“医業”とのはざまで

現場の hidden curriculum を知ったうえで医師としての理想像や望ましい行動様式について説こうとすると，理想と現実についての自問自答は避けられず，つい，口が重くなる．一方，忙しい日常医療の現場で矢継ぎ早に判断を迫られる中，焦り，苛立ち，疲れから，無力感，狭量，攻撃性など陰性の感情が沸き起こってくると，「それが本音でしょ．」との意地悪い囁きがどこからとなく聞こえてくる．

Hidden curriculum についての議論の多くは，医師と患者，スタッフ間など，対人関係の中で生じる感情面の課題や行動様式を扱っているが，さらにその背景にある個人の資質が問われたり，職業人としての「価値観」が俎上に載せられたりすることもある．特に，議論が個人の内面的な価値

規範に及ぶと，医師としての行為に伴う「褒賞」をどう理解すべきか等，論点は尽きない．

患者・家族からの感謝の言葉，同僚や指導医からの称賛の声を素直に受け止めるのは健全な立ち居振る舞いであろうが，経済的(金品でなくともさまざまの「特典」を含めて)な行為が伴う場合はどうであろうか？ 医療行為に伴う「料金」には，歴史的にみれば，社会的な納得事(Norm)として定着した「謝礼」としての側面もあるが，一方，専門的な技量に基づく診療行為を対価と引き換えに提供する，という考え方から，その「取引」の正当性を社会に向かって主張する手続きの一環として「料金」が設定されているとの側面もある．特に専門性の高い領域では，専門職の職能団体(ギルド)が自らの判断で，料金など，サービス提供の条件を設定することが，中世以来，専門職の特権と考えられてきた．

また，「料金」を設定するに当たっても，結果の良し悪しで対価は異なって当然，との考え方も根強くある．弁護士費用における報酬金(成功報酬)の考え方もその例である．周知のように，医療の領域では提供されたサービスの「量」をもとに積算する「出来高払い」制が基本となってきた．比較的最近，対象疾患（診断名）ごとに料金を定める「包括払い」の考え方(わが国ではDPC：Disease Procedure Complex)が入院診療を中心に，徐々に定着しつつある．患者アウトカムに基づく医療費支払い方式には理念的な整合性があるが，個々の患者アウトカムはばらつきが大きく，またアウトカムが判明するまでのタイムラグに対応するのは難しい．高価な免疫チェックポイント阻害薬の登場をきっかけとした薬価や技術料の決定プロセスに費用対効果比の考えを導入する動きもアウトカムを反映した新しい考え方として注目される．

一方，ヒポクラテスの時代から脈々と受け継がれている「患者の福利を最優先させる」との立場からは，医療行為の最も根源的な倫理規範としての「利他主義(altruism)」にも目を向ける必要がある．これを原理主義的に解釈すると，医療とは何らの褒賞も求めない純粋の奉仕活動であるとの立場に行きつく．確かに，大規模災害時に心ある医師が困窮したコミュニティーに赴き，ボランティアとして医療活動を行う姿はプロフェッショナリズムに基づく行為として賞賛に値する．しかし，“日常の”診療を継続するには，医師も生計を立てなければならず，大小を問わず医療機関も一定の収入なしには経営体として成り立たない．

上述の如く，純粋な“癒しの行為”としての医療と「医業」との間には多様なギャップがあり，どう折り合いをつけたらよいのか，難しいところである．有名な映画「赤ひげ」(黒澤明監督)でも，三船敏郎扮する小石川養生所の“赤ひげ”こと新出去定が幕府の役人や両替屋から法外な治療代を巻き上げるシーンがあるが，養生所運営のための必要悪と理解されている．

■医業経営をめぐる課題と医師の収入：

医療行為によって収入を得ること，即ち，業として医療を行うことは概ね肯定的に捉えられており，医師という職業が比較的高収入であることも今日では社会通念となっている．医業経営に係る瑣事もさることながら，適正な医師の収入そのものについて振り返ってみることも必要であろう．

比較的信頼度の高い総務省統計局発行「賃金構造基本統計調査」によると，全勤務医(平均年齢40歳)の平均給与(年収，2015年)は約1,100万円で，大学病院(教授900万円)と民間病院(部長級1,500万円)の間にかなりの差がある．また，別の統計によれば，大病院で年収1,200万円，中小病院で1,500万円，クリニックで1,800万円，とのデータもあり，一般には，過酷な勤務環境，修練期間が長いこと，退職後の不安定な生活などを度外視して，医師の収入は一般勤労者より高いとの通念が定着し，一部には医業に従事すれば比較的高収入を得られるとの期待感もある．受験予備校のデータによれば医系受験生の14.3%が収入の高い職業であることをその理由に挙げているとのことである*.

(*http://www.medical-labo.com/news/reason.html)

米国でも医師は高収入の職業と見做されているが，診療科によって収入の格差が大きいことがその特徴である．Medscape 社の HP** で紹介されているデータでは，高収入の診療科 (整形外科 (48.9)，形成外科 (44.0)，循環器内科 (41.0)，泌尿器科 (40.0) と低収入の診療科 (小児科 (20.2)，家庭医療 (20.9)，内分泌内科 (22.0)，内科 (22.5)) との間では倍以上の開きがある．(カッコ内は年収，単位 : 万ドル) また，医学生時代に 1,000 万円レベルの負債を抱えて研修医生活に入るのも米国の特徴であり，厳しい金銭感覚が身につく一因ともなっている．また，同じ調査で，医師という職業に満足している理由として，13% が高収入の仕事であることを挙げている．一方，医療保険制度の不備も重なって，大きな病気で入院すれば，持ち家を売却しないと医療費が払えないといった患者側の現実があり，プロフェッショナリズムの観点から医師の強欲 (greed) を戒める医療界のリーダーたちの発言が目立つようになってきている．
(**https://www.medscape.com/slideshow/compensation-2017-overview-6008547)

■医業経営のジレンマ―小規模医療機関の場合:

多くの場合,「医療法人」の形態をとっているが，事実上，個人事業主でもある“所謂”開業医の場合，自ら行った診療行為の“価格”が一つ一つ診療報酬点数表に明示されていて，来院患者一人ひとりについて診療報酬が何円になるのか一目瞭然である．外来診療は, 原則「出来高払い制」であり，個人事業主としては毎日の受診者数から医院としての収入を簡単に推測でき，事務員の給与や諸経費との兼ね合いで頭を悩ますこととなる．当然，検査の頻度や種類を増やすことが収入増につながるとの思いがよぎる．実際，検査の実施頻度には医療機関ごとのばらつきがかなり見られ，ごく一部には，拡大解釈した病名を記載してルールぎりぎりの高額レセプトを提出して問題とされる医師がいるのも事実である．しかし，大多数のプライマリ・ケア医は，ジレンマを抱えつつも医師としての矜持に従って行動しているように見える．また，知らず知らずのうちに判断の偏りが生じうることを自覚して，疾患ごとの診療ガイドラインや抗菌薬の適正使用について定期的な勉強会を自主的に開催している地区医師会もある．

■医業経営のジレンマ―病院管理者の場合：

一方，病院の場合，事情はもう少し複雑である．医療費の高騰が国家財政を逼迫させる中で，医療費削減の切り札として合理的な病院経営が求められ，現場の病院管理者 (病院長) にとっては，効率的な経営による無駄な支出の削減もさることながら，高額の医療機器や病院設備をフル稼働させてできるだけ多くの手術や手技を実施して収入増を図ることが，事実上，病院生き残りのための至上命令となっている．その結果，現場の医療職は過酷な勤務環境を強いられ，これが医療事故の発生や患者満足度低下の素地となり，巨視的に見れば医療費削減につながるはずの効率的な病院経営への行政誘導が，個々の医療機関にとっては，患者アウトカムから見た質の高い医療ではなく，“過剰”な「診療行為」を誘導し，医療費増大への圧力となっているという皮肉な事実がある（「医療費削減のパラドックス」Box 1)．また，一人ひとりの医師も，重大な疾患の見逃しや医療訴訟へ

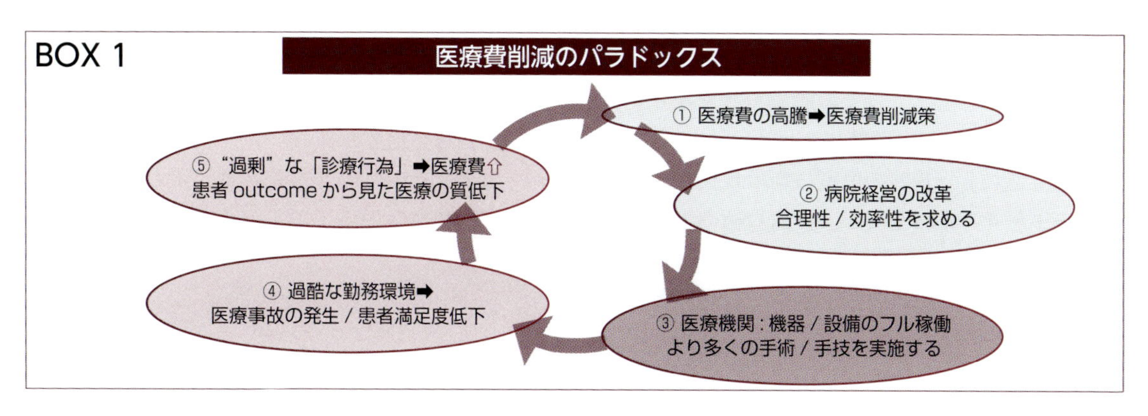

の懸念，患者からの過大な要求，長年の習慣などが要因となって過剰な検査のオーダーや多剤処方に傾きがちとなっている．

■医業経営のジレンマに解決策はあるか：

ところで，このジレンマを何とかする名案はないものだろうか？ ムダな診療を抑制するための診療報酬上の施策としては，上述のDPCも一案であるが，過剰な手術・処置件数で現場のスタッフを疲弊させることには何らかの歯止めがあってもよいと考えられる．一定の「質」が保たれ，かつ安全な医療を提供するためには，病院の規模・設備・スタッフの数等に応じた適正な医療行為の「量」がおのずと想定される．現場スタッフの疲弊を防ぐ意味からも，適正な診療行為の「量」を維持した場合にインセンティブを与える，あるいは著しく逸脱した場合にはペナルティを与える，などの行政的誘導を導入することは理論的には可能であろうと思われる．実際は，医療資源不足のために多くの地域で医療ニーズが過大であり，また，病院として（あるいは医師として）診療拒否はできないという職業倫理上の規範も手伝って，上記の考え方は非現実的，との意見が多い．しかし，将来にわたって持続可能な医療システムを構想する上では，臨床指標を手掛かりに診療の「質」を維持・向上させるための制度的介入が必要となるであろう．

■医療のプロフェッショナルとしての原点に立ち返ることと「過剰医療」

しかし，医療と医業のジレンマについては，言うまでもないことではあるが，まず，医療専門職自身が，患者本位の医療の質とは何かを問い，医療の原点に立ち返って日々の診療実践を振り返る中で，「過剰医療」の問題に正面から向き合うことが期待される．最新の医療技術は現代人にさまざまの恩恵をもたらしたが，医療技術への過信という患者の安全や医療の質にかかわる影の部分が，「過剰医療」のかたちをとって私達の前に立ち現われているとも言えよう．

最近になって，わが国でも薬価や技術料決定プロセスに費用対効果比の考えが導入されつつあるが，米国の医療界では，高価ではあるが患者アウトカムに寄与することの少ない新薬や技術が医療費高騰の大きな要因となっていることから，近年，value-based medicine (価値に基づく医療) という考え方が主流となりつつある．診療行為の価値 (value) は，「(患者にとっての) 便益 (benefit) ÷ 費用 (cost)」で表現されるが，いくら高価な最新技術であっても臨床 (患者) アウトカムに寄与しない検査・治療は価値が低いということになる．このことに関連して，米国で過剰診療の動向に大きな一石を投じたのが，2011年に始まった “Choosing Wisely” キャンペーン (米国内科専門医機構財団が提唱) である．2002年に発表された「新ミレニアムにおける医のプロフェッショナリズム―医師憲章」がそのルーツであるが，特に，全米のほとんど全ての専門学会がキャンペーンの呼び掛けに呼応して，“無駄と思われるので考え直してみよう” との趣旨で示した「5つのリスト」(現在，全部で約500のリストが示されている．) が注目されている．日常の診療が過剰に傾きがちな理由の一つに，上述の如く，医業経営に絡む心理的誘導が挙げられるが，現場の医療職には，これらの「リスト」も参照しながら，過剰でも過少でもない “適正な” 医療について日々振り返る習慣を身に付けていただきたいと考える．

■ professionalism 学習の Key point

- ○ 医業経営に顧慮することが，多くの場合，過剰な診療行為につながっている．
- ○ 過剰医療の現状に対して，”Choosing Wisely” キャンペーンをはじめとするさまざまの啓発活動がある．
- ○ 出来高払い制の弊害を払拭するための医療費支払制度上のさまざまの工夫が試みられている．

特集論文　5

医師の評価軸を変革できるか
―女性医師におけるワークライフバランスのジレンマ―
Can we change the evaluation of the physician
－ dilemma in the female physician －

柴田 綾子
Ayako Shibata MD.

淀川キリスト教病院　産婦人科
Yodogawa Christian Hospital Obstetrics and Gynecology

〒533-0024　大阪府大阪市東淀川区柴島 1-7-50
E -Mail: sibata700@gmail.com

提言

- 女性医師はライフステージに応じて働き方が変化するものである
- 男性を含めた全ての医療者において労働評価の変革が必要となっている
- 女子医師の強みを活かした働き方とキャリアプラン設計を支援しよう

要旨

私たちは女性医師の能力を活かしきれていない．女性医師の臨床能力は男性と比較し劣ることはなく，標準治療やコミュニケーションにおいては強みがある．働く女性は，出産・育児・介護などのライフステージに応じた勤務調整が必要になることが多いが，日本の医療界では 1．長時間労働評価型，2. 育児は女性の仕事という Hidden curriculum が女性医師の活躍の障害になっていることが多い．

ここでは解決策として 1. 労働時間以外の評価軸の導入，2. 女医は働き方が変化することを知る，3. 男性医師を含めた職場全体の働き方改革の３つを提案する．

Highlight

Can we change the evaluation of the physician
－ dilemma in the female physician －

Many female doctors can't fully demonstrate true their capabilities in Japan. The clinical ability of female doctors is not inferior to men. Moreover, female physicians have many strengths in standard treatment and communication. Working women often need work adjustment according to their life stages such as childbirth, childcare and elderly care. However, in the medical community in Japan, there are at least two hidden curriculums affecting women ; The first of these is a strong emphasis on working long hours. The second is the assumption that childcare is woman's work. These two examples of a hidden curriculum are often obstacles to female doctor's success. Here, we will cover three proposals;1. Introduction of evaluation other than working hours, 2. Knowledge of the female physician's work style. 3. Work style reform including male physicians.

keywords : ライフワークバランス（work life balance），イクボス（IKUBOSU），イクメン（IKUMEN），働き方改革（work style reform）

■日常臨床に潜む Hidden curriculum

事例

後期研修医の小林先生 (女性・非婚) は朝早くから夜遅くまで熱心に働いている．小林先生の 1 つ上の学年に，今年出産し育休から復帰した佐藤先生（女性）がいる．佐藤先生の夫は内科医師で，現在 5 ヶ月のお子さんの育児と家事は主に佐藤先生 (女性) が行っている．

ある日の夕方，佐藤先生の患者が急に発熱し，検査や家族への病状説明が必要となった．佐藤先生はお子さんを保育園へ迎えにいくため，どうしても病院に残ることができない．指導医の田中先生は，小林先生へ佐藤先生に代わって患者さんの診察や家族への説明をしてもらえないか依頼した．

田中先生：「小林先生，佐藤先生の患者さんが急に熱が出て対応が必要なんだけど，お子さんのお迎えがありどうしても残ることができないので，代わりに対応してもらえないだろうか？」

小林先生：「どうして私がやらなければいけないんですか？担当患者に責任もって対応できないなら，佐藤先生は外来だけするようにしたらいいじゃないですか．そもそもママさん女医だけ当直免除なんてずるくないですか？」

田中先生は，どのように話したらいいのか分からず考え込んでしまった．

■女性医師の能力を活かせていない医療界 － hidden curriculum －

日本では医師の 5 人に 1 人が女性 (20％，2012 年) で，医学生の約 33％は女性です [1]．医学部で学ぶ教育内容に性差はありませんが，卒業後のキャリアパスにおいては男女で大きな違いがあります．現在，4 人に 1 人の女性医師 (以下女医) は非常勤 (24%) で，休職・離職の理由多くは出産 (70%) や子育て (38.3%) となっています [1]．日本の医療界が女医の能力を活かしきれていない原因には，以下のような hidden curriculum が挙げられています [2]．

1. 医療界が「長時間労働評価型」から脱却していない
2. 日本人の多くが「育児は女性の仕事」という考えから転換できていない

女医へのアンケート調査 (n 711 人) では，常勤を退職している医師の 90% が卒後 10 年以内で，45% が出産・育児を理由としています [3]．1 週間あたりの家事労働時間の比較では，子供のいる女医 36 時間，子供のいない女医 15 時間，子供のいる男性医師 3 時間，子供のいない男性医師 2 時間，と圧倒的に女性の家事労働時間が長く，負担の大きさが明らかになっています [4]．

解決策として，

1. 労働時間以外の評価軸の導入
2. 女医は働き方が変化することを知る
3. 男性医師を含めた職場全体の働き方改革

の 3 つを後半で紹介します．

■女性医師の臨床能力の強みは標準治療とコミュニケーション

「女医が増えると医療現場の負担となる」という意見が出ることがありますが，女医の診療能力は男性と比較して劣っているわけではありません．女医の診療能力の強みとして，1) ガイドライン等の標準治療を行う能力が高く，2) 高齢者の入院患者管理において優秀で，3) 医師－患者関係構築やコミュニケーション能力が高い人が多いことが報告されています．

心不全患者における治療内容を比較した研究では，女医の方がガイドラインが推奨する標準治療を遵守している割合が高く，患者の性別によって治療内容に差がありませんでした[5]．65 歳以上の入院患者を比較した研究では，女医が担当した患者の方が 30 日間の死亡率および再入院率が低いことが分かりました[6]．また医師－患者関係における医師の性差を調べたシステマティックレビューでは，女医の方が患者の心理社会的背景に関する問診や感情に対する対話を行っており，積極的に患者とコミュニケーションをとり関係性を構築しようとする態度が見られました[7]．(ただし産婦人科医においては，男性医師の方が感情心理面での対話が多いという結果が出ており産婦人科の女医は淡白なのかもしれません)．

これらの研究からは，女医は標準治療を遵守し入院患者管理能力が高く，患者との関係構築に意欲的でコミュニケーション能力が高いという強みがあることが分かります．まず女医自身が自分の強みを認識し，働き方やキャリア選択を考えること，そして指導医や病院経営者は労働時間以外の評価軸で女医の働き方を考える必要があります．

■女性医師のキャリア成長を支援できる上司になるために

女医の約 70％の悩みが「家庭・育児に関して」で 1 位であることは上司・指導医は認識しておく必要があります[8]．女医にとって「仕事と家庭を両立できるか」が働き続ける上で非常に重要であり，専門科の選択では皮膚科 (44.3%)，眼科 (37.5%)，麻酔科 (36.3%)，小児科 (33.7%) が多く，外科 (7.1%) や救急科 (11.5%) は少ないことは，これらの影響をうけていると言えるでしょう[1]．

女医の上司になった際に重要なのは以下 2 点です．

① 労働時間以外の評価軸の導入
② 女医の働き方は変化することを知る

医療界はとにかく長時間職場にいることが評価されがちですが，女医の場合は労働時間以上に診療内容やチームへの貢献度などを評価の中心に置くことが重要です．労働時間以外の軸を導入することで，女医の強みを適切に評価でき，彼女を活かすことができます．

また，男性医師と比較し，女医は出産・育児・介護・パートナーの転勤などによって勤務形態に影響を受けやすいため，柔軟に働き方を調整することが勤務継続の支援[8]になります．女医の場合，子供は自分が中心的に育てたいという方[2]と，子供は預けて仕事を続けたい方と，望む働き方が多様であり，個々人の望む働き方に合わせて勤務調整を行うことが必要です．キャリア設計に関しては，女医はメンターやロールモデルを見つけにくい[9]ため，施設外・医療外を含め広い視野で探すよう支援します．女医は研究より教育活動に関心が高い傾向も報告されており[9]，教育能力を活かすような働き方を支援することも有用です．

■女性医師の能力を発揮できる職場を作るには

妊娠･出産した女医の勤務支援には当直の免除，時間外勤務の免除，主治医制度からチーム制への変更，院内保育・病児保育が重要で[8]，出産後・休職後の復帰には上司の理解が一番重要[10]と報告されています．

いわゆる「女性医師支援」で間違えやすい 3 点は，

1) 女医が仕事と家庭を両立させるためにとにかく頑張る
2) 女医の負担を減らすこと「だけ」を考え周囲への負担が増える
3) 具体的な制度やシステム変更がなく精神論だけで対応しようとする

です．これでは「女医が増えると医療現場の負担となる」という意見が出ることになります．

重要なのは，前項の①と②に加えて，③男性医師を含めた，職場全体の働き方改革，です．

「長時間労働評価型」と「育児は女性の仕事」という hidden curriculum から脱却し，職場全員の長時間労働を改善するため，働き方や診療内容の調整（当直明けの半休，チーム診療制，ワークシェア等）を行うことが，女医が働きやすい環境を作り出し，結果として男性医師を含めた業務負担の改善に結びつきます．イクボス(用語解説)は，部下の仕事・家庭の両立を支援するだけでなく，自分自身のワークライフバランスを充実させている人を指します．上級医・指導医自身が，率先して仕事と家庭を両立させようとする姿勢が，働きやすい職場文化構築のキモと言えます．

■医療の外の世界から学ぼう

近年，生産性や働き方革命が叫ばれていますが，医療現場でも働き方の多様性を創出できるかの試練が始まっています．働き方改革については，医療者だけで考えるのではなく，一般企業などの成功・失敗事例を参考にする必要があるでしょう．率先して働き方改革を行っている株式会社サイボウズでは，勤務形態を細かく選べるようになっており，育児・介護休暇や子連れ出勤制度などの新しい制度も導入し，離職率は28%から4%まで下がりました[11]．サイボウズの青野慶久社長は１人目の子供が生まれた時に２週間の休暇を取得，２人目の時に半年間毎週水曜日は休みにし，３人目の時には毎日16時に帰宅し保育園にお迎えにいくようにしたところ，社内の雰囲気が変化し定時に帰ることが当たり前になったと話しています[12]．「短時間で働きたい人はライフを重視する人であり，ワークを重視していない人だ」というのは偏見であること，職場の多様性を生み出すために「管理職が率先して少数派に入ること」を提唱しています．女性医師の能力を活かせる職場にするためには，女性を変えるのではなく，上司・男性医師を含めた「私たち」が変わる必要があるということです．

■ Professionalism 学習の key point

○ 女性医師と男性医師の臨床能力や技術には大きな差は無いが，その能力を発揮できるかどうかは上司，職場，周囲の環境から大きく影響を受けている
○ 女性医師は自分の強みと弱みを分析し，キャリア設計を主体的に行おう
○ 医師の能力評価として労働時間軸の割合を減らし，それ以外の評価軸を加える必要がある
○ 女性医師支援には，男性，上司を含めた職場全体の働き方を改革する必要がある

用語解説

・ ワークライフバランス：仕事と生活の調和．2007年12月に内閣府を中心に「仕事と生活の調和憲章」，「仕事と生活の調和推進のための行動指針」を策定した．

・ イクボス：職場で共に働く部下・スタッフのワークライフバランス（仕事と生活の両立）を考え，その人のキャリアと人生を応援しながら，組織の業績も結果を出しつつ，自らも仕事と私生活を楽しむことができる上司（経営者・管理職）のこと．NPO法人ファザーリングジャパンが立ち上げたプロジェクト．

・ イクメン：育児をするメンズ（男性）の略語．単に育児中の男性というだけでなく，進んで育児休暇を取得したり，子育てに積極的参加しようとする男性をさす．厚生労働省が2010年に「イクメンプロジェクト」を立ち上げた．

引用文献

1) 女性医師のさらなる活躍を応援する懇談会."女性医師に関する現状と 国における支援策について"．厚生労働省．2014-08-08. http://www.mhlw.go.jp/file/05-Shingikai-10801000-Iseikyoku-Soumuka/0000054006.pdf,(参照 2018-02-16)
2) Nomura K, Yamazaki Y, Gruppen LD, et al.The difficulty of professional continuation among female doctors in Japan: a qualitative study of alumnae of 13 medical schools in Japan. BMJ Open. 2015 ; 5 (3) : e005845.

3) Izumi M, Nomura K, Higaki Y, et al.Gender role stereotype and poor working condition pose obstacles for female doctors to stay in full-time employment: alumnae survey from two private medical schools in Japan. Tohoku J Exp Med. 2013 ; 229 (3) : 233-237.
4) 安川康介 , 野村 恭子 . 医師における性別役割分担―診療時間と家事労働時間の男女比較―. 医学教育 .2012 ; 43 （4）: 315–319.
5) Baumhäkel Magnus,Ulrike Müller,Michael Böhm.Influence of Gender of Physicians and Patients on Guideline-Recommended Treatment of Chronic Heart Failure in a Cross-Sectional Study. Eur J Heart Fail. 2009 ; 11 (3) : 299–303.
6) Tsugawa Y, Jena AB, Figueroa JF,et al.Comparison of hospital mortality and readmission rates for medicare patients treated by male vs female physicians. JAMA Intern Med. 2017 ; 177 (2) : 206–213.
7) Roter DL, Hall JA, Aoki Y. Physician gender effects in medical communication: a meta-analytic review. JAMA. 2002 Aug 14 ; 288 (6) : 756-64.
8) “女性医師の勤務環境の 現況に関する調査報告書”. 日本医師会男女共同参画委員会 日本医師会女性医師支援センター . 2017-08. https://www.med.or.jp/joseiishi/h29wd_survey.pdf. (参照 2018-02-16)
9) Edmunds LD, Ovseiko PV, Shepperd S,et al. Why do women choose or reject careers in academic medicine? A narrative review of empirical evidence. Lancet.2016. 10 ; 388 (10062) : 2948-2958.
10) 片岡仁美 . 関明 穂 . 川 畑 智 子 . 女性医師のライフイベントを考慮したキャリア支援 : 岡山大学アンケート調査 . 医学教育 .2016. 47 (2) .111-123.
11) ダイアモンド・オンライン ,” 短時間で働きたい人はライフを重視する人であり，ワークを重視していない人だ」という偏見の壁”. 2017-8-18,
http://diamond.jp/articles/-/137426.(参 照 2018-02-16)
12) ダイアモンド・オンライン .” サイボウズ青野社長が「働き方改革」に取り組む人にどうしても言っておきたいこと”.2017-09-01. http://diamond.jp/articles/-/140009.(参 照 2018-02-16)

参考文献

① シェリル・サンドバーグ . LEAN IN 女性，仕事，リーダーへの意欲 ,1 版 , 日本経済新聞出版社 , 301p, 2013
→フェイスブック最高執行責任者の女性が書いた，女性と仕事，女性とリーダーシップについての本．社会で活躍する女性について文献やデータをもとに考察されています．
② 小室淑恵，駒崎弘樹．2 人が「最高のチーム」になる－ワーキングカップルの人生戦略 ,1 版 , 英治出版 , 253p,2011
→共働き世帯において男女がどのように家事・育児を協働するか，仕事を続けながら出産・育児をするにはどのような工夫が必要かを実践的に紹介した本．男性にもおすすめです．
③ 内藤 眞弓．子育て女性医師が非常勤医を選択する要因に関する研究 . 日本女子大学現代女性キャリア研究所 . 現代女性とキャリア . 2016. (8) ; 67-82.
→女性医師が働きつづけるための苦労や障壁についてのインタビュー研究．女性医師の苦労について生の声を知ることができる．

特集論文 6

洗脳だらけの医師社会：困難な時代に立ち向かうための3つの提言

Japanese medical doctors are obsessive about old-school work life "dogmas". : Three recommendations to cope with the difficult age

檜山 和寛
Kazuhiro Hiyama, M.D.

新松田会　愛宕病院　救急科長・外科
Atago Hospital, Director of Emergency department and surgery

〒780-0051 高知市愛宕町 1-1-13
E-Mail : kazuhirohiyama@gmail.com

提言

- professionalism 学習において医師社会には既成概念という高い壁が存在する．
- 医師の“働き方改革”：労働生産性を追求し，仕事・仕事外での生活の充実を図る．Off job training を充実させよう．
- ワークライフバランスの充実が次世代の育成につながる：妻だけに家庭を押し付けていては明るい未来は存在し得ない．これは医師も同じ．日本では男性医師の家庭参画が欠けており，特に医師同士の家庭では重要である．
- “Something different”を求めて：医師は幼い頃から成績優秀者で，“レールに乗って”人生を進んできた．そしてレールから外れることを恐ろしく嫌い，外れた者を軽蔑する．その典型が「専門医制度」に他ならない．

要旨

多くの医師は「洗脳」されているとしか思えない．ビジネス界ではワークライフバランスという語が広く知られるようになった．多くの企業では残業を規制し，労働時間の短縮化を実施している．しかし，単に労働時間を短くするだけで仕事外の生活が充実するのであろうか？私はそうは思わない．労働時間を短くすることが 1st step ではなく，生産性向上が先に存在すべきである．生産性を高めれば自ずと労働時間が減少し，かつ仕事上の充実感が保たれる，もしくは向上する．仕事の充実は「自己重要感」を生み，精神的安定をもたらす．それは仕事外での生活の充実をももたらす．つまり，生産性の向上こそが仕事・仕事外の何れにも，つまり人生に利をもたらすのである．ところが，驚くべきことに医師という職業での労働環境で生産性が論じられることはほぼ皆無であった．本稿では医師の労働生産性向上について提言するとともに，変革の時代を生き抜くため次世代の医師に求められる要件について議論したい．

Highlight

Japanese medical doctors are obsessive about old-school work life “dogmas”： Three recommendations to cope with the difficult age

In the field of business, “Productivity” has been focused on as the keyword in the innovation of working. The concept of “Life work balance” has been widely discussed. Although a lot of Japanese companies regulate employees' overtime work and cut down their working time, is it true that the employees feel more satisfied with their after-work lives? What about the working performance? There should not be a decrease in working time before improvement of productivity has been realized; we should focus on “the quality of working” . There is no doubt that employees who can achieve better working performance also have a rise in their self-esteem. Therefore, improvement of productivity can benefit a worker's whole life quality including both of on-job and off-job lives. However, surprisingly, in terms of medical doctors' work, productivity has been downplayed. In this text, I suggest the innovation of medical doctors' work through improving working productivity. It's not an exaggeration to say that lots of Japanese medical doctors are obsessive about old-school “dogmas” concerning work life.

Keywords：労働生産性，自己重要感 something different

■日常臨床に潜む hidden curriculum

私が実際に経験した症例を提示する．

実例 1：開腹胃全摘術（D2 郭清，脾臓・胆嚢合併切除）後 4 日目の 70 歳代の患者．突然の呼吸困難感が出現し，room air で SpO_2 80% 台前半まで低下．（他の vital sign：BP 180/100, HR 100, RR 30）

実例 2：腹腔鏡下幽門側胃切除（D2 郭清）後 3 日目の 80 歳代の患者．徐々に呼吸困難感が出現し，room air で SpO_2 80% 台前半まで低下．（他の vital sign：BP 90/50, HR 110, RR 25）

何れも緊急処置が必要な事態と容易に判断できる．精査の結果，実例 1 は肺動脈血栓塞栓症，実例 2 は膵液瘻に起因した十二指腸断端瘻による sepsis であった．実例 2 は手術を熟知している専門家でないとなかなか想像できないだろう．しかし，手術時点･術後早期に発症リスクが推定でき，慣れていれば備えを講じることが可能である.（本来は実例 2 のような状態になる前に気付くことが重要である.）

手術を始めとする治療は「治療前」「治療」「治療後」の 3 step に分けて考えることが出来る．私のチームは患者管理に以下の過程を加えることで（余程想定外の事象が生じない限り），結果的に勤務時間が激減し，残業時間ゼロを目指している（まだゼロには至らないが…）

①治療前：私のチームには研修医を含め，代表的な合併症，術式特有の合併症を時系列に記載した事前学習資料を配布する（各合併症は発生時期が異なる）．各患者の術前データを元に，術後生じ得る合併症を想像し，チーム全員で共有する．

②治療時：手術に関与した者に，術中所見を詳細に聴取する．治療前に検討した合併症の内，生じ得る合併症を想定する．

③治療後：術後早期の身体所見，検査結果から発症早期の合併症を想起する．over triage となる場合があるが，高リスクと判断された場合には日中に検査・処置を行っておく．万一，夜間・休日に処置が必要となる可能性があれば，オンコール医と連携を図っておく．また，夜間・休日に常に

連絡を取れる“safety line”を確保してある．

この過程で重要なことは生産性の向上だけでなく，研修医を含む低学年の担当医にも「自己重要感」①（Dale Carnegie の名言：人は自分が重要であると感じる時に充足感がもたらされる．）を与えることである．「自己重要感」とは「自分が役に立っている実感」という訳に近い．例えば彼らにアセスメントをしてもらい，意見を出してもらう．可能な処置は可能な限りやってもらう．名ばかりの参加型研修では意味がない．彼らにも適度な責任感を与えることが自己重要感を生み，労働での充実感が増すのである．実働時間と疲労感は線形比例しない．自己重要感のある，充実した労働では実働時間が多少長くても（無論，過度な残業は除く）疲労感は少ないのである．労働生産性向上と自己重要感の充実化が「働き方改革」の keyword であり，人生を通じての精神的安定につながり，社会全体に利をもたらすのである．

■ Off job training のススメ

私は時間外に極力病院にいないことを心掛けている．「帰れる・休める」という風潮を作り出そうとしている．後述するが，真の「女性支援医療」とは男性の育児・家庭参画に他ならない．労働生産性を向上させることで，日勤帯で全ての仕事を終え，早期帰宅が可能となる．自宅学習できるものは自宅で行えば良い．論文や資料は日中の空き時間にタブレット端末等にダウンロードしておけば十分自宅で学習可能である．更に，私の領域である，消化器外科手術は，自宅学習が可能な時代となった．内視鏡手術を始めとするテクノロジーの進化は患者側の利点に留まらず，医療者側にも大きなイノベーションをもたらした．低学年の医師や学生でも同じ視野を共有でき，デバイスを工夫すれば術中の音声も録音可能である．また，自宅で画像学習できる．成書を通読するよりも非常に効率的に手術を学習することが可能である．本を全く読まずに，手術ビデオを繰り返し，例えば寝る前に 30 分間観るだけで十分である．実は私の手術の大部分はビデオ学習で得た知見・手技から構成されている．極論，初学者（基本技術があれば）にビデオ渡し，3 か月も学習すればその知識だけで経験者と同様の質で手術を行うことが可能である（実証済み）．

■男性医師の育児・家庭参画

既成概念として男性医師は遅くまで病院にいて，自宅に帰るのは深夜，妻が医師であっても（女性医師の夫は医師が多い[1]），仕事を犠牲にしてもらうというスタイルが極めて多かった．しかし，生産性を高めれば深夜まで残業しなければならない仕事は存在しない．医師同士の夫婦の例を考えよう．男性医師の勤務時間が減少すれば，女性医師の勤務時間が増加する．夫一人での勤務と比して，夫婦二人での勤務によって社会により大きな利益がもたらされることは言うまでもない．女性医師も仕事で自己重要感が得られ，帰宅後の健全な家庭生活が期待できる，だろう．（と，すれば，医師数はそれほど必要ないという議論が出てくる．）

■“Something different”を求めて

医師は幼少期から優等生であり，親が敷いた「レール」（固定観念と言うべきか）に乗って人生を歩んできた者がほとんどである．事実，研修医に「将来何がしたいのか」と尋ねても興味のある診療科を答えるだけで，どのように社会貢献したいか，人生を歩みたいかを口にするものはほぼ皆無である．卒後も「専門医」「医学博士」「医局」など先人が作った「レール」がたくさんあるが，その「レール」に乗っても先述の問いに答えられない．気がつくと，その医師はあっという間に「オッサン」である．後追いで動いている人は自己・社会の双方に何の利益ももたらさない．労働生産性が向上し，医師の必要数が減少した社会では個人特有の“Something different”が競争に勝ち抜くために必要である（更に今後医師数は爆発的に増加していく）．医師である以上，臨床が人並み以上であることは当然で，社会責務である．これまでの人生に鑑み，自己が更に（楽しみながら）社会貢献できる内容を考察するのである．時間は有限だ．先人の作った無駄な組織や概念に気を取られている暇はない.「自分が変えられるのは自分と未来だけ, 他人と過去は変えられない」, のだ.

■ professionalism 学習の key point

- ○ professionalism 学習とは仕事上の自己能力・責任感を高めることだけではない.
- ○ 長時間を働くことや急変時にいつでも対応することなど, 先人たちの既成概念を達成することが professionalism 学習であるという誤解がある.
- ○ professionalism 学習には仕事外, 私生活と切り離して考えることは不可能である. 労働生産性の向上が, professionalism 学習に必須である.
- ○ professionalism とは人生を通じて達成されるものである. また自身だけではなく, 家族・患者・後輩など, 他人の人生も考えて行動することが重要である.

引用文献

1) 佐原加奈子. “「女性医師の 7 割が医師と結婚」の現実”. 日経メディカルオンライン. 2007/9/20. http://medical.nikkeibp.co.jp/leaf/mem/pub/report/200709/504192.html

参考文献

① Dale Carnegie, 山口博訳.「人を動かす」. 新装版. 創元社, 1993 年

特集論文　7

医師と患者の恋愛関係は プロフェッショナリズムに相反するものか？
Does a romantic relationship between a physician and a patient conflict with professionalism?

早渕 修
Osamu Hayabuchi MD.

徳島県立中央病院 総合診療科
Tokushima prefectural central hospital, General medicine

〒770－8539　徳島県徳島市蔵本町１丁目10-3
E-Mail: osamu.haya@gmail.com

提言

- プロフェッショナリズムにおいて，あるべき医師と患者の関係を知る
- 恋愛感情の本質を知る
- 医師と患者の恋愛がプロフェッショナリズムに相反するものかを考える

要旨

米欧合同医師憲章におけるプロフェッショナリズムでは，医師と患者の恋愛を禁止している．しかし日本では議論自体が起こりにくく，恋愛は個人の自由と考える風潮もあり，プロフェッショナリズムに相反するものと正しく認識されていない．単に患者との恋愛は御法度であるという常識のみで，プロフェッショナリズムを学習することは可能であろうか．恋愛感情は診療の上で，誤った判断を生み出す危険性をはらんでいる．本稿では恋愛の本質を確認し，プロフェッショナリズムの上に医師と患者の恋愛関係が成立するかを検証する．

Highlight

Does a romantic relationship between a physician and a patient conflict with professionalism?

Professionalism defined in Medical professionalism in the new millennium: a physician charter（ABIM. Foundation, et al., 2002）prohibits the romantic relationships between physicians and patients. However it isn't common to discuss this issue in Japan where there is also a tendency to considered love is free for everybody. Therefore the romantic relationship between physicians and patients isn't recognized to conflict with professionalism. Is it possible show professionalism with just the common sense that falling in love with a patient is forbidden? Romantic feelings might produce risks for diagnostic error in the daily practice. The author describes the meaning of love in clinical practice in this article, and discusses whether or not it is possible to have a romantic relationship between physicians and patients based on professionalism.

Keywords：恋愛関係（romantic relationship），医師（physician），患者（patient），
プロフェッショナリズム (professionalism)

■日常臨床に潜む hidden curriculum

事例

医師6年目の整形外科 長谷部医師（男性）は，テニスの最中に左膝前十字靭帯を負傷したAさん（25歳 女性）の入院担当となった．長谷部医師が手術を行い，無事に退院した．1か月後，長谷部医師が病院の廊下を歩いていると，リハビリのために来院していたAさんと偶然出会った．

Aさんから「治療のお礼にお食事でも」と誘われ，その場でスマートフォンの連絡先を交換し，後日2人で食事をすることとなった．そしてAさんと食事をした後も，頻繁に連絡を取り合う関係となった．長谷部医師はAさんからの連絡が楽しみとなり，昼休みになるとわくわくしながらスマートフォンをチェックするのであった．

指導医の須賀医師は，いつもと様子が違う長谷部医師に気づいた．何気なく事情を聞いたところ，Aさんとプライベートで会う関係になったことを打ち明けられたのだった．

問題点：プロフェッショナリズムの教育上，指導医は患者との恋愛をやめさせるべきか．

早々に結論を述べるが，米欧合同医師憲章である新ミレニアムにおける医療プロフェッショナリズムにおいて，プロフェッショナルとしての一連の責務として「医師と患者は特定の関係を避けなければならない」とあり，さらに続いて「特に性的なものを決して利用してはならない」と明記してある[1]．国際的には医師と患者の恋愛関係は御法度とされており，プロフェッショナリズムに相反するものである．

一方で，日本医師会の「医師の職業倫理指針」によると，患者との恋愛については記載自体がない[2]．恋愛をオープンに議論しない日本の文化が影響しているのかもしれないが，我々の恋愛観にもその要因がありそうである．インターネットを利用したアンケートによると，医師2,887人のうち65%が患者との恋愛を避けるべきと考えていたが，逆に見ると35%は容認しており，恋愛は個人の自由と考える者さえいる[3]．また芸能人では松田聖子や鈴木杏樹のように，病気の治療がきっかけで主治医と結婚した事例がある．これらは話題性があったものの，医師の職業倫理を厳しく非難するような報道はなされておらず，一般人においても医師と患者の恋愛をある程度容認するものがあると思われる．

そういった恋愛容認派の医師に，患者との恋愛に対するプロフェッショナリズムを学習させようとしても，「仕事のことはともかくも，個人的な恋愛関係まで制限される筋合いはない」と拒絶されるのは目に見えており，先述の医師憲章を用いて反論するにはやや説得力に欠ける．

問題点：恋愛を個人の自由と考える医師に対し，患者との恋愛の不当性を説明できるか．

まず恋愛感情という漠然とした個人の感情を科学的に解説しておこう．恋愛中の脳を科学的に調査した興味深い報告がある．恋愛の真っ最中であるカップルに対し，恋人を視覚的に認識した状態にして functional MRI を用いて脳をスキャンした[4]．結果は右脳の腹側被蓋野と尾状核で活動性の高まりを認めた．これらはそれぞれ脳幹と大脳

基底核に存在し，あらゆる動物に認められる原始的な脳と解釈される部位である．一方，人間特有の感情を司るのは大脳辺縁系なのだが，対照的に大脳辺縁系での活動性は高まっていなかった．つまりこれらは，恋愛感情は人間特有の感情（emotion）ではなく，動物としての欲求（desire）であることを意味している．さらに活動性が高まった部位はドパミン報酬系に関わっており，相手を認識するだけで報酬系が作動し，快感や多幸感が得られる．恋愛中の人が早く恋人に会いたいと願い，常に恋人のことを考えて物事が手につかなくなるのは，ドパミン報酬系の仕業である．さらに他の研究では，恋人を見ることで前頭葉，頭頂葉，側頭葉中部と扁桃体の活動が抑制されることも報告されている[5]．前頭葉が抑制されることで判断基準があいまいになり，場合によっては判断自体をやめることもある．そして扁桃体は悲しさや恐れを感じ，攻撃性を高める部位であり，ここが抑制されることで恋人に対して批判的な意見を持たなくなり，負の感情を抱きにくくなる．

これこそが「恋は盲目」と言われる所以である．

この結果を踏まえると，恋愛感情を抱くようになれば，相手を診療するだけで多幸感をいだき，正しい判断基準が持てなくなる．その結果，理性的な判断や行動が取れなくなり，病気の見逃しや誤った治療を生み出す可能性が高まるだろう．これは病気の治療という患者本来の利益とは相反するものであり，患者の利益を優先すべき（利他的行動）という医療プロフェッショナリズムに相反するものと断言できる．

問題点：恋愛に発展するターニングポイントはいつであったか．また指導医が介入可能か．

先の事例では，恋愛に発展しうる決定打が存在した．それは院外（プライベート）で患者と会う機会を作ったことである．先述の米欧合同医師憲章にある「特定の関係を避ける」とは，まさにここである．ここから学ぶべきことは，我々医師は自分自身の連絡先や自宅住所といった個人情報を伝えることを慎み，また逆に患者の連絡先を聞いたとしても個人として連絡をとらないことである．重要なことのため繰り返すが，医師と患者はあくまで医療上での信頼関係に留まるべきで，その関係がプライベートの場に移らないよう個々が肝に銘じておく必要がある．

しかしながら，実際には恋愛のほとんどが2人の秘め事として行われることが多く，指導医が状況を把握し適切に指導することは難しい．また現代の日本において，家族や上司が第三者の恋愛に介入することが激減し，恋愛は当人同士の問題だとする自由な風潮もあり，介入は困難を極める．

では指導医の介入は不可能なのか．私は恋愛に発展するタイミングでの指導は困難だが，医師人生の初期段階，つまり医学教育や卒後臨床研修のタイミングで正しい関係を指導できると考える．こういうと「教育現場でそこまで指導するのは行きすぎた指導では」と疑問を持つ方々もおられるだろう．しかしそうでもない．近々，臨床研修の到達目標が一新される予定で，そこには医師としての資質・能力や診療業務の目標よりもさらに上位に「医師としての基本的価値観（プロフェッショナリズム）」を据える案で調整されている[6]．その中身を見ると「利他的な態度」や「人間性の尊重」という患者との関係性に言及した骨子が含まれている．臨床研修の場において，医師・患者関係のあり方についてしかるべき指導がなされなければならない時代になったと言えよう．

問題点：患者の疾病が完治した後であれば，元患者との恋愛は問題ないか．

疾病が完治し，数か月から数年と経過すれば医師と患者の関係ではなくなる．そのタイミングで恋愛関係になることをどう考えるか，という問題を提議したい．これには様々な意見や事例があり，ここで結論を出すのは困難と考える．私の方からは反対派の意見として3点ほど述べておこう．1点目は，繰り返しになるが，恋愛感情は動物的な本能の欲求で，理性でコントロールできるものではないため，病気が完治した後に恋愛モードにスイッチできる都合のいい人間は存在しない．2点目はプロフェッショナリズムの教育を受けた者は，次のプロフェッショナリズムのロールモデルになることがある．これが次世代に対して反面教師としての hidden curriculum となればよいのだが，逆に医師と患者との恋愛を容認する姿勢が受け継がれる（場合によっては憧れる）リスクの方が高いと思われる．3 点目は元患者との恋愛を快く思わない同僚やスタッフもおり，職場に噂が広まれば医師としての信頼を失うことにもなりうる．いかがであろうか．多くの意見で議論を深め，結論に近づいてほしいと願う．

■ Professionalism 学習の Key point

- ○ 医師と患者の恋愛はプロフェッショナリズムに相反するものである．
- ○ 恋愛感情は本能的な欲求であり，人の理性でコントロール不可能なものである．
- ○ 医師・患者関係において，恋愛に発展しないよう努めるべきである（例えば個人情報を教えない，院外で接見しないなど）．
- ○ 指導医が医師と患者の恋愛に介入することは困難なため，卒前・卒後教育の時期に指導すべきである．

引用文献

1）Medical professionalism in the new millennium: a physician charter.ABIM Foundation. American Board of Internal Medicine; ACP-ASIM Foundation. American College of Physicians-American Society of Internal Medicine; European Federation of Internal Medicine. Ann Intern Med. 2002; 136(3):243-6.

2）日本医師会　医師の職業倫理指針　第 3 版，2016

3）田島健．日経メディカル Online「医師 1000 人に聞きました」
http://medical.nikkeibp.co.jp/leaf/mem/pub/series/1000research/201412/540030.html（参照 2018-02-24）

4）Fisher H, Aron A, Brown LL. Romantic love: an fMRI study of a neural mechanism for mate choice. The Journal of Comparative Neurology. 2005; 493(1): 58-62.

5）Semir Z. The neurobiology of love. FEBS Letters. 2007; 581(14): 2575-9.

6）厚生労働省　医師臨床研修制度の到達目標・評価の在り方に関するワーキンググループ
http://www.mhlw.go.jp/stf/shingi/other-isei.html?tid=211764（参照 2018-02-24）

参考文献

① ラリー・ヤング，ブライアン・アレグザンダー（坪子理美 訳）．性と愛の脳科学－新たな愛の物語．中央公論新社．2015

② デヴィッド・M・バス（狩野秀之 訳）．女と男のだましあい－ヒトの性行動の進化．草思社．2000

③ 奥村康一，水野重理，高間大介．だから，男と女はすれ違う－最新科学が解き明かす「性」の謎．ダイヤモンド社．2009

特集論文　8

製薬企業と学会の関係
The relationship between academic organizations and drug companies

岩田 健太郎
Kentaro Iwata, MD, MSc, PhD

神戸大学病院感染症内科
Division of Infectious Diseases, Kobe University Hospital

〒650-0017　兵庫県神戸市中央区楠町７－５－２
E-Mail: kentaroiwata1969@gmail.com

提言

- 学会が診療ガイドラインなどを作成するときは委員に製薬企業のメンバーを入れてはいけない.
- 診療ガイドライン作成に,「製薬企業の事情」を加味してはならない.
- 学術集会でのランチョン・セミナーは全廃すべし.

要旨

医療者たちが集う学術団体, いわゆる学会と製薬企業は, ともに患者の利益, 社会貢献という同じアウトカムとミッションとするいわば同業者である. よって, お互いを敵視する必要は全くない. しかしながら, 製薬企業は私企業であり, 利益を追求せねばならない. 医療者は（出来高払いではない）現在の医療制度では必ずしも薬の乱用をもって自らの利益追求とはならないが, 製薬企業と医療者が懇ろになることによって, 製薬企業から利益を誘導することができる. これが利益相反だ. それが患者の利益と合致しない場合に unprofessional deed となる. より大きなミッションに準じて協力しつつ, 利益相反による患者の不利益を回避する. これがあるべき学会の態度であり, 現在の日本の諸学会はその態度を示せていない.

Highlight

The relationship between academic organizations and drug companies

Academic organizations, so called academic societies in which health care providers take part in and drug companies are so to speak in the same profession. Both have the same outcomes and missions concerned with patient's benefits and social contributions. Therefore it is never necessary to regard each other with hostility. However drug companies are private enterprises, so they have to pursue profits. Health care providers may not always be considered as pursuing their own interests by the overuse of drugs in the present health care system without payment at a per prescription rate. On the other hand, when drug companies and health care providers get close to each other, the latter can produce profits in the former. This is the very definition of conflict of interest. When actions don't meet patients' benefit, the actions of health care providers become an unprofessional deed. It is necessary for academic societies to avoid patient's disadvantages caused by conflicts of interest as well as to cooperate with drug companies according to the larger healthcare mission. Academic societies in Japan though haven't shown the right attitudes up to the present.

Keywords：学会（academic societies），製薬企業 (drug companies)，利益相反 (conflicts of interest)

■日常臨床に潜む hidden curriculum

診療ガイドラインに製薬企業が参加してはならない．利益相反のある委員は診療ガイドラインを作ってはならない

日本化学療法学会・日本感染症学会が合同で作っている「MRSA 感染症の治療ガイドライン」は「協力委員」として製薬企業の職員が作成に貢献している（http://www.chemotherapy.or.jp/guideline/guideline_mrsa_2017.html）．診療ガイドライン作成に製薬企業が参加するなど，言語道断な利益相反だが，このようなことが堂々と行われているのが日本の現状だ．

そもそも，ガイドライン作成委員に利益相反があること自体がおかしいとされ，意思決定においては利益相反のある委員ははずすべきだとの意見もある[1]．件のガイドラインもほとんどの委員に各社との利益相反があった．

利益相反は情報公開だけしっかりしていればいいだろう，と誤解している向きもある．が，情報公開したからといって利益相反の問題が無化されるわけではない．よって，それは抜本的な対策にはなっていない．

医療者たちが集う学術団体，いわゆる学会と製薬企業は，ともに患者の利益，社会貢献という同じアウトカムとミッションとするいわば同業者である．よって，お互いを敵視する必要は全くない．しかしながら，製薬企業は私企業であり，利益を追求せねばならない．医療者は製薬企業と医療者が懇ろになることによって，製薬企業から利益を誘導することができる．これが利益相反だ．それが患者の利益と合致しない場合に unprofessional deed となる．

プロスポーツにおいて，選手と審判の協力は必要だ．審判が選手に敵対的だったり，その逆であれば試合は容易に壊れてしまうだろう．かといって，選手が審判を接待して飲食を供したり，金品を渡せばこれは八百長という名の利益相反になる．診療ガイドラインは多くの医薬品の使用を誘導する効果があり，そこに利益相反がある企業が参加してはいけないのは当然のことなのだ．

■製薬企業ありきの学会の問題

Wikipedia によると（2018 年 2 月 7 日閲覧），日本学術会議などが認識する学会は日本には 1,176 あり，そのうち基礎医学領域の学会が 50，臨床医学領域が 177，健康・生活科学領域が 64，歯学が 32，薬学が 13 あるのだそうだ．その他農学など合わせて生命科学領域には 490 の学会があるのだという（https://ja.wikipedia.org/wiki/日本の学会一覧）．

同サイトによると，そのうち最大の会員数を持つのが日本内科学会で，その数は約 10 万 5 千名なのだそうだ．医学系の学会はたくさんあるが会員数は万の単位のものが多く，人文科学，社会科学，その他の自然科学系の学会の多くが千の単位の会員数であるのとは対照的だ．

我々は学会の年次総会などの集会も俗に「学会」と呼ぶ．医学系のそれはとても派手である．たしかに，アメリカの「学会」はさらに派手だが，人文系の学会などは大きなカンファレンスセンターを借りることも，代行業者に運営を依頼することもなく，大学に模造紙の看板一枚でこじんまりやっていることも多い．

「製薬企業と協力しなければ学会運営なんてできませんよ」と言われることがある．本当だろうか．それは，そういうやり方で学会運営をしているからではなかろうか．（製薬企業がバックにつかない）他の人文科学系，自然科学系の「学会」はどのように運営されているのだろう．そういうシンプルな思考実験をするだけで，「できるわけがない」の正体は容易に露見する．

医学生や研修医たちには製薬企業が料亭の弁当を振る舞いながら行う製品説明会や，学会のランチョンセミナーには参加すべきでないと意見している．一度など，神戸大学の卒業生が謝恩会で「製薬企業の弁当，美味しかったです」とビデオチャットで発言していたので後で文句を言ったことがある（さすがに謝恩会の場で言うような野暮はしないが）．しかし，他の教授たちは「まあまあ，岩田先生，やはり，そういうのもいろいろありますから」と私をなだめたものだ．なにが「いろいろ」なのだ？と問いたい．そういうのは単なる習慣の正当化と思考停止以外の何物でもないのではないか．大学では事あるごとに「いろいろある」を現状維持の正当な根拠としたがるが，私はそれで納得したことはない．

「ああやって製薬企業がタクシーチケットを出し，弁当代を出すことで地域の経済も活性化するんですよ．けっこうなことじゃないですか」と言われたこともある．何を言うのだ．その製薬企業の出資の原資は患者と医療保険制度（つまりは国民）が支払っているのではないか．そんなに地域経済を活性化させたければ自腹でタクシーに乗り，自腹で弁当を買い，自腹で外食すればよい．

2005年に出版された「Selling Sickness」によると，米国の製薬企業が薬のプロモーションのために使う接待などのコストは年間250億ドルなのだそうだ[5]．現在の額がいくらになっているのかは知らない．日本でのそれがいくらなのかも知らない．そうした情報は本稿とはあまり関係がない．

何が申し上げたいかというと，これだけのコストを費やしても，製薬企業は利益を得ているという事実である．ということは，我々医療者はこれだけのコストを費やすに値するだけのプロモーションの誘惑に乗り，それだけの処方をしているという事実である．でなければ慈善事業でない製薬企業がこれだけのカネをプロモーションに費やすわけはないのである．

「ランチョンセミナー程度で処方に影響することはない」，「多少バイアスがかかった講演だとしても，判断するのは聴衆側．バイアスがかかっていると割り引いて情報を判断している」，「バイアスがかかった情報で処方が変わることはない」．そういう医師は多い[3]．

嘘である．弁当くらいで処方が変わるから，企業は多大な費用を費やしてプロモーションを行うのだ．製薬企業のプロモーションが処方に影響を与えるという研究は複数あり，そのメタ分析もまた，プロモーションと処方への影響の中等度の関係を指摘している[4]．

「電話くらいではオレオレ詐欺にはひっかからない」と誰でも言うであろう．しかし，2016年の振り込め詐欺の被害認知件数は14,154件，被害額は約375億円である．認知されていないものを含めるとはるかに大きな被害があろう（警察庁より https://www.npa.go.jp/safetylife/seianki31/higaijoukyou.html）．

「俺は詐欺なんて遭わない」という人こそが最大の詐欺のカモである．「詐欺にあうかも」とビクビク怯えている人こそが詐欺にあいにくい．製薬企業の影響などない，と豪語する人物こそが，自分でも気づかずに企業の言うがままに処方しているのである．

製薬企業のバイアスなど看破できる，自分は情報分析能力がある，と豪語するのなら，ヒトに頼らず自分で勉強し，論文を読めばよいのである．よってランチョンセミナーなど不要になる．そうしない，できないからこそのランチョンなのだ．この利益相反が，医師たち医療者の科学リテラシーを下げているとも言えよう．学会が学会員の知的レベルを敢えて下げる営みを行うなど，ありえない話である．そういう意味でもランチョンは全廃すべきだ．

学会であれ，個々の医療者であれ，利益相反の問題は形式で語られてきた．しかし，プロフェッショナリズムは形式ではなく本質を問う領域である．この形式を満たしていればよい，というプロフェッショナリズムの問診票は存在しない．現行の利益相反チェックリストがそうであるように．本質の学会，本質の学術活動こそが現在と未来の医学界に求められるものである．特に公益社団法人となっている学会は公益こそが追求すべき存在理由なのだから，なおさらである．学会内の仲間だけが繁栄すれば良いという内向きの考えは許されない．このことは学会に所属する全ての医療者が知っておくべきである．

参考文献

① Spandorfer J et al. Professionalism in Medicine. A Case-Based Guide for Medical Students. Cambridge. UP. 2010

引用文献

1) Lo B, Field MJ, Institute of Medicine (US) Committee on Conflict of Interest in Medical Research E. Conflicts of Interest and Development of Clinical Practice Guidelines [Internet]. National Academies Press (US); 2009 [cited 2018 Feb 7]. Available from: https://www.ncbi.nlm.nih.gov/books/NBK22928/
2) Moynihan R, and Cassels A. Selling Sickness. Nation Books. 2005
3) 日経メディカル.「弁当くらいで処方は変わりません」[Internet]. 日経メディカル. [cited 2018 Feb 7]. Available from: http://medical.nikkeibp.co.jp/leaf/mem/pub/series/1000research/201410/538942.html
4) Brax H, Fadlallah R, Al-Khaled L, Kahale LA, Nas H, El-Jardali F, et al. Association between physicians' interaction with pharmaceutical companies and their clinical practices: A systematic review and meta-analysis. PLoS ONE. 2017;12(4):e0175493.

特集論文 9

製薬企業と医師の関係を Professionalism からみる

Industry-physician relations from the standpoint of professionalism

郷間 厳
Iwao Gohma, M.D.

堺市立総合医療センター呼吸器疾患センター・呼吸器内科
Sakai City Medical Center, Center for Respiratory Diseases & Department of Respiratory Medicine

〒593-8304 大阪府堺市西区家原寺町一丁 1-1
E -Mail: iwaogohma@gmail.com

提言

- 製薬企業と医師との関係は，単に二者の間の関係にとどまらない．
- 医師の選択が患者に及ぼす影響と医師の選択が同僚や研修医に与える影響があることの推察は容易だと考える．
- これまでの報告や出来事も参考にしながら，普段の行動においてもどのような行為がそれぞれに問題となりうるのであろうかを考える習慣を持つようにしたい．

要旨

製薬企業と医師の問題は，大きなものは臨床試験や実地臨床での患者の死亡につながる重大なものから弁当やガイドラインなどの小さなギフトと幅が大きいが，両者の間に存在する意識は共通するものがある．重要な視点は，患者の利益を第一に考えることに常に立ち戻ることである．同時に，製薬企業も医師が自らの行動を他者の視点でみられても良いように明らかにすることが求められていることを知る必要がある．一方，ベテラン医師の「望ましくない」行動が hidden curriculum として影響を与える可能性が大きい．医学部生や研修医の頃から，これらのことを日常診療や研修の場で hidden curriculum として学ばせることは優れた臨床医による professionalism の実践として重要である．

Highlight

Industry-physician relations from the standpoint of professionalism

Issues concerning pharmaceutical companies and physicians have a wide range problems from dangerous cases leading to patient deaths in clinical trials and practical clinics, to small gifts such as lunch boxes and paper books of clinical practice guideline. However, in all of them there is a unifying consciousness in common. An essential point of view is to always return to thinking for the patient's benefit first. At the same time, pharmaceutical companies need to know that physicians are required to clarify their actions so that they can be seen from the perspective of citizens. On the other hand, it is highly likely that veteran doctors' "undesirable" behavior will affect the hidden curriculum. It is crucial for excellent clinicians to practice professionalism so as to allow medical students and residents to follow their behavior as a hidden curriculum in daily practices and training points.

Keywords：企業医師関係（industry-physician relations），利益相反（conflict of interest），利益相反指針（conflict of interest policies）

■日常臨床に潜む hidden curriculum

事例

研修医の天上医師は，貪欲に勉強したいと意欲に燃えて研修に励んでいた．現在ローテートしている呼吸器内科では，水曜日の昼に薬剤説明会を毎週行っており，そこでは，製薬企業の医薬情報担当者（MR）による説明が弁当付きで開催されていた．ある時は，有料の疾患の最新のガイドラインを一冊もらえることもあり，そこにある未だ知らなかったエビデンスの数々の記載に胸が踊って賢くなれたような気がした．天上医師は，同期の研修医たちとも一緒にこのような勉強の機会を持てたらと思っていた．ある時，医局前で顔見知りのMRと会話する中で，昼休みや夕方に「初期研修医だけ」を対象とした勉強会をその企業の主催で弁当付きで提供しても良いと言われてその提案に飛びついた．抗アレルギー薬「A」をもとに最新のアレルギー性鼻炎の治療についてMRの説明から学んだ．上等な肉の弁当もとても美味しかったし，同期の研修医からも喜んでもらえて，研修医内の仲が良くなるのにも少し貢献できるような気がした．２週間後，その時のMRと出会い，「A」を使ってもらえましたか？と尋ねられ，まだ使っていないことを返事したところ，またぜひ使用して，その効果がどうだったかも教えてくださいねと笑顔で丁寧に依頼された．その夜の夕方の救急外来で急な発症のアレルギー性鼻炎症状の患者が臨時で受診し，過去のカルテの記載から何度かその患者に処方されていた薬剤「B」があり，その患者には薬剤「B」はそこそこ有効でかつ副作用も問題がなかったことが医師記録から読み取れたが，昼に会ったMRの顔が浮かび，「こちらの新しい薬剤をお勧めします.」と教えてもらった説明会の内容を思い出しながら薬剤「A」のメリットと説明会で聞いた内容を示して処方した．

■利益 (interest) はどこにあるのか

利益相反にあたるかどうかを考える元として，利益相反の定義を今一度振り返ってみる．Institute of Medicine(IOM; 現 National Academy of Medicine) では，以下のようになっている[1]．

- 主要な利益（primary interest）に関する判断や行為が
- 副次的な利益（secondary interest）により
- 不当に影響を受けるリスクが発生する一連の状況

これを事例に当てはめると，患者に対して適切な薬剤を選択するにあたり，ベストの治療を選択する（主要な利益）はずであるが，新しい薬剤を選択することにより天上医師にとって{MRに対して新しい薬を使ったと報告すること/MRに約束を果たすことができること/次回に別の勉強会もしてもらえること/弁当付きで勉強できること/新しいガイドラインがもらえること}（副次的な利益）により影響を受けた可能性が生じるような状況である．天上医師の頭の中では，自分で勉強した結果で処方したように合理化される可能性がある．たかが弁当くらいで処方は左右されることはないと天上医師は考えるであろうと推測されるが，しかし，第三者の視点から見た時にはどうであろうか．

利益相反というが，利益ということを明確に意識することはないことが普段は多いのではないだろうか．それは，意識的なもので生じるほどのものでないものの，常に医師の第一の利益は患者にあるということを明確に意識することによって，それに反する利益が生じることも明らかにできる可能性がある．

■利益相反はどう捉えるのか

しかしながら，重要なもう一つの視点は，このような相反の生じる状態を完全に避けることはできないという現実である．利益相反は，ないことが良いが，完全に避けることはできないのである[2]．さらに完全に企業との関係をなくすことによる不利益も小さくない[3]．よく遭遇する答えは，金品は貰わずに，情報収集では助けを得ていると認めるが，その後の臨床判断は自分の独立した考えで行えているので問題ないというものである．

それに対しても，疑念が挙げられている．情報収集だけでも処方に影響が与えられる恐れが高いことを示す論文が多く存在する．（参考文献③④）

一方で，主要な利益が損なわれていなくても，損なわれているのではないかと懸念される状況も問題であると捉えられる状況に変化してきていると考えられる．これは，メディアによる指摘や患者の意識の向上や医療関係者内部などでの関心の変化が関係してきている．そして，患者・家族にとっては，疑わしいことがあると，何らかの信用できない事象が生じた場合は医師の判断がそのような製薬企業との関係により影響されたのではないかという懸念にも関連してくることから，適切に説明する必要が生じる[3]．

■避けられるような工夫を考える－医師側からの工夫はどうすれば良いのか

例えば，米国の某大学では，ローテーションに回ってくるときには，その科で診察道具を贈るので，業者からのギフトをもらわないように伝えることにより professionalism を示す取り組みをしているという．

組織としての対応としての例は，製薬企業からの訪問や面会の規制を明文化して医療機関として実施する．それをそして守れているかどうかは，訪問の記録を取ることなどが考えられる．

情報提供を受けた場合にその場で中立的かつ批判的な視点からも評価することを指導医が率先して行い，そのことが hidden curriculum になりうることも指導医に伝えることも考えられる．

特に説明会については，指導医が同席しないところで医学生や臨床研修医だけが薬剤説明会を受けないようにすることを組織として検討する必要があるのではないかと考える．飲食やギフトの有無を規制するのではなく，指導医が同席しない会を禁止する規則が適切なように思われる．

他方，例えば部長が講演するからといって，営利企業の主催する講演会や研究会への参加を強いることは望ましくないと考えられる．

また，よくあることであるが，講演会や研究会に事務職や運営として営利企業の労務提供の要請をすることなどは本来避けるべきであろう．

上記のようなことは，一気に実現できるものではないが，製薬企業と医師との対話が必要である[3]．

また，医療者の中での利益相反の評価も問題になる．(1) 判断が影響を受ける可能性と，(2) その影響による害の重大性，とを考えて，開示することが必要なのだろうと考えられる．

■避けられるような工夫を考える - 企業の対応はどうなってきているのか

多くの製薬企業が加入する日本製薬工業協会（製薬協）の規定がある[4]．これを元に加入企業においてそれぞれに，食事を提供する際の金額の上限，参加していない人への食事の提供の禁止（当直中の先生の分をもらうなど）などが不適切な問題と捉えられるようになってきている．食事提供禁止までは現時点では示されていないのであるが，公正取引委員会が規制を検討しているという情報もある．

なるほど，透明性の問題について，企業の建前はそうだが，「本当の」企業の戦略はどうなっているのか．患者の利益を考えれば，EBM の実践を考えているはずであるが，企業の薬剤の売り込み戦略が内部文書の公開によりその一部が明らかにされた事例が報告されている[5]．ここでは，製品の正確ではない情報を提示したり，ネガティブデータを隠したり改竄したり，ゴーストライティングによる論文出版や治療できる病気を作り上げるような売り込みをしたり，利益を最大化できるような市場としての医師の細分化されたりといったことが図られていることが示されている．驚くべきことに，そんなに過去の話ではない．

また，従来治療の対象にならなかったような病状に対して「病気を作り上げて」(Disease mongering という）治療を行うようなマーケティグが行われていることに対して，警鐘を鳴らされている[6]．

製薬企業は営利を追求することが必要であるから，必要度の低い治療や不要な治療の推奨を行う問題が起こっていることについて議論すべきである．

■企業の戦略を知った上での医師の対策

上述の Moynihan らによる推奨項目は以下の通りである[6]．

- 企業による疾病の情報から距離を置くこと
- 疾病について独立した情報の資料を作ること
- 色々な疾病や病状の定義を取りまく論点を含めた情報もインフォームドコンセントの際に提供すること．

■利益相反の同定は難しいことがある

利益には，金銭に変換できるものとできないものがある．利益がどこにあるのかを同定することは時に難しい．みるものによって異なることが考えられる．したがって，金銭的なものについては，それを公開することと，規定を明示することから始めることが重要であり，製薬企業側からは，先述のように実践されている．医療者側としては，個々の医師がまちまちに指針を持つのではなく，組織としての指針を策定する取り組みが必要であり，その策定のための議論の場を持てるのであれば，それ自体が professionalism 教育の一部になる可能性が考えられる．

■学習は可能か

日常臨床が安心して行えるようにし，同時に利益相反を全て避けることができないことを明確にすることにより，社会に対して公平であるといえるにはどうするか，そのような問いかけに対する指導医のそのような思索が，後進を教育することに繋がる効果も期待される．ここに教育可能性があると考えられる．

Hidden curriculum になるような冒頭の事例の続きを提示する．

天上医師は，次にローテートした麻酔科では，製薬会社の説明会は，金曜日の夕方に主に開催されていた．しかし，期待していた弁当は出なかった．いつもおよそ 30 分以内の説明で，スタッフ達はただ聴くだけでなく既存の治療指針や治療薬との比較について多く質問し，時にはその薬剤の有用性を示す主論文の問題点も指摘され，MR だけでなく学術担当の社員も同席していたが，MR も緊張した面持ちだった．終了したと思ったら会社の方は先に退席させ，その後にスタッフだけで当該薬剤を検討し，今後使用するかどうかの検討をしていた．その話の中では，ガイドラインの記述の妥当性についても議論され，そのような議論があることに天上医師は驚いた．若手のスタッフにこっそり，弁当は出ないのですか？と聞いたところ，そんなことをしたら判断が左右されたと思われるし，私たちとしては科で合意した方針を重視していると言われた．天上医師は，初期研修医だけの勉強会を実施することが少し心配になった．

■ professionalism 学習の Key point

- ○ 企業と臨床医の関係は全くなくすことは，患者の診療にデメリットも生じる．
- ○ 企業と臨床医の関係は，相互に適切な距離を置くように意識づけすることはできる．
- ○ 個人レベルではなく，部署ごと，できれば組織として企業と臨床医の関係を議論する機会を持つことも考慮される．

引用文献

1) Lo B, Field MJ, eds. Conflict of interest in medical research, education, and practice. Washington, DC: National Academies Press, 2009.（利益相反は，科学的調査や専門教育の客観性・患者ケアの質および医学に対する国民の信頼の完全性を脅かすとし，現状について検討している.）

2) Rosenbaum L.Conflicts of Interest: Reconnecting the Dots — Reinterpreting Industry–Physician Relations.N Engl J Med 2015(372):1860-1864（企業 - 医師関係は，それに関する金銭的な利益があると，もし悪い結果が生じた時には良くない関係と受け取られる.）

3) Rosenbaum L. Conflicts of interest: beyond moral outrage — weighing the trade-offs of coi regulation. N Engl J Med. 2015(372):2064-2068（利益相反の規制とモラルの関係から，企業との関連がどうあればよいかについての考察）

4) 日本製薬工業協会．企業活動と医療機関等の関係の透明性ガイドライン．2012 年 3 月 14 日策定，2017 年 2 月 22 日改定．（企業からの依頼による原稿や講演，労務提供への応需などを公開する指針を示した．公開当時，医師からの反発が大きかった.）
http://www.jpma.or.jp/patient/tomeisei/aboutguide/pdf/tomeisei_gl.pdf（参照 2018-10-16）

5) Spielmans GI, Parry PI. From evidence-based medicine to marketing-based medicine evidence from informal industry documents. Bioethical Inquiry, published online: 21 January 2010.DOI 10.1007/s11673-010-9208-8（EBM が最善であるが，マーケティングの力で，ネガティブデータの論文を抑制し，ゴーストライターによる論文が出版されることで，EBM ではなく商売による医療が行われている.）

6) Moynihan R. Heath I, and Henry D. Selling sickness: The pharmaceutical industry and disease mongering. British Medical Journal. 2002(324): 886–891（まだ診断されておらず未治療の「病気」を啓発し，治療を勧めることで医薬品市場を拡大するという問題が生じている.）

参考文献

① Brax H, Fadlallah R, Al-Khaled L, et al. Association between physicians' interaction with pharmaceutical companies and their clinical practices: A systematic review and meta-analysis. PLoS ONE 2017;12(4): e0175493.（医師の処方習慣に MR が与えた影響の調査を報告した 20 の論文のシステマティック・レビュー．MR の活動は，医師の処方パターンや医療の質・処方費用などに相関があることが示された.）

② Fickweiler F, Fickweiler W, Urbach E. Interactions between physicians and the pharmaceutical industry generally and sales representatives specifically and their association with physicians' attitudes and prescribing habits: a systematic review. BMJ Open. 2017;7(9): e016408.（医師と MR との人間関係やギフトは，医師の処方行動に影響を与えることが判明しており，非合理的な処方に寄与する可能性が高い．そのため利益相反指針の実施と教育の形での介入が必要であるとするシステマティック・レビュー.）

③ Saito S, Mukohara K, Bito S. Japanese Practicing Physicians' Relationships with Pharmaceutical Representatives: A National Survey. PLoS ONE 2010; 5(8): e12193（MRからのギフトは自分以外の医師の処方行動に良くない影響を与えると半数の医師が考えていた.）

④ 向原圭，宮田靖志，斉藤さやか，他．研修医教育に対する製薬企業からの支援：初期臨床研修プログラム責任者を対象とした全国調査研究．医学教育．2013; 44(4): 219-225.（日本で初期臨床研修プログラム責任者に行った調査で，約5割が教育に企業支援が必要であると考えており，一方では，約7割が企業との関係で処方行動への良くない影響があるかもしれないと考えていた.）

⑤ 郷間厳．医のプロフェッショナリズム：企業―医師関係．京府医大誌．2011;120(6): 411-418.（医学研究および臨床も含めた過去からの利益相反の問題点と海外の動向などにも触れたレビュー）

特集論文 10

診療参加型教育への準備，課題，そして実践

Implementing supported participatory clinical clerkship in Japan

矢野 晴美
Harumi Gomi, MD, MHPE

国際医療福祉大学　医学教育統括センター・感染症学　教授
Professor
Office of Medical Education
Center for Infectious Diseases
International University of Health and Welfare

〒286-8686 千葉県成田市公津の杜 4-3
E-Mail: hgomi-oky@umin.org

提言

- 問題解決型かつ基礎・臨床統合型カリキュラムの導入
- 臨床前教育における医療面接・身体所見のスキルの実践教育
- 診療参加型臨床教育の本質的な実現
- 疾患頻度を体感できる臨床教育環境の提供と実現
- 教員の生涯教育の充実
- 国内外の施設間交流のさらなる充実

要旨

卒前臨床教育では，診療参加型実習が必要とされている．診療参加型実習には学生が十分に準備されていることが必要となる．そのための臨床前教育は，問題解決型により，しっかりとした臨床推論力を養う内容であることが望まれる．さらに臨床現場における最低限の臨床スキルである医療面接と身体診察のスキルを事前に教育しておく必要がある．このように事前に準備された学生が，サポートをもらいながら診療に参加することが望ましい．診療参加することで，医師としてのアイデンティティが養成され，本物の患者に接することで多面的な学習が可能である．診療参加型実習では，学生に条件付き責任を持ってもらい，担当学生医師として，医療面接，身体所見を行いカルテにまとめ症例提示を行うことを基本とする．そうした医療行為を通し，患者ケアへの責任，患者対応の態度，患者家族への対応，多職種との連携とコミュニケーション，多職種の中での医師のリーダーシップなどを経験することが可能である．

Highlight

Implementing supported participatory clinical clerkship in Japan

One of the biggest challenges in medical education in Japan is to implement clinical clerkship with active student participation in clinical practice. Clinical clerkship requires "supported participation" for student workplace learning. Supported participation promotes identity as a medical doctor. In addition, encountering "real" patients brings a variety of learning outcomes. In the workplace, students can be given conditional independence to perform medical interviews, physical examinations, to write medical charts, and to make oral case presentations. To participate in clinical practice with appropriate support, students can experience, as professionals, responsibilities in patient care, develop good attitudes towards patients and patients' families, as well as promote collaboration, communication and leadership among healthcare professionals in the workplace.

Keywords：問題解決型教育 (problem-based education), 統合型教育 (integrated education), 臨床推論教育 (clinical reasoning education), 診療参加型教育 (clinical clerkship with supported participation)

■日常臨床に潜む hidden curriculum

事例

1．統合型教育の実現への課題

本邦の医学部学生の臨床前教育における最大の課題は，臨床現場ですぐに使える形で基礎医学の実践的教育が少ない点である．事実の羅列と情報伝達型の座学が多い場合，現場での実践性が乏しく，臨床現場に出て知識を使う準備が十分になされないことが懸念される．特に実臨床でもっとも重要なスキルのひとつである臨床推論 clinical reasoning の教育が少ない点が問題である．知識/理論の移行 knowledge or theory transfer の機会がない場合，知識や理論を応用することが難しい．つまり，医学では，基礎医学の知識を臨床現場で患者に応用することが難しい状況となる．

下記で，筆者自身が提供していた臨床前教育および臨床教育での事例を提示し，それぞれの工夫についてそれぞれ述べる．内容は在職当時のものであり，現在の教育状況とは異なる可能性があることに留意いただきたい．また内容は筆者が個人として認識した内容であるため，各大学・施設の見解を代表しているわけではない点にも留意いただきたい．

事例①　南イリノイ大学在職時の 13 週間の感染・免疫ユニット

該当学生　医学部 2 年生（臨床前教育）
教育フォーマット　problem-based learning (PBL)*(チュートリアル)
症例　実臨床での本物の患者の経過を修正なく使用
学生人数 8-10 名が 1 グループ
教官 1 名　(感染免疫が専門の医師の教官または医師以外の教官（Ph.D など))
時間 1 週間に 1 例の症例を学習
教育デザイン
週の初めにオリエンテーションのレクチャ 2 時間程度
火曜日と木曜日に 2 時間の PBL グループセッション
金曜日にまとめの全員レクチャ

同じサイクルを 13 回（13 週）繰り返す．
グループでの learning issues (学習課題) は，コンピュータに入力され，コース担当責任者がモニターする．

13 週終了後に試験

試験の形態と内容

スキル面

1. 感染・免疫ユニットに関連した症状・疾患のある模擬患者に対して，医療面接・身体所見を行い，アセスメントとプランを作成
2. 上記をマジックミラーの部屋で教官が観察しチェックリストを用いた採点
3. 教官にプレゼンテーションする
4. その後学生は，該当内容に関するコンピュータによる multiple choice (MCQ) 試験を受験する．

学生は，感染症・免疫について，症例を通して基礎医学の基本を学習しながら，

実臨床での応用として，併行して学ぶ医療面接，身体所見のトレーニングを行う．座学のみならず，実臨床での応用を同時に学べるため，真剣に学習する様子がうかがえた．

事例 ② 筑波大学 4 年生の症候論の担当時の工夫

該当学生 医学部 4 年生（臨床前教育）

教育フォーマット team-based learning (TBL)**

症例 研修医による模擬患者または学生によるロールプレイ

学生 4～5 名が 1 グループ

教官 1 名（筆者が大教室で担当）

時間 75 分を 3 コマ担当

教育デザイン 例 発熱と腹痛の患者

模擬患者 研修医がシナリオに基づいて医療面接の患者役

医師役 学生の有志 1～2 名

医師役以外の学生 全員医師のつもりで，メモをとる

7～10 分の医療面接後，

ロールプレイにより，研修医役，上級医役で，ペアになり症例プレゼンテーションを行う．

その後，鑑別診断を最低 3 つ（もっとも可能性が高い診断，次に可能性のある診断，見逃してはいけない診断）を個人で考え，グループでディスカッションし，全体でシェアする．

最後に，疾患を提示し，全体で疾患について，まとめレクチャを行う．

学生は症候論に基づいて，鑑別診断を挙げる機会になるため，クラークシップ前に臨床現場での思考プロセスをシミュレーションで学ぶことができる．

事例③ 自治医科大学在職時の 5 年生の感染症科の選択実習

該当学生 5 年生の 1～3 月

選択実習 4 週間 2 名ずつ

診療形態 コンサルテーションによる入院患者の併診

学生の役割

a. 新規患者を感染症科フェローとともに医療面接し身体所見を取る
b. 電子カルテにまとめる
c. 翌日，症例プレゼンテーションを行う
d. 担当者として朝，回診を行い上級医に報告する

臨床医学の基本スキルである医療面接および身体所見の取り方を 4 週間学び，その内容をほかの医療従事者にわかりやすいようにプレゼンテーションすることを繰り返した．

学生によっては，4 週間に飛躍的に上達し研修医と同等レベルのスキルを身につけることができていた．ある学生は，担当者として回診し，その内容を報告することで，「責任」を任された感じがし，自主学習のおおきなきっかけとなったと感想があった．

事例④ 筑波大学附属病院水戸地域医療教育センター・水戸協同病院での感染症科ローテーション

該当学生 4-6 年生（学内外の学生の受け入れを行っている）

実習 2-4 週間 時に 2 － 3 日の見学者もあり．

診療形態 コンサルテーションによる入院患者の併診または外来

学生の役割

a. 担当患者にご紹介し，ひとりで医療面接と身体所見を取る
b. 電子カルテにまとめる
c. その日の夕方に感染症科チーム内で症例プレ

ゼンテーションを行う

d. 2～4週間の実習の場合には，翌日以降も患者を担当してフォローしカルテ記載する

2. 診療参加型教育を実現するための課題

Box 1は，学生が診療参加を通し医師へと成長するモデルを示す1. 卒前臨床医学教育で，学生は，“supported participation”「サポートされながらの診療参加」が学習の中核であると報告がある[1].

学生は，独立して診療するだけの十分な知識やスキルが備わっていないが，周囲の医療従事者である上級医師，研修医，看護師，そのほかの職員にサポートしてもらいながら診療参加することで学習する．学生は，診療参加するための最低限の臨床スキルである医療面接および身体診察を，事前に学び，一通り自分でできることが必要である．

一方で，このような未熟ながらも診療参加する準備を整えた学生を迎える側の指導医にも“診療参加型”の教育を提供する指導医教育(ファカルティ・ディベラップメント)が必要である．十分にトレーニングを受けていない指導医の場合，学生が必要とするサポートを認識できなかったり，システムとして学生診療参画を促すファシリテーションが困難であったりする．

医療提供制度の問題もある．その地域で発生する疾患を持つ患者が，教育病院に万遍に受診するシステムであれば，学生や研修医は，疾患の発生頻度を実臨床を通して学ぶことが可能である．ところが特定疾患のみが集中する病院の場合，学生，研修医は，疾患頻度を体感することが難しく，主訴に応じた問題解決力において，支障が生じることが懸念される．

学生時代または研修医時代に経験した症例においてバランスを欠く場合，知識やスキル面で過不足が生じる懸念がある．

学生は，本物の患者を通して学ぶことが大きいとの報告がある[2]．特に学生の学習の高いメタ認知を示すとされている．

3. 教官の生涯教育

教官の指導方法に関する生涯教育は定期的に行い，最新教育理論を教官全体で共有しておくことが望ましい．一施設で困難な場合には，複数施設での交流により，自施設の在り方の振り返りにつながる．

BOX 1 卒前臨床教育を通した学生から医師への移行過程のモデル (著者改変作成)

Medical Education
出典：Volume 41, Issue 1, pages 84-91, 20 DEC 2006 DOI: 10.1111/j.1365-2929.2006.02652.x
http://onlinelibrary.wiley.com/doi/10.1111/j.1365-2929.2006.02652.x/full#f1

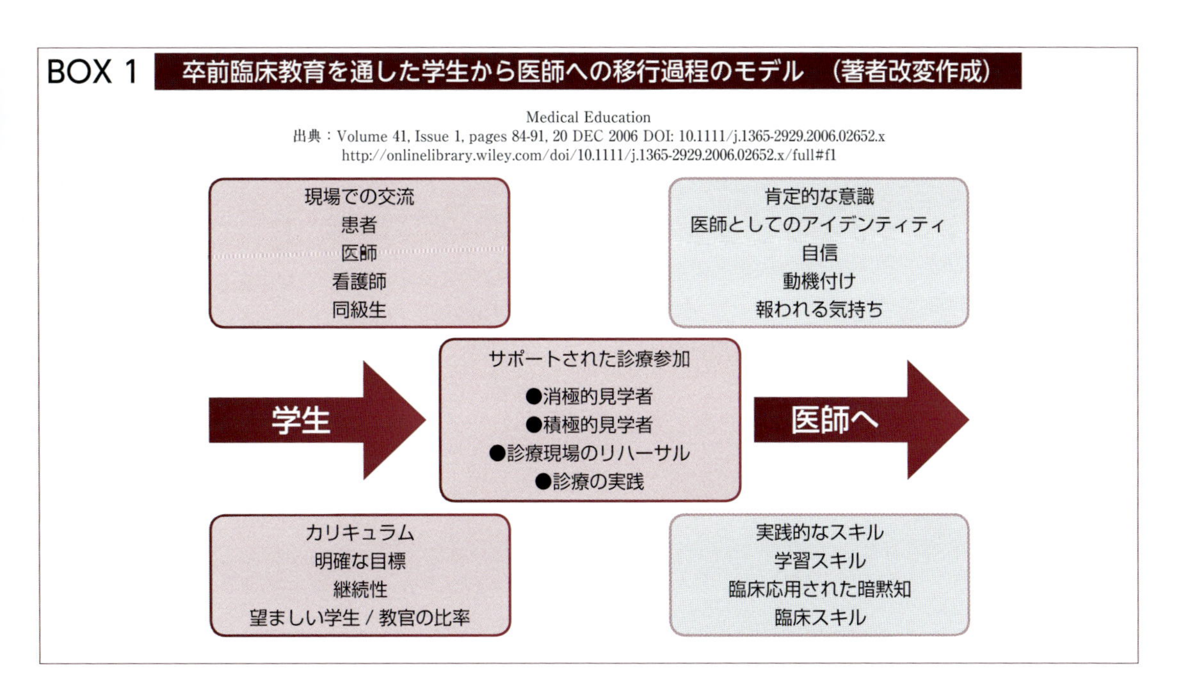

■ professionalism 学習の Key point

下記は診療参加型の卒前臨床実習で学習可能と思われる事項である．

○ 患者ケアへの責任
○ 患者対応の態度
○ 患者家族への対応
○ 多職種との連携とコミュニケーション
○ 多職種の中での医師のリーダーシップ

用語解説

* Problem-based learning (PBL)：チュートリアルとも呼ばれる．学生が，8～10 名程度のグループで“プロブレム”（学習テーマ）を扱い，それをもとに自主学習を行う学習形態．教官がグループの数だけ必要なため，教官数の確保が課題となる場合がある．

** Team-based learning (TBL)：PBL の課題である教官の数によらず，大教室で，チーム制により問題解決型の教育の提供が可能である．通常，事前学習 - 事前学習の確認テスト - 事前学習のグループによる確認テスト -- テーマのまとめの流れで進行する．

引用文献

1) Dornan T, Boshuizen H, King N, et al. Experience-based learning: a model linking the processes and outcomes of medical students' workplace learning. Medical education. 2007;41(1):84-91.
2) Bell K, Boshuizen HP, Scherpbier A, et al. When only the real thing will do: junior medical students' learning from real patients. Medical education. 2009;43(11):1036-43.

特集論文 11

卒後教育におけるプロフェッショナリズムとはなにか？ ―プロフェッショナリズムは学習者自身の中にある

Is professionalism teachable competency in post graduate medical education?

志賀 隆
Takashi Shiga MD MPH

国際医療福祉大学救急医学講座

〒108-8329 東京都港区三田 1-4-3
E-Mail: takshigaemp@gmail.com

提言

・ プロフェッショナリズムの定義が難しいことを知る
・ プロフェッショナリズムは教育可能であることを知る
・ プロフェッショナリズムは個人だけでなく集団で教育すべきことを知る

要旨

プロフェッショナリズムの教育はどの世代においても難しい．その理由はプロフェッショナリズムの定義が定めにくいところにあるだろう．とはいえ，プロフェッショナリズム教育が必用な場面は常に日々臨床の現場で繰り返されている．臨床家としては，教育者としてプロフェッショナリズム教育を諦めてはならない．プロフェッショナリズムはしばしば個人のものと考えられるが，実際にはグループで学ぶべきところもある．また，プロフェッショナリズムに問題があると思われる研修医であっても対話の中で本人からプロフェッショナリズムのエッセンスを引き出すことは往々にして可能である．これらを踏まえて，本稿では，卒後教育に携わる臨床家のためのプロフェッショナリズム教育について現場で実現可能な方略に基づいてお伝えしたい．

Highlight

Is professionalism teachable competency in post graduate medical education? − Professionalism exists in learners themselves

It is difficult for any generation to learn professionalism. It is because the definition of professionalism is not obvious or visible. However, we experience scenes in clinical practice every day in which the education of professionalism is needed. The author insists that clinicians should not give up on the education of professionalism. Oftentimes professionalism is considered as a personal problem; rather it can be effective to be learned by group practice. Even if residents have problems concerning professionalism, it is often possible to draw forth the essence of professionalism from them with the right education. In this article, the author wants to give concerned clinicians effective methods to provide the skills of professionalism to their postgraduate residents.

Key words：プロフェッショナリズム（Professionalism education），卒後教育（post graduate medical education），チームでの学習（team based learning）

■日常臨床に潜む hidden curriculum

事例

指導医の田中先生は，熱心な小村先生のことを好意的に評価していた．しかし，小村先生のある傾向については少し気になっていた．

ある忙しい土曜日の日勤の終了が近づいた17時30分ころであった．16時ころから85歳の独居の女性で，発熱にて来院された鈴木さんを診療していた小村先生は，手際よく発熱の原因が尿路感染であることを診断していた．適切に培養を提出して，抗菌薬をアンチバイオグラムに則って選択していることを指導医の田中先生にプレゼンテーションしていた．

「ところで小村先生，鈴木さんのディスポジションはどうしましょうか？」

と田中先生が訊いたところ

「尿路感染で適切に私が管理しているので帰宅できると思います．」

と自信満々に返答があった．

「小村先生は，鈴木さんの気持ちやご家族との連絡はされたんですか？」

との質問に対して小村先生は急に表情が変わった．

「田中先生！私のシフトは18時までです．医学的に適切な対応をしているのに高齢者の気持ちや家族連絡を求めないでください．彼女は帰宅できるので帰宅すればいいのです！」

田中先生はやはり自分の懸念はあたっていたと再確認した．［優秀だがプロフェッショナリズムに問題がある］というのが田中先生が小村先生に感じていた点であったのだ．

前述のエピソードのような経験は科を問わず，多くの指導医が経験したことがあるのではないだろうか？そして一部の指導医は「プロフェッショナリズムはもともとの育ち方によるものだから教えることなんてできないよ．」と考えられるかもしれない．

ではなぜ，プロフェッショナリズムの教育は難しいのだろうか？その理由はプロフェッショナリズムの定義が定まらないところにある[1)2)]．ただ，とはいっても議論が始まらない．そこで，医師のプロフェッショナリズムを考える上で端緒になるのは医師の歴史について考えてみよう．医師は，科学者として科学を応用し，生物学的な側面で患者の治療にあたることが最も重要な能力と考えられる．実際，医学部での教育は洋の東西を問わず，生物学的な側面に偏っている．ただ，心理・社会的な側面で患者の治療に臨むことも同様に重要である．人間を治療する職業である医師には，癒し人としての歴史もある．患者も医師に心理・生物学的な側面を強く望んでいる[3)]．

そうはいっても卒後研修中のレジデントは非常に多忙で「癒し人」なんて，という気持になる意見も多いであろう．ただ，だからといって卒後教育でプロフェッショナリズムを教えることができないというわけではない．では，実際に過酷な研修生活を送るレジデントにどのようにプロフェッショナリズムを教えたらいいのであろうか？　次項に10のポイントを紹介する[3)]．

1) 人間性を大事にする
2) 省察的実践を促す
3) コミュニティ単位の省察
4) レジデントの主観，感情を肯定する
5) 個々の成長のみならず，グループの成長へ注意をむける
6) 裁量と規律を保つ
7) シミュレーション
8) 社会正義
9) 評価とシステム改善をリンクさせる
10) 将来のプロフェッショナリズム管理者としてのレジデント

1) 人間性を大事にする

レジデント生活は非常に多くのことを求められ，かつ多忙である．そして常にさまざまな角度から評価を受ける状況である．そんな中で非常に強いストレスにさらされている．彼らが一番多くのことを学ぶのは身近な指導医であり，先輩のレジデントからである．プロフェッショナリズムの教育はロールモデルとなる指導医や先輩のレジデントによるところが多い．そのため，指導医や先輩は自身の人間性を大事にする必要がある[4]．

2) 省察的実践を促す

レジデントが自らの行動や思考を振り返り学習することがプロフェッショナリズムの涵養に必要であることが知られている．そのためには，臨床の体験（難しい患者，終末期医療，多職種とのコミュニケーション，インシデントなど）を記録し，グループや指導医と議論することが必要になる．そこで有用な方法としてポートフォリオがある．

3) コミュニティ単位の省察

プロフェッショナリズムは前述のように，定義を定めることが難しい能力である．また，他のメンバーとの議論がなければ，独りよがりになってしまう可能性が高いものである．そのため，見逃し症例やエラーについて検討する M and M カンファレンスに参加し，事実を客観的に検証し，次への改善につなげることがプロフェッショナリズムの涵養に必要となる[4]．

4) レジデントの主観，感情を肯定する

医学は科学であるが，客観的な細部に注目しているだけではレジデントのプロフェッショナリズムの涵養には繋がらない．実際，プロフェッショナリズムの中で重要である，「思いやり，敬意，共感」はそれぞれの主観から生まれる．「このレジデントには思いやりがない！」と指導医が怒ってしまうというのはなんとしても避けねばならない．レジデントにプロフェッショナリズムがあり，学ぶ姿勢があることを前提に彼らの主体的成長を促すことが必要である[4]．

5) 個々の成長のみならず，グループの成長へ注意をむける

実際の患者ケアは 1 対 1 ではなく複数の医療職によってなされるものである．医療者はチームケアにおける自身の役割，機能について理解し，チームの一員として協同する必要がある．そのため，プロフェッショナリズムの習得にもグループでの学習が不可欠となる[4]．

6) 裁量と規律をたもつ

医師にとってもっとも大事なのは裁量とよく言われる．しかし，裁量を保つためには自律性があることが不可欠である．過去の医療と比べ現代の医療では，エビデンスの集積によって医師の裁量が科学的根拠にあらがって許されることは少なくなった．しっかりとしたエビデンスに基づいたプロトコルを作成し遵守することが求められている．

一方で，確固としたエビデンスが確立している分野がすべてではないし，医療の実行においては患者の価値観なども非常に大きな要素を持つ．このように複数の制約の中で正しい判断をすることを指導医はレジデントに教育しなければならない．

7) シミュレーション

シミュレーション教育は医学教育において実地的，参加的な学びを提供することを可能にするという革命を起こした．プロフェッショナリズム教

育においてもこれは例外ではない．経験の少ないレジデントにとって難しい場面，患者，コミュニケーションを実際の臨床現場で体験することは大きなストレスである．そのため，安全な環境で何度も学ぶことができるシミュレーション教育を活用すべきである．経験の少ないレジデントは臨床現場での判断の基準が画一的になってしまう傾向がある．これに対して，すぐれた臨床医は複数の意思決定パターンを体得しており，それを状況によって使い分けている．シミュレーション教育にて指導医の経験を実地的に学ぶべきである[5]．

8）社会正義

レジデントは研修期間中に，富める患者を診療することも，貧しい患者を診療することもある．この中で，必然的に社会における格差を実感するのである．そして，社会的弱者に対して社会資源・システムを利用して診療にあたる．診療を通じて社会のシステムを学ぶことがレジデントのプロフェッショナリズム教育にとって不可欠なのである[4]．

9）評価とシステム改善をリンクさせる

教育と診療を区別したシステムは万能ではない．現在，診療アウトカムの改善を実際に質改善プログラムとしてレジデントが主体的に行うことは，米国の卒後研修プログラムで必須の項目として求められている．レジデントは実際に臨床現場の指標を改善するために，Plan ⇒ Do ⇒ Check ⇒ ACT の PDCA サイクルを回すのである．このように実際にシステム改善に参加をして診療アウトカムの改善つなげることは，「単なる愚痴をこぼすだけの臨床家」からプロとしてチームに貢献する臨床家へレジデントを育てることになる．

10）将来のプロフェッショナリズム管理者としてのレジデント

時代は変わっていき，レジデントの生きる世界は AI やロボットなどがより主流になっていくかもしれない．しかし，その中でも人間的な道徳，共感などが忘れられてはならない．新しい時代のリーダーとなるレジデントをどう育てるかを考えてプロフェッショナリズムを教育していくことが求められている．

プロフェッショナリズム教育は簡単ではないが，長い医師人生の中で最も大事なコンピテンシーである．是非，皆で協力し，あきらめず伝えていければと考えている．指導医の皆様に心よりプロフェッショナリズム教育へのご協力をお願いしたい．

■プロフェッショナリズム学習の key point

- ○ プロフェッショナリズムは卒後教育にて教育可能である
- ○ 頭ごなしに指導医のプロフェッショナリズムを押し付けない
- ○ プロフェッショナリズム教育には実践と省察が必要である
- ○ プロフェッショナリズム教育は集団にて学ぶことが必要である
- ○ レジデント自身にプロフェッショナリズムがあると考え，人格を尊重する
- ○ レジデントが将来プロフェッショナリズム教育の主な存在となることを忘れない

引用文献

1) レジデントの間でプロフェッショナリズムの定義が様々であることを示した米国の論文
Cho CS, Delgado EM, Barg FK, et al. Resident perspectives on professionalism lack common consensus. Ann Emerg Med. 2014 Jan;63(1):61-7.

2) 2005 年と 2013 年の日本のレジデントのプロフェッショナリズムの推移を調査した論文
Kinoshita K, Tsugawa Y, Barnett PB, et al. Challenging cases of professionalism in Japan: improvement in understanding of professional behaviors among Japanese residents between 2005 and 2013. BMC Med Educ. 2015 Mar 11;15:42.

3）米国の救急医学におけるプロフェッショナリズムについて検討した論文
Adams J, Schmidt T, Sanders A, et al. Professionalism in emergency medicine. SAEM Ethics Committee. Society for Academic Emergency Medicine. Acad Emerg Med. 1998 Dec;5(12):1193-9.
4）レジデントのプロフェッショナリズム教育におけるカリキュラムとメンターシップの重要性に言及する米国の論文
Tokhi R, Garmel GM. Resident professionalism in the emergency department. The California Journal of Emergency Medicine. 2006;7(3):55-58.
5）米国の卒後教育におけるプロフェッショナリズムについてのシステマチックリビュー
Wali E, Pinto JM, Cappaert M, et al Teaching professionalism in graduate medical education: What is the role of simulation? Surgery. 2016 Sep;160(3):552-64.

参考文献

① 医療プロフェッショナリズムについて詳述されている教科書
リチャード クルーズ シルヴィア クルーズ イヴォンヌ シュタイナート 編著 日本医学教育学会 倫理・プロフェッショナリズム委員会 監訳.
医療プロフェッショナリズム教育，日本評論社，2012

特集論文 12

特色ある医学部入試面接試験の現状分析と提案 ―ジェネラリストを目指す受験生の資質を評価する

Analysis of and recommendations for the present status of characteristic interviews of entrance examinations of medical universities in Japan – How to qualify students who want to become general practitioners

市川 剛
Tsuyoshi Ichikawa

医学部専門予備校 YMS 代表

〒151-0053 東京都渋谷区代々木 1-37-14
E -Mail: info@yms.ne.jp

要旨

予備校で GP をいかに説明しているか？日野原重明先生が指摘された医のアートと医のサイエンスの比を用いて GP の定義はどうなるか？日本社会の要請に応じて GP を目指すのも良い，と予備校指導者が受験生に説得することも求められている．GP を目標とする受験生は，300 を越える受験制度の中から，どれを選択したらよいか？文科系科目にも関心を持ち，文科系科目の配点の高い所を受験するのも一策である．また面接試験においては，GP を目指す人は医のアートの質問を多く出題する大学，AAA や AAS の大学を受験することを薦める．GP の資質のある人とは？まずはお金や偏差値に価値を置く人には適さない．次に若いうちにアジアの途上国に行ったり，外国人の友人を作ったりすべきである．これからの日本は，多くのアジア外国人が定住する国にならざるを得ない．アジア外国人のための GP としても活動して欲しい．GP は大変であるが，やりがいと生きがいのある職業だと思う．

Highlight

Analysis of and recommendations for the present status of characteristic interviews of entrance examinations of medical universities in Japan – How to qualify students who want to become general practitioners

How do we explain the job of General Practitioner (GP) at a preparatory school? According to the ratio of art and science of medicine, proposed by Hinohara Sigeaki, how can we define GP? In response to the need by the Japanese society, preparatory school teachers are encouraged to inspire and motivate their students to become GPs. What should the students who aspire to be GP do in over 300 examination systems to become one? I recommend that the students take an entrance examination for a university with a high allotment point for liberal arts subjects. In addition, the students should take an AAA or AAS examination, which involves extensive assessment of the art of medicine in the interview.

Who qualifies as a GP? People who give priority to economic gains and academic qualifications cannot make a professional GP. Therefore, students who aspire to be a GP should visit developing countries in Asia and make friends across countries when they are young. In the future, there is no doubt that many people from other Asian countries will settle in Japan. GP is a very meaningful and rewarding job. I hope more students will play important and active roles in the Asian countries as GPs.

Key words：医学部入試面接試験，受験生の資質

■ 予備校の現場から

1 ジェネラリストのイメージをどう伝えるか

YMSという医学部専門予備校の『医のアート』という授業テキストにおいて，GP(General Practitioner) について，以下の英文を和訳させている．

GP is a doctor who does not specialize in any particular area of medicine, but who has a medical practice in which he or she treats all type of illness.
(Collins Cobuild English Dictionary)

またプライマリケアの定義については，以下の文章を英文和訳させている．

Primary care is the provision of integrated, accessible health care services by clinicians who are accountable for addressing a large majority of personal health care needs, developping a sustained partnership with patients and practicing in the context of family and community.
(Institute of Medicine : Primary Care － America's Health in a New Era.National Academy Press, Washington DC , 1996)

そして日本プライマリケア連合学会のホームページ，『プライマリケアとは？（医療者向け）』にあるプライマリケアのキーワードを教える．2つのAと3つのCで始まる5つの英単語を書き出し，その意味を考え，5つを統合させる．私がGPの説明によく用いるのは，日野原重明医師の医のサイエンスと医のアートの表である．医はサイエンスによって支えられたアートである，というW. オスラーの言葉があるが，サイエンスとアートの関係を分かりやすく表現していると思う．2005年に日野原先生を取材させて頂いた時，先生は医師について次のように語った．（Box 1）http://www.caresapo.jp/senior/health/health/83dn3a000000nhgn.html

「医師が理科系という考えは間違いで，2/3が文化系，1/3が理科系，24時間のうちで8時間サイエンスを追求し，16時間アートを追求し，医師は眠っている時でも学ばなくてはならない．」私は日野原先生の考えから，研究医，専門医，GPにおいて，医のアートの占める比率は，研究医1/3, 専門医1/2, GP2/3となるべきと考える．

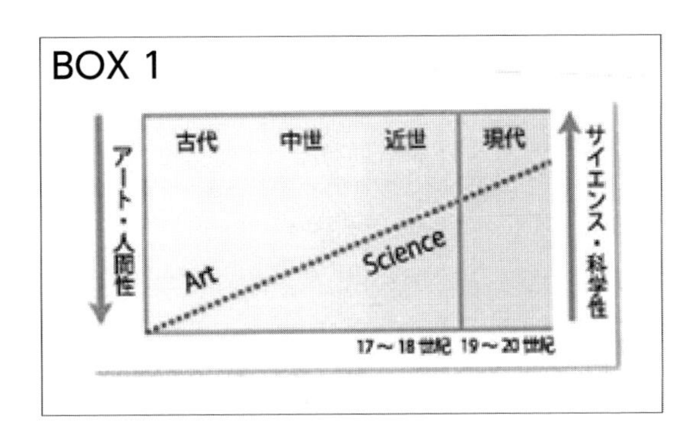

2 医のアートをどう伝えて来たか

医学部を志望する生徒の中には，小児科医になりたい，がんの研究医になりたい，など明確な医師像を持っている人もいる．しかし，医学部には行きたいが志望動機の明確でない人もいる．医師志望の動機が明瞭でない人に対して，私は社会の要請を考えてGPになることを勧めている．

私が代表を務めるYMSという予備校では，1981年の開校当時から読書会という授業を実施していた．例えば司馬遼太郎の『竜馬がゆく』全8巻を一年かけて読み，医師を目指すものとして，人生にどう活かしていくか議論させた．'85年頃に東京慈恵医大の阿部正和学長の論文を読みたいという生徒が多く出て，『医療とことば』は必読の書となった．『医のアート』の授業テキストを手に入れられた阿部先生から，急に連絡があり，医のアートの追求をどんどん進めて欲しいと，資料をたくさん頂くようになった．'95年からはW.オスラーの『平静の心』のお守りを医学部の入試会場にて，直接手渡している．最近はYMSの卒業生が試験監督の先生になって，お守りを取りに来られることもある．中には10数年前のお守りを取り出されて，新しいものと比べられる方もいた．阿部正和先生には，YMSのスローガンHeart of Medicine，医のアートを追求する雑誌『lattice』にもアドバイスを頂き，阿部先生との往復書簡は132通に及んだ．医学部受験に携わる塾予備校は，勉強や受験知識を教えることは勿論のこと，医のアートを追求する頼もしい医師になれるよう，生徒と共に考えて行かなければならない．

■ 特色ある医学部の面接試験の現状

現在82校に医学部があり，面接試験の無いところは九州大学1校である．GPを目指す受験生がどのような受験をすべきか，3つの視点で分析してみた．

1 細分化，多様化する医学部入試

例えば順天堂大学医学部入試の場合，6種類の試験がある．GPを目指す受験生にとってどのような受験をすべきか考えてみる．GPを目指す人は文系科目も得意とする必要があり，全体における文系科目の配点率を参考として記した．

Ⅰ：一般A方式，定員60名，文系科目率40%，GP可

Ⅱ：一般B方式，定員10名，文系科目率43%，GP可

Ⅲ：センター一般独自併用方式，定員24名，文系科目率60%，GP最適

Ⅳ：センター利用方式，定員12名，文系科目率58%，GP最適

Ⅴ：地域枠方式，定員29名，文系科目率52%，GP適

Ⅵ：国際臨床研究医方式，定員5名，文系科目率58%，GP適

Ⅲ，Ⅳは文系科目率から最適とし，Ⅴ，Ⅵは趣旨から適とし，Ⅰ，ⅡはGPは可と判断した．
順天堂大学のように5種類～8種類の多くの選択肢を持つ医学部は全国で27校に及び，82の医学部で300を超える選抜方式があるため，受験生がどこを受けたら良いかの結論を出すことが難しくなっている．

2: 医学部面接試験における質問項目

面接試験における質問を，医のアートの質問と医のサイエンスの質問に分類してみた．面接の定番の質問としては，医師志望理由，本学志望理由，部活動における役割，長所短所などがある．これらは受験生の人間性を見る医のアート系の質問と考えた．研究医志望の生徒が医師志望の理由でサイエンスについて語り，サイエンス中心の面接になることは十分考えられるが，大局的にみて医師志望の理由は医のアートの質問に分類した．サイエンス系の質問とは，iPS細胞や幹細胞を使った再生医療についてどう思うか，死とは何か，アルツハイマー病の原因は何か，などYes,Noのはっきりしたものに限定した．

Box 2 のように 2017 年の全医学部の面接設問傾向を 4 タイプに分けてみた.

AAA：医のアートの質問中心, AAS：サイエンスより医のアートの質問が多い, ASS:医のアートよりサイエンスの質問が多い, SSS：サイエンスの質問が中心. これらを集計すると, AAA が 18 大学, AAS が 45 大学, ASS が 17 大学, SSS が 1 大学であった. ただし 2020 年に向けて, 1 年でガラッと面接形式が変わる可能性も高い. 例えば東京慈恵医大の場合, 2017 年に面接形式が変わり, AAA から ASS に変貌している.

3: 特色ある医学部面接

個人面接を 3 回以上実施する大学としては, 東北大 5 回, 千葉大 3 回, 慈恵医大 5 回, 藤田保健大 4 回, 東邦大 4 回などがあり, 質問を固定することにより生徒評価の公平性を保っているように見える. 慈恵医大の場合には, 1 回目は調査書に関する質問, 2 回目～ 4 回目が MMI（Multiple mini interview）, 5 回目は一般的な個人面接の形式である. 集団面接を実施している医学部が 8 校, 集団討論を実施している医学部は 11 校であり, 面接形式も多様化している. 2020 年以降のポストセンター試験時代の入試では, プレゼンテーション能力を重視する試験が全ての学部において実施されて行くという. ましてや医学部入試においては今まで以上に, 面接や小論文, さらにプレゼンテーション能力に重きを置いた入試が展開されて行くのではないかと思う. ますます特色ある入試が実施され, 受験の選択肢が増え, GP を目指す受験生にとっては, 実力さえあれば最適の医学部に進学できるようになる. また GP を目指す人は多くの医学部に設置されている地域枠入試に応募するのも一策である.

■ 医学部受験生に対して GP の資質を磨くための提言

1 お金や数字（偏差値）に価値を置く受験生は GP に適さない

アフガニスタンで用水路を作り 60 万人の生活を支えている中村哲医師は, GP の代表的な医師であると私は考えている. 直接の医療活動をしなくても, 60 万人の生活を支え, 彼らの健康維持に貢献している. 10 年以上ペシャワール会の総会に出席しているが, 中村哲医師のような人材が今後の日本から輩出するかということには懐疑的である.

医学部に合格するためには, 偏差値の高い高校を出て, かつ成績も優秀な方が有利である.

そのために小学生の頃から自分の偏差値を意識して生きてきた人が医学部合格者には多い. お金と偏差値に価値を置く医学生が多くなると, GP のような労力が多い仕事を選択しなくなる. 中村哲医師のペシャワール会のモット“誰もが行きたがらない所に行き, 誰もがやりたがらないことをする”というような生き方が格好いい, と思う人材を輩出するようにしたい. 多様な価値観に出会う仕組み, 生き方を議論する教育の仕組みを, 小・中学生の頃から取り入れるべきと考える.

2 若いうちにアジアの途上国などを訪問したり, 外国人の友人を作ったりする

幕末に尊王攘夷思想が席捲している中, 坂本龍馬一人が開国倒幕思想に辿り着いたのは, 18 歳の時に命を賭して黒船を見に行ったからだ, とは司馬遼太郎の見解である. 百聞は一見に如かず, 若いうちにアジア途上国を見聞することにより, 成長した時に視野の広い仕事をなす可能性が高まると考える. 外国人の友人を持つ意義も大きい. 黒船を見に行って龍馬は桂小五郎に出会い, 後の薩長同盟につながったことは周知の事実である. 私は韓国の医学生と日本の医学生との交流を 2008 年より継続しているが, 日韓の若者の中から後の龍馬と小五郎になる人材が輩出することを期待している.

BOX 2 医大別 二次試験・面接形式一覧・YMS 教務部

国公立

No.	大学名	評価	面接形式	面接配点	①センター	②二次	①+②	面接比重
1	北海道	ASS	個人面接 1 回	75	300	525	825	9.1%
2	旭川医科（前・後）	AAA	討論	150	550	350	900	16.7%
3	札幌医科	AAS	個人面接	100	700	700	1400	7.1%
4	弘前	AAS	個人面接	300	900	900	1800	16.7%
5	東北	AAS	個人面接 5 回	200	250	950	1200	16.7%
6	秋田（前）	AAS	個人面接	200	550	400	950	21.1%
	秋田（後）			200	700	300	1000	20.0%
7	山形（前）	AAA	個人面接	総合判定	900	600	1500	－
	山形（後）			100	900	100	1000	10.0%
8	福島県立医科（前）	AAS	個人面接	60	650	660	1310	4.6%
	福島県立医科（後）			60	450	360	810	7.4%
9	筑波	AAS	個人面接	200	900	1100	2000	10.0%
10	群馬	AAS	集団面接	総合判定	450	450	900	－
11	千葉（前・後）	SSS	個人面接 3 回	100	450	1000	1450	6.9%
12	東京	ASS	個人面接（評価は予想）	総合判定	110	440	550	－
13	東京医科歯科（前）	AAA	個人面接	総合判定	180	360	540	－
	東京医科歯科（後）			100	500	200	700	14.3%
14	横浜市立	AAA	個人面接	総合判定	1000	1200	2200	－
15	新潟	AAA	個人面接	総合判定	750	450	1200	－
16	富山（前）	AAS	集団面接＋討論	100	900	800	1700	5.9%
	富山（後）			小論含む 350	1200	350	1550	22.6%
17	金沢（前）	ASS	個人面接	100	450	700	1150	8.7%
	金沢（後）	-	-	－	200	300	500	－
18	福井（前）	AAS	個人面接	100	900	700	1600	6.3%
	福井（後）			120	450	220	670	17.9%
19	山梨	AAS	集団面接	総合判定	800	1200	2000	－
20	信州	AAS	集団面接	150	450	600	1050	14.3%
21	岐阜（前）	AAA	討論	総合判定	800	1200	2000	－
	岐阜（前）			総合判定	400	1200	1600	－
22	浜松医大（前）	AAS	個人面接	調査書含む 150	950	750	1700	8.8%
	浜松医大（後）			調査書含む 250	950	350	1300	19.2%
23	名古屋（前）	AAS	個人面接	総合判定	900	1650	2550	－
	名古屋（後）			総合判定	900	－	900	－
24	名古屋市立	ASS	討論	200	500	700	1200	16.7%
25	三重（前）	AAS	個人面接	100	600	700	1300	7.7%
	三重（後）			100	600	300	900	11.1%
26	滋賀医科	ASS	討論	総合判定	600	600	1200	－
27	京都	AAS	個人面接	総合判定	250	1000	1250	－
28	京都府立医科	AAS	個人面接	総合判定	450	600	1050	－
29	大阪	ASS	個人面接	総合判定	500	600	1100	－
30	大阪市立	ASS	個人面接（SSS に近い）	総合判定	650	800	1450	－
31	神戸	ASS	個人面接（SSS に近い）	総合判定	360	450	810	－
32	奈良県立医科（前）	AAS	個人面接	総合判定	450	450	900	－
	奈良県立医科（後）			総合判定	300	900	1200	－
33	和歌山県立医科	AAS	個人面接	総合判定	600	700	1300	－
35	鳥取（前）	ASS	個人面接	100	900	700	1600	6.3%
	鳥取（後）			100	900	100	1000	10.0%
34	島根	AAS	個人面接	60	700	460	1160	5.2%
36	岡山	ASS	個人面接	総合判定	900	1200	2100	－
37	広島（前）	AAS	個人面接	総合判定	900	1800	2700	－
	広島（後）			100	900	100	1000	10.0%
38	山口（前）	AAS	個人面接 2 回	総合判定	900	600	1500	－
	山口（後）			200	900	500	1400	14.3%
39	徳島	AAS	集団面接	総合判定	900	400	1300	－
40	香川（前）	AAS	討論＋個人面接	100	900	700	1600	6.3%
	香川（後）			100	1200	300	1500	6.7%
41	愛媛（前）	AAS	個人面接	100	550	700	1250	8.0%
	愛媛（後）			100	900	300	1200	8.3%
42	高知	AAA	個人面接	100	900	1000	1900	5.3%
43	佐賀（前）	AAS	個人面接	60	630	400	1030	5.8%
	佐賀（後）			180	630	280	910	19.8%
44	長崎	ASS	個人面接	60	450	760	1210	5.0%
45	熊本	AAS	個人面接	200	400	800	1200	16.7%
46	大分	AAA	個人面接	200	450	600	1050	19.0%
47	宮崎（前）	AAS	個人面接	総合判定	900	600	1500	－
	宮崎（後）			総合判定	900	300	1200	－
48	鹿児島（前）	AAS	個人面接	120	900	920	1820	6.6
	鹿児島（後）			120	900	320	1220	9.8
49	琉球（前）	AAA	個人面接	200	900	800	1700	11.8
	琉球（後）			200	1000	300	1300	15.4
50	九州	-	-	－	450	700	1150	－

準私立

No.	大学名	評価	面接形式	面接配点	①センター	②二次	①+②	面接比重
1	自治医科	ASS	個人面接＋討論	－				
2	産業医科	ASS	個人面接	総合判定	300	650	950	－
3	防衛医科	AAA	個人面接	－				

私立

No.	大学名	評価	面接形式	面接配点
1	岩手医科	AAS	個人面接	－
2	東北医科薬科	AAS	個人面接	－
3	獨協医科	AAS	個人面接	－
4	埼玉医科	AAA	個人面接	－
5	国際医療福祉	AAS	個人面接	－
6	杏林	AAS	個人面接	－
7	慶應義塾	AAA	個人面接 2 回	－
8	順天堂	AAS	個人面接	－
9	昭和	AAS	個人面接	－
10	帝京	AAA	個人面接	－
11	東京医科	AAS	個人面接	－
12	東京慈恵医科	ASS	個人面接 5 回	－
13	東京女子医科	AAS	個人面接	－
14	東邦	AAS	討論＋個人面接	－
15	日本	AAS	個人面接	－
16	日本医科	AAS	討論＋個人面接	－
17	北里	ASS	ペア面接	－
18	聖マリアンナ	AAS	個人面接	100
19	東海	AAA	個人面接	－
20	金沢医科	ASS	集団討論	－
21	愛知医科	ASS	個人面接	－
22	藤田保健衛生	AAA	個人面接 4 回	100
23	大阪医科	AAA	集団面接	－
24	関西医科	AAA	個人面接	－
25	近畿	AAS	個人面接	－
26	兵庫医科	AAA	個人面接	－
27	川崎医科	AAS	個人面接	－
28	久留米	AAS	個人面接	－
29	福岡	AAS	集団面接＋討論	50

A　アート
S　サイエンス

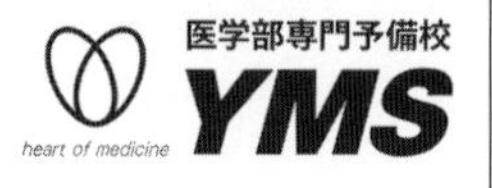

☆注意
この表は，執筆段階のもので，2019 年 6 月段階では　○九州大学に面接導入　○筑波大学，200 点→500 点など，面接重視の方向になっております．

3 アジア外国人のための主治医も目指せ

2020 年の東京オリンピックを機に，多くの外国人が日本に定住するようになる．例えば新宿区のコリアタウンの住人は，アジアの外国人が過半数を占めており，その近くにある東京医科大学病院の総合診療科では，70% 程度が外国人患者である．アジア外国人の主治医になるには，アジアの人の生活や価値観を深く理解する必要がある．例えばイスラム教シーア派の子供を診る場合，子供は断食する必要がないにもかかわらず，多くの場合断食している事実を知らなければならない．しかも子供は嘘をついて「断食はしていないし水も飲んでいる」と言い張る．嘘をつくことを美徳とするシーア派の考えを理解しないと診察も難しい．

4 これからの GP は，伝統医療も学ぶ必要がある

中国，韓国，台湾の人は，西洋医学だけでなく伝統医療の漢方薬の服用も希望する人が多い．いつも飲んでいる漢方薬を飲んでも構わないか？などの質問に応える必要もあり，外国人の主治医を務めるのは大変である．

最後に GP の最大の資質を指摘したい．これからの GP は，サイエンスの知識の増大にも対応し，アートの技量の増大にも対応し，極めて困難な状況に陥る場合もあるだろう．この状況を解決するには，困難への対処をむしろ楽しみに感じる感性が必要と考える．

W. オスラーは「平静の心」の中で学生への人生訓として，こうアドバイスしている．

心が“南を向いている”ような，陽気な気持ちを持つように

BOX 3

医のアートのテキスト

BOX 4

平静の心のお守り

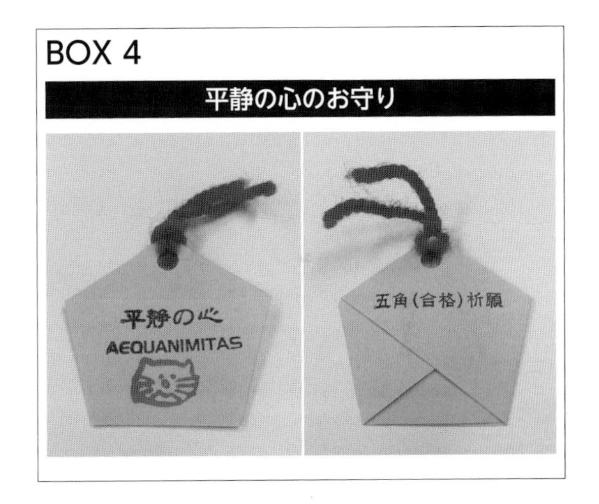

BOX 5

体験派医療マガジン『*Lattice*』日韓で発行

BOX 6

日韓学生交流，医療人物学シンポジューム

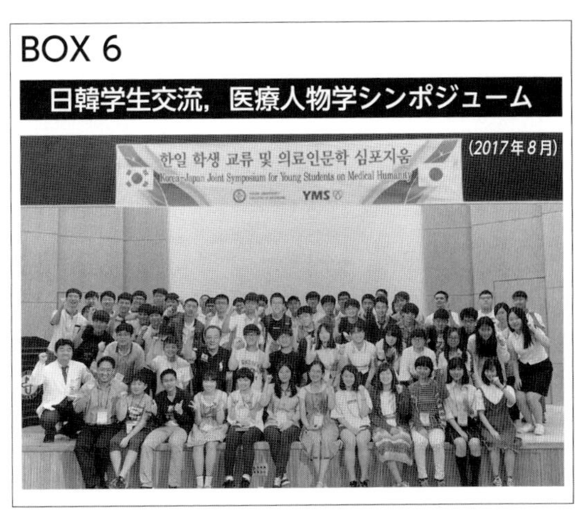

特集論文 13

卒前・卒後医学教育への選抜法
―Professionalism を学べる潜在能力を教育カリキュラムの入口で評価する

Selection into medical education and training
―Assessing professionalism at the entrance of the curriculum

吉村 博
Hiroshi Yoshimura MD, MMedEd, PhD

沖縄県立南部医療センター・こども医療センター小児科
Department of Pediatrics, Prefectural Okinawa Nanbu and Children's Medical Center

〒901-1193 沖縄県南風原町新川 118-1
E-Mail: Yoshimura.hiroshi@gmail.com

提言

- Professionalism は学ぶ潜在力なくして学べないため，卒前卒後の医学教育への選抜の際に評価しておくべきである．
- 現在選抜における Professionalism の評価法として，育てたい医師の能力と資質に基づき，科学的な選抜法を開発しなければならない．
- 選抜面接の科学性の担保のために，信頼性・受容性・予測妥当性を検証して改善につなげるべきである．

要旨

Professionalism は学ぶ潜在能力を持ったものが医師人生をかけて修得するものであり，したがって指導医になってからもその涵養の修練は続く．指導医に Professionalism が備わっていない場合，その影響力は Hidden curriculum として強い負の学習効果を学生・研修医にもたらす．
上記を背景に近年 Professionalism を卒前・卒後の医学教育の選抜の場で評価する試みがなされ，各国で国家プロジェクトとして策定された医師の能力と資質 (アウトカム / コンピテンシー) の枠組みを用いた構造化面接，Multiple Mini-Interview，Situational Judgment Test などが開発され，その信頼性・受容性・予測妥当性といった科学性が検証されつつある．本邦ではまだ普及していないが，今後ますます Professionalism を選抜の場で評価することの重要性は高まると考えられる．

Highlight

Selection into medical education and training —Assessing professionalism at the entrance of the curriculum

Professionalism is only trainable when learners possess potential capabilities. Besides, every doctor is on its' steep learning curve so that it should be a life-long excursion to accomplish high humanistic qualities. In the light of this nature, we still see some senior clinical supervisors with excellent knowledge and skills base, but with suboptimal professional behavior. Ironically, these unprofessional attributes of supervisors can be very effectively learned by medical students and trainees, as a downside aspect of the so-called "hidden curriculum" . Recently, under the trends of the move to an outcome/competency-based approach, several selection measures assessing professionalism have been developed, such as structured panel interviews (SPIs), multiple mini-interviews (MMIs), and situational judgment tests (SJTs). The validation process of these tools including reliability, acceptability, and predictive validity have been in progress especially among western countries. While knowledge-based tests remain important as a prerequisite for the entrance of medical education, measuring non-cognitive and humanistic qualities will be more and more emphasized.

Keyword：アウトカム／コンピテンシー，Best Evidence Selection Practice，構造化面接，Multiple Mini-Interview，Situational Judgment Test

■日常臨床に潜む Hidden Curriculum:

事例

研修医同士の救急室での会話：

研修医 A：「小児の気管支喘息ってやっかいだよね．スーパーできる指導医の B 先生によれば，近医での日頃のコントロールが悪いから夜来るんだって．患者も診療所も皆なっとらんてさ．こないだも患者が来るなりその話保護者にいきなりしてたよ．」

研修医 C：「そうか．優秀な B 先生が言うと説得力あるね．そういうことでしょっちゅう救急室にくる喘息の子ってウザいね．」

■この事例の問題点

優秀な指導医 B 先生．カリスマ的存在なのであろう．その観察の視点は間違っていないのかもしれない．しかし患者も診療所も本当にいつも「皆なっとらん」のだろうか．そしてその話を「いきなり」患者にして，事情も聴いてもらえなかった患者は納得したのであろうか．また患者は批判されたその患者のかかりつけの医師に対して，どういう気持ちを抱いたのであろうか．「優秀」と研修医たちが一目おいているその「優秀」とは的確な重症度判定と初期対応ができる知識・診察技能 (Technical Intelligences) を群を抜いて持ち合わせていることは間違いなさそうだ．その「優秀」さがずばぬけているだけに，患児と保護者に腹を立て，のっけから来院の理由を聴かない解釈モデルを無視した対応（Intellectual/Emotional Intelligences の欠損），欠席裁判としての近医の批判で同業者に敬意を払わない態度 (Personal Intelligence の欠損) は，どうやら大変強い Hidden Curriculum として (いつもしょっちゅう来る気管支喘息の児と保護者の話は聴かなくていい，近医は敬意を払わず平気で批判してよく，多くの場合その患児は発作時に自施設ではなくその近医をまた受診するであろうことは考えなくてよいと，決して明文化されることなく) 教えられてしまったようだ．

■医師の人間性の涵養について

Professionalism(職業人として正しくある，その在り方，人間性)は学べるのか，この問いには誰もが，「学べる，しかし，“学ぶ潜在能力のある者”が，試行錯誤を繰り返しながら，格別に時間をかけて(極論すれば医師人生のすべてをかけて)学んでゆく」と異論なく答えるであろう．そしてこの消費者主義の世の中にあって，医師の人間性には社会の厳しい目が常に向けられ，Professionalism について“学ぶ潜在能力がない者”までもカリキュラムに迎え入れて育てる余裕は我々にはない．

■卒前・卒後の医学教育への選抜の見直しの重要性

前項の状況を反映して，昨今学生・研修医の医学教育への選抜において，認知領域を評価する筆記試験以外に，非認知領域の能力とくに態度・人間性を評価することの重要性が増している[1)]．その最も効果的な方法とされるのが選抜面接である[1)]．

選抜面接を含む選抜試験においては，医学教育へ候補者を導入するいわゆる「入口評価」と考え，評価法としての科学性の検証することは喫緊の課題である

■ Best Evidence Selection Practice

以下の5つが，選抜法の科学的な実施の重要な柱となる[1)]．

1. その組織・職場で必要とされる能力と資質の分析・同定 (Job Analysis)

現在の医学教育の潮流をなす「アウトカム／コンピテンシーに基いた教育」＊ではカリキュラムの修了時に学習者あるいは研修者が修得しているべき能力と資質として，例えば卒後医学教育では米国卒後教育認証協議会 (Accreditation Council for Graduate Medical Education, ACGME) ＊の6つのコンピテンシー選抜法にもこの枠組みを用いることが妥当となる．

2. 選抜法の開発と実施

候補者の非認知領域，Professionalism を評価するのに適している面接試験について述べる．1つの面接室(ステーション)において単数または複数の面接官が，「志望動機」「長所と短所」「課外活動・趣味・余暇の過ごし方」などの面接項目をランダムに用いて候補者の人物像を印象評価する従来法は，評価法としての科学性に乏しい[2)]．そこで面接を構造化＊する，すなわち，採用後に期待される職務内容の分析 Job Analysis を十分に行い，複数の面接官と多くの質問項目を用意し，どの被評定者にも同じ質問をすることで評定者間信頼性の改善など一定の成果が得られている．

3. 面接法の信頼性の検証

信頼性とは測定したい対象(能力・資質)をある評価法で測定したときの再現性の度合いのことである．現在は，評定者，被評定者，評定項目，それら同士の関係性などの複数の誤差が入り込むことを考慮して，これらの個々の分散推定量を分散分析を用いて計算する一般化可能性理論[3)]を適用することが推奨される．

4. 受容性と実行可能性の検証[1)]

候補者と面接官双方の受容性(公平性)の調査は極めて重要である．またいかに科学的な選抜法であっても実施者・受験者が実行可能と認識できなければ絵に描いた餅となる．両者は選抜試験直後にその試験をどう受け止めたかを質問紙法により量的・質的に分析される．

5. 予測妥当性[1)]

妥当性とは，その評価法が意義あるものか，すなわちその評価法が「被評価者の能力を測定するのにふさわしいかどうか」の度合のことである．予測妥当性は，選抜試験が，どの程度入学・入職後の学生あるいは研修医の発揮する能力・資質の評価と相関するかを検証する．

■マルチプル・ミニ面接法 (Multiple Mini-Interviews, MMIs)

現在最も多用されている構造化採用面接法は Structured Panel Interviews(SPIs) と呼ばれ[4)]，単一の面接の場(ステーション)で，固定された複数の面接官が決められた項目の質問を行って候補者を評価するが，以下の2点が問題となる．第1は，評価すべき能力の文脈特異性である．あ

る特定の状況(文脈)にて発揮される能力は文脈毎に異なる(特異性)ことがわかっており，SPIで1つの文脈に限って複数の能力の判断をすることは危険である．第2は，面接官が陥りやすいHalo効果など第一印象バイアスの存在である．

MMIはこれらを克服する手段として2004年にEvaらが開発した，医学部入学試験における選抜面接法である[5]．本法は，ステーションをみたい能力別に7～12設け，1つのステーションにおいて，通常面接官は1人が，1つの能力に関する質問を1つだけを行う．受験者は客観的構造化臨床試験の形式で各ステーションを合図とともにローテーションしてゆく．現在，開発後10年以上が経過し，卒後教育への選抜への適応も多く試みられている．本法は十分な信頼性・受容性・予測妥当性が証明されているが，多くの候補者を対象とする卒前教育への選抜に向いているため，卒後のMMIではステーション数確保など実行可能性が問題となる．最近では1つのステーション内での質問形式の標準化の分析も進んでいる[6]．

■ Situational Judgment Tests(SJTs)[7]

実臨床で遭遇する倫理的なジレンマを含んだ事象を提示し，それに対する妥当と思われる行動を選ぶ多肢選択問題で，英国の初期臨床研修への選抜やGeneral Practiceの専門研修への選抜において，応募者の1次試験として行なわれ，高い信頼性と予測妥当性を示すが，単独使用では受容性に難があり，構造化面接試験，MMIに併用して用いられる．

■ Professionalism 学習の Key Point

- ○ Professionalismは学習可能であるが学習可能な潜在能力が必要である．
- ○ Professionalismの潜在能力を科学性のある方法で卒前・卒後の医学教育への選抜時に評価することは大変重要である．
- ○ 科学性のある選抜には，その教育カリキュラムで育てたい医師の能力と資質の十分なJob Analysis，その枠組みでの構造化選抜法の開発と実施，その信頼性・受容性・予測妥当性の検証と改善が必須である．
- ○ 現在のところ構造化面接試験(Personal Interview)，MMI，SJTがProfessionalismの潜在能力を評価できる選抜試験として一定の評価を得ている．

用語解説

＊アウトカム/コンピテンシーに基いた教育： Outcome/competency-based educationはHardenにより提唱された21世紀の医学教育の潮流．そのカリキュラムの終了時点で医師が持つべき能力と資質をあらかじめ明確に設定して教育を計画する教育理念．

＊ ACGME： ACGMEは第3者機関として米国の卒後医学教育のすべてのカリキュラムの認証を行い，その品質の担保の役目を担う．基準をみたさないカリキュラムの研修医の採用停止権を持つ．

＊構造化：「構造化」とは「客観化」ではなく，主観的な面接試験であっても同じ評価の枠組みを用い，すべての候補者に同じ質問をし，評価票を統一して用いるなどの標準化をさす．

引用文献

1) Swanwick T, editor. Understanding Medical Education. Evidence, Theory, and Practice. 2nd edition. Chichester, UK: Wiley-Brackwell, p403, 2014.
Chapter 28 で Patterson らが選抜における非認知領域評価の重要性を強調

2) Kriter CD, Yin P, Solow C, Brennan RL. Investigating the reliability of the medical school admissions interview. Adv Health Sci Educ Theory Pract. 2004;9(2):147–59.
著者らは米国医学部入学の際の面接試験の信頼性が乏しいことを証明

3) 三浦省五，前田啓朗，山森光陽，他．英語教師のための教育データ分析入門．大修館書店，82p, 2004
英会話テストの信頼性の検証における一般化可能性理論の適応を解説

4) Prideux D, Roberts C, Eva K, et al Assessment for selection for the health care professions and specialty training: consensus statement and recommendations from the Ottawa 2010 conference. Med Teach. 2011;33: 215-223.
選抜面接は必ず構造化する必要があることをコンセンサスとして推奨

5) Eva KV, Rosenfeld J, Reiter HI, Norman GR. An admissions OSCE: the multiple mini-interview. Med Educ. 2004;38(3):314-326.
現在主に卒前選抜に欧米で広く用いられている MMI のオリジナル論文

6) Yoshimura H, Kitazono H, Fujitani S, et al Past-behavioural versus situational questions in a postgraduate admissions multiple mini-interview: a reliability and acceptability comparison. BMC Med Educ.2015;15:75
ステーション内の質問形式を仮定の状況設定と過去の経験に分けて検討

7) Patterson F, Rowett E, Hale R, et al The predictive validity of a situational judgement test and multiple-mini interview for entry into postgraduate training in Australia. BMC Med Edc. 2016;16:87
SJT の高い信頼性と 1 次試験として MMI に加えることでの妥当性を報告

参考文献

① Powis D. Selecting medical students: An unresolved challenge. Med Teach. 2015;37:252-260.

② Patterson F, Knight A, Dowell J, et al How effective are selection methods in medical education? A systematic review. Med Educ. 2016;50:36-60.

③ Harden RM, Laidlaw JM. Essential skills for a medical teacher. 2nd ed. Elsevier,253p, 2017

④ Roberts C, Khanna P, Rigby L, et al Utility of selection methods for specialist medical training: A BEME (best evidence medical education)
systematic review: BEME guide no.45. 2018;40(1):3-19.

特集論文 14

日本人医師のプロフェッショナリズムと武士道精神

Bushido and medical professionalism for Japanese doctors

錦織 宏
Hiroshi Nishigori, MD, MMEd, PhD

名古屋大学大学院医学系研究科総合医学教育センター
Center for Medical Education, Graduate School of Medicine, Nagoya University
京都大学大学院医学研究科医学教育・国際化推進センター
Medical Education Center, Graduate School of Medicine, Kyoto University

〒466-8560 名古屋市昭和区鶴舞町 65
E-Mail:hiroshi.nishigori@gmail.com

提言

- 欧米におけるプロフェッショナリズムの議論の土台に医師憲章がある
- 日本人医師のプロフェッショナリズムを考える際に武士道がその一つのモデルとなりうる
- 働き方改革について議論する際，武士道精神はその参考になる

要旨

2002 年に発表された Millennium Charter（医師憲章）をきっかけに，国際的に，医師のプロフェッショナリズムに関する議論が活発化した．西洋発の概念の無批判な輸入に対して批判的かつ建設的な見解を述べるため，日本人医師のプロフェッショナリズムを考える際に日本固有の倫理規範の一つである武士道がそのモデルとなりうる，とする武士道プロフェッショナリズムを提唱した．その後，いくつかの意見や反論を含めて，国内外で議論が喚起された．医師の働き方改革が注目される今日，医師のプロフェッショナリズムを考える際に，武士道精神について議論することはその一助となる．

Highlight

Bushido and medical professionalism for Japanese doctors

In 2002, the ABIM Foundation, in conjunction with the ACP Foundation and the European Federation of Internal Medicine, authored Medical Professionalism in the New Millennium: A Physician Charter. It has produced active discussions around the professionalism of physicians ever since. The author wanted to describe a critical and constructive opinion against the uncritical import of concepts from the West. Instead the author proposed the Bushido Medical Professionalism. Bushido is one of the ethical rules of Japan and can be a model of medical professionalism. After that, some discussions have been made including pros and cons in Japan and abroad. Doctors' work-style reform has been seen in the spotlight these days , so it is useful to discuss the Bushido spirit when thinking about the professionalism of physicians.

Key Words：日本人・武士道・プロフェッショナリズム

■日常臨床に潜む Hidden Curriculum

20 世紀後半から国際的に医学教育者の関心を引きつつあった医師のプロフェッショナリズムに関する議論の重要性を決定づけたのは，おそらく 2002 年に Lancet および Annals of Internal Medicine 誌に同時掲載された Millennium Charter（以下，医師憲章）であろう[1,2]．米国における新自由主義的な医療制度や英国の総合診療医 (GP) ハロルド・シップマンによる殺人事件などの影響がこのテーマへの関心の背景にあると考えられるが，ヒポクラテスの誓いの 21 世紀版ともいえるこの医師憲章が西洋の主要な医学系学術誌に掲載されたことで，日本でもこの頃よりプロフェッショナリズムに関する議論が非常に活発に行われるようになったように認識している[3]．医師の職業倫理については，それまでの本邦においても日本医師会の職業倫理指針などで取り上げられてはいたが[4]，欧米のこのプロフェッショナリズムの議論の潮流に対して多くの研究者が付和雷同したことは，日本辺境論で内田樹氏が述べている日本人の傾向となんら矛盾しない[5]．別な言い方をすれば，プロフェッショナリズムというカタカナ語が西洋からのやって来た黒船のように扱われ，「日本の医学教育ではプロフェッショナリズムに関する議論があまりない」というような論調が語気を強めていた時代が日本の医学教育の現代史には存在する[3]．

個人的なナラティブになるが，私の市立舞鶴市民病院内科における初期臨床研修は，今日厚生労働省が推し進める「働き方改革」の方向性とは全くもって異なるものであった．月曜日から金曜日まで基本的には病院に寝泊まり．毎朝 5 時半に起きて有志でワシントンマニュアルの勉強会を行い，6 時半から病棟での回診．昼間は大リーガー医による症例検討会などで勉強しつつ，深夜に業務を終えて病院内でソファーなどの「空床」を探して眠りにつく一日は，厳しくも充実した日々であった[6]．唯一解を持たない学問である医学教育学分野の研究者である私は，この研修スタイルが「正しい」と主張することをとうの昔に止めてしまっているが，なぜこの日々が充実していたのか，という問いについては，研修を終えて医師 20 年目を超えた今も引き続き関心を持ち続けている．時間給にして 700 円程度のブラック企業的な勤務の中で，なぜ私の体では（根拠はないが）エンドルフィンが分泌されつづけていたのか，という問いは今も私の研究活動の中心にある．

そんな私が，上記のような環境で，患者さんに直接役に立つ医師という仕事にナルシスティックに溺れていた頃，医学教育に関連する学術界の面々が上記のように日本におけるプロフェッショナリズムに関する議論の不足について主張するのを聞いて，驚愕に色を失ったことは記憶に新しい[3]．

米国から来訪していた大リーガー医から「君たちの献身的な働き方には非常に感銘を受ける」としばしば言われていたのみならず，自分たちの周りにも高いプロ意識で患者さんたちのために全力を尽くす医師が圧倒的に多数派だと感じていたからだ．また 2000 年代に英国留学を経験し，日英の医師の労働倫理の差を目の当たりにして，この考えはさらに強化された[7]．そして，英語圏で発信された論文が Evidence という名の下に，フーコーの言う「知の権力」を持つことを知ったこともあり，現場で汗水垂らして働いている医師たちの労働倫理をどのように英語で世界に発信すればよいのか，という問いを立てるに至った．加えて，医師憲章の著者が論文中に”Does this document represent the traditions of medicine in cultures other than those in the West?”と問いかけていたこともあり，それに対する返答を書いてみようと思った[2]．

米国医学教育学会誌である Academic Medicine 誌に 2014 年に掲載した”Bushido and Medical Professionalism in Japan”論文において，武士道の中でも新渡戸武士道を採用した一つの理由は上記のような背景にあり，またこの論文は本来，主に西洋の読者を対象に書いたものである[8]．同論文で述べたのは，日本人医師のプロフェッショナリズムを考える際に日本固有の倫理規範の一つである武士道がそのモデルとなりうる，という主張であり，これはまた武士道プロフェッショナリズムという概念の提案という側面も持っていた．医師憲章に書かれた内容と新渡戸武士道にある７つの徳目（義・勇・仁・礼・誠・名誉・忠義）とを比較して，類似した概念が東洋と西洋とで異なる言葉で表現されていることを示した議論には，ソシュールの述べたシニフィアン（signifiant）・シニフィエ（signifié）の概念も助けとなった．また小さいながらも現役の臨床医を対象とした調査結果も加えたことで，今日の文脈においてもこの議論がある程度有効であることを示した．

その後，同論文の日本語解説論文を日本医学教育学会誌に掲載したことがきっかけとなって，武士道プロフェッショナリズムに対する異見や反論をいくつかいただいた．総合診療医である野村は，武士道は明治期に「創られた伝統」であるとし，保護・公平・自由の道徳性を重視するためには商人道がより相応しいと主張した[9]．また感染症医である岩田は，野村の主張を退ける形で「武士道のプロフェッショナリズムへの適応は可能」とし，評価という行為がプロフェッショナリズム教育におけるアポリアであると論を展開した[10]．

一方で病理医である向所は「仁」を強調し，武士道よりもむしろ孔子の教えこそが，日本人医師のプロフェッショナリズムの参考になると主張した[11]．そして文化人類学者の飯田は，武士道プロフェッショナリズムを本質主義的であるとし，多様性の排除につながると批判した[12]．また国外においては，シンガポールの家庭医である Lee が，プロフェッショナリズムを論じる際に儒教のルーツも含めた歴史を振り返ることの重要性を説いている[13]．

そもそも「プロフェッショナリズムという概念には一意的な定義が存在しない」こともあり，このような議論がおこることは当然と言ってよく[10]，また私も，武士道プロフェッショナリズムを読者も含めた医師や医学生に過度に押し付けるつもりは全くない．一方で，本誌のテーマである「プロフェッショナリズムの教育と学習」について考察するとなると，医学生や研修医が「何を学んでいるのか？」や「何を学ぶべきなのか？」，指導医が「何を教えるべきなのか？」といった問いが立ってくるため，これらに対するある程度のコンセンサスが必要になってくる．倫理や道徳の教育の難しさについては屋上屋を架すつもりはないが，現場では所謂「困った研修医や医学生」への対応に苦慮している指導医からの相談を受ける機会が多いこともあり，近年，アンプロフェッショナルな行動をとる医学生や研修医の教育・評価に関心を持つようになった．武士道的に言えば「義に反する」医学生や研修医をどうするか，ということになるであろうか．

現在，私の所属する京都大学医学部医学科では，臨床実習において，アンプロフェッショナルな学生の評価を 2014 年より実施している．この制度では，「アンプロフェッショナルな学生」を「診療参加型臨床実習において，学生の行動を臨床現場で観察していて，特に医療安全の面から，このままでは将来，患者の診療に関わらせることが出来ないと考えられる学生」と定義し，該当すると考えられる医学生がいた場合，指導医の判断で，自由記載式のレポートを委員会に提出してもらっている．複数の指導医からアンプロフェッショナルと評価された場合は，特別指導が行われることになったり，これまでの臨床実習の合格が全て取り消されたりすることもある．また Web サイト上に「アンプロフェッショナルな学生の例」を示すことで，どのような行動がアンプロフェッショナルと評価されるのかについて学生や教員に伝えている[14]．このアンプロフェッショナルな学生の評価は，平成28年度版医学教育モデル・コア・カリキュラムに掲載されたこともあり[15]，今後，このような評価を実施する大学は増えるかもしれない．その際，一意的に定義できないアンプロフェッショナルな行動について，学内や院内で十分な議論がされることを期待したい．そしてこれこそが，私が武士道論文で伝えたかったことである[8]．

上述した「働き方改革」の潮流は今日，医療の世界にも押し寄せて来ており，福井の「『自分の時間は患者のもの』は通用しなくなった」という言葉からは，まさに今，日本人医師のプロフェッショナリズム，特に利他主義について再考する必要性があることを伺わせる[16]．本稿で述べた武士道プロフェッショナリズムが，日本人医師のプロフェッショナリズムの今後のあり方について考える際の一助となることを期待する．

引用文献

1) Medical Professionalism Project. Medical professionalism in the new millennium: a physicians' charter. Lancet. 2002;359:520–522.
2) Medical Professionalism Project. Medical professionalism in the new millennium: a physicians' charter. Annals of Internal Medicine. 2002;136:243–246.
3) 大生定義．プロフェッショナリズム総論．京府医大誌．2011;120(6);395-402
4) http://dl.med.or.jp/dl-med/teireikaiken/20161012_2.pdf
5) 内田樹．日本辺境論．2009. 東京．新潮社．
6) 松村理司．地域医療は再生する－病院総合医の可能性とその教育・研修．2010. 東京．医学書院．
7) Nishigori H, Otani T, Uchino M, Plint S, Ban N. I came, I saw, I reflected: a qualitative study into learning outcomes of international electives for Japanese and British medical students. Medical Teacher. 31: e196-e201. 2009.
8) Nishigori H, Harrison R, Busari J, Dornan T. Bushido and medical professionalism in Japan. Academic Medicine. 89 (4) : 560-563. 2014.
9) 野村英樹．日本の医のプロフェッショナリズム－武士道または Bushido という『作られた伝統』からの脱却－．医学教育．2015;46(2):136-141
10) 岩田健太郎．「武士道」のプロフェッショナリズムへの適用可能性と「他者の目」．医学教育．2015;46(4):373-378
11) 向所賢一．日本人医師のプロフェッショナリズムは，武士道か，商人道か，それとも仁か？医学教育．2016;47(3):179-183
12) 飯田淳子．武士道プロフェッショナリズムと本質主義について．医学教育．2016;47(6):377-380
13) Lee Kheng Hock. What does the Samurai and the Doctors have in common? The College Mirror. 2015;41(1):10-11
14) http://cme.med.kyoto-u.ac.jp/sd/unprofessional.pdf
15) http://www.mext.go.jp/component/b_menu/shingi/toushin/__icsFiles/afieldfile/2017/06/28/1383961_01.pdf
16) 聖路加国際病院院長福井次矢氏に聞く「『自分の時間は患者のもの』は通用しなくなった」．日経メディカル．http://medical.nikkeibp.co.jp/leaf/mem/pub/report/t291/201705/551216_2.html

特集論文 15

医師のプロフェッショナリズムとがん医療

Cancer care from the view point of professionalism of physicians

勝俣 範之
Noriyuki Katsumata, MD

日本医科大学武蔵小杉病院 腫瘍内科
Department of Medical Oncology, Nippon Medical School Musashikosugi Hospital

〒211-8533 神奈川県川崎市中原区小杉町１丁目３９６
E -Mail: nkatsuma@nms.ac.jp

提言

- 「SPIKES」を使ったコミュニケーションスキルトレーニング（CST）は有用である.
- コミュニケーションスキルは，本当に日々の鍛錬そのものでもある.
- 医師のプロフェッショナリズムの追及は，患者とともにある.

要旨

がん医療の場合には，病状，治療内容のみならず，生死に関わる情報まで伝えなければならないため，患者にとってよりつらく，ショックが大きい内容になるため，よりきめの細かい特殊なコミュニケーションスキルが必要になる.

患者さんとのコミュニケーションに悩んでいた私を救ってくれたのは，国立がんセンター東病院の精神腫瘍科ではじまった「SPIKES」を使ったコミュニケーションスキルトレーニング（CST）に参加したこと（2005 年頃）であった. 実際にセミナーに参加し，得たものは“目からうろこ“の連続であった. コミュニケーションスキルは，本当に日々の鍛錬そのものでもあると思っている. いまだに失敗の連続である.

エビデンスを追求するのは，方法論も確立されていて，それほど難しいことではないように思われる. 患者とのコミュニケーションは，スキルを越えて，人間どうしの出会いの場でもあり，新しい発見や学びの場でもある. 医師のプロフェッショナリズムの追及は，患者とともにあり，ウィリアム・オスラーの「われわれは，患者と共に学びを始め，患者と共に学びを続け，患者と共に学びを終える」との言葉が身に沁みるようになった.

Highlight

Cancer care from the view point of professionalism of physicians

In cancer care, physicians have to inform to patients not only their symptoms and treatment options but matters dealing with of life and death. It may often bring a sever shock to patients; therefore physicians must master finer and more specific skills for communication. I was worried about my communication skills with patients, then I took part in the training of communication skills using the methods of SPIKES (S: Setting, P:Perception, I:Invitation, K:Knowledge, E:Emotion, S:Strategy ／ Summary) which was started in the department of medical oncology, National Cancer Center East from around 2005. There I awakened to the truth. I deeply realized that the communication skills should be mastered by training every day. Still I can' t perform those skill perfectly.
It seems rather easier to pursue evidence because the methods are now established. On the other hand, the communication with patients is beyond the simple skills, rather it is the place of meeting between human beings, also it is the place of new findings or discoveries. Physicians' pursuit of professionalism should always be together with patients. To quote William Osler, "We start to learn with the patient, continue to learn with the patient, finish the study with the patient." These words resonates with me very much indeed.

Key Words：SPIKES, コミュニケーションスキル

■日常臨床に潜む Hidden Curriculum

がん医療の進歩は目覚ましいものがあり，近年では，がんの全ゲノム解析が完了し，がん患者から得られた組織のゲノム解析が次世代シークエンサーにより，簡便に行うことができるようになった．それにより，個人のがんゲノム情報に合致した分子標的治療を行うとする“Precision Medicine”が世界的に主流になろうとしている[1]．

がん医療の発展による一方で，医師から，「治療しなければ，余命は3か月で，不安になり，民間療法を受けたいと言ったら，“当院での治療拒否とみなすので，二度と来ないでくれ”と冷たく言われた」とか,「末期がんとなり，病院から“もう治療はできない”と追い出された」などと言われて困惑したなどという患者からの声は，よく耳にする話である．

がんの生存率は確かに向上し，1960年代には，がんの5年生存率は25％程度であったものが，2016年の統計では，62.1％となった[2]．ただ，生存率は向上したとはいえ，依然として，約4割の患者は，治癒できない状況であり，再発がなく治癒したと思われる患者でも，精神的・身体的合併症が残り，社会復帰が困難な状況にもなっている．がんに罹患した患者の離職率が高いことも最近では，社会問題にもなっている．1985年に，米国のミュラン医師は，自らが縦郭のセミノーマに罹患し，治療を受けた経験から，“生存率の向上を目指すばかりで治療が引き起こす諸問題を顧みないのは，先進技術を使って溺れる人を水から引き揚げたあと，咳きこんで水を吐くその人をそのまま放置しているようなものだ”とをNew England Journal of Medicineに寄稿している[3]．

我々は，がんの生存率向上以外に考えることがあるのではないだろうか，ということである．

■がん診療と，EBM(Evidence-based Medicine), NBM(Narrative-based Medicine)

EBM（Evidence-based Medicine：科学的根拠に基づく医療）が1991年にカナダの膜マスター大学のGuyatt医師が提唱[4]してから，20年以

上が過ぎた．EBM がいまだに誤解されているところは，EBM は目の前の患者さんを無視した冷たい医療である，EBM は少数例の患者を切り捨ててしまう，個別化を無視した医療であるとか，EBM はマニュアル医療をもたらし，個々の工夫がなくなる医療になる，といったところである．Sackett 医師による教科書には，「EBM の実践とは，エビデンスと医療者の専門性，患者の希望・価値観を統合することである」と記されており[5]，エビデンス重視で患者を無視してよいと言っているわけではない．すなわち，最善の医療をするには，科学的・医学的データ（エビデンス），医療者の専門性，患者の希望・価値観の３つの要素（最近では，これに，社会的・臨床的環境を入れて４要素とするものも見られる）を統合して最善の医療がつくられるというのである（**Box 1**）．科学的データとは，文字どおり，最善のエビデンスのことであり，ガイドラインやシステマティックレビュー，個々の医学文献などによるものである．医療者の専門性には，手術や診察法，コミュニケーション能力，チーム医療なども含まれる．患者の希望・価値観は文字通り，個々の患者の価値観であり，生活の質なども含まれる．

がん診療にこの３つの要素を当てはめてみると，この３つの要素のバランスを考えていけばよいと思われる．早期がんの場合は，医療の目標は治癒を目指すことである．この場合は，確立したエビデンス（標準治療）と選択肢があることが多いため，エビデンス重視でよいかもしれない（**Box 2**）．医療者の専門性もパターン化しやすいし，患者の希望・価値観も治癒を目指す点では比較的均一である．ただし，この場合も，患者の希望や価値観をまったく無視してよいことにはならない．患者の希望や価値観も比較的均一ではあるが，患者の希望も考慮しつつ，一緒に考えていくことが大切である．

進行・再発がんの場合はどうかというと．治癒は困難な場合が多く，医療の目標は，「より良い共存」を目指すこととなる．「より良い共存」を判断するのには，医学的データだけでは不十分である．がん患者の QOL（quality of life）を客観的に評価しようと，色々な評価指標は試みられてはいる（FACT，EORTC-QLQ30 など）が，QOL が，多面的・主観的側面をもち，ソフトなエンドポイントであるために，臨床研究での主要評価項目とはなりにくい．あくまで，臨床研究で用いられる QOL 指標は，参考的なデータにしかなり得ない．患者の QOL は，個人個人異なることに加えて，時間や環境，その時々の情報などによって，絶えず変化しているものであるので，画一的，均一なデータになりにくいのは当然である．この場合は，医療者の専門性としては，患者と適切なコミュニケーションを取ることにより，個々の希望・価値観をしっかりと評価し，それにエビデンスを参考にしながら，適切な医療は何であろうか？と患者と一緒に考えていくようなモデルが良いと思われる（**Box 3**）．医療者の専門性と患者の希望・価値観を重視した医療とは，NBM(Narrative-based Medicine) ということになる．

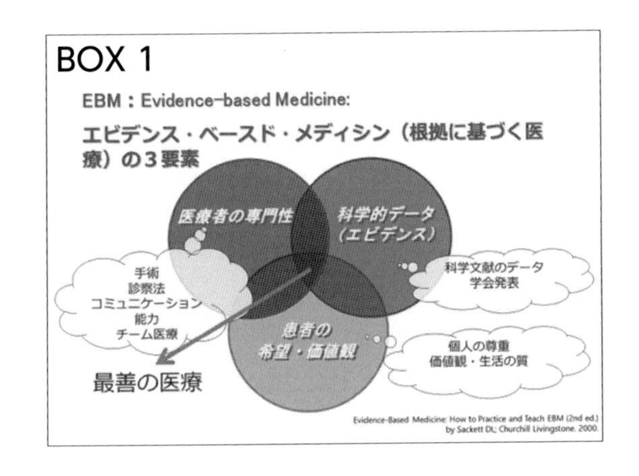

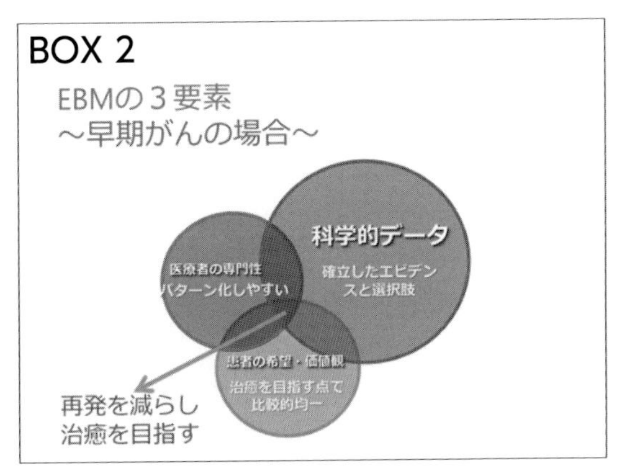

NBMは，1998年に英国のGreenhalgh（グリーンハル）医師により提唱された概念である[6]．NBMは，物語に基づく医療，対話に基づく医療などと言われるが，ひとり一人の患者には，自らの人生とともに，それぞれの疾患に対する物語りがあり，患者さんを疾患として診るのではなく，一人の人間として尊重して対応し，その物語を患者さんと医療者で共有していこうとするのがNBMの基本的な考え方である．

EBMとNBMは，日本では，あたかも対立した概念であるかのようにとらえる人が多いように見受けられるが，EBMとNBMは，対立する考え方ではなくて**Box 4**に示すようにお互いに補完し合うものである．医療がサイエンスとアートで成り立っているように，EBMとNBMは，医療の両輪をなすものであり，プロの医師として備えておくべき必須な要素であると考える．

■コミュニケーションスキルの重要性と医師のプロフェッショナリズム

患者と適切なコミュニケーションを取るために，コミュニケーションスキルが重要だと言われる．最近では，医学生教育にも，医療面接が必須な事項として取り入れられるようになってきた．がん医療の場合には，病状，治療内容のみならず，生死に関わる情報まで伝えなければならないため，患者にとってよりつらく，ショックが大きい内容になるため，よりきめの細かい特殊なコミュニケーションスキルが必要になる．がん患者とのコミュニケーションスキルは，精神腫瘍科医のBaileによって，初めて紹介された「SPIKESプロトコール」[7]が有名である．日本でも，日本版のSPIKESと言われる「SHARE」がつくられた．SHAREは，ランダム化比較試験によっても，コミュニケーション技術トレーニングを受けた医師の患者は，抑うつが減り，医師への信頼感が増したと，有用性が報告されている[8]．システマティックレビューでも，コミュニケーション技術トレーニングの有用性が示され[9]，ASCO(米国臨床腫瘍学会)は，2017年に，「がん医療に関わる医療者は，進行がん患者とのコミュニケーションスキルを習得をすべき」との診療ガイドラインを提唱した[10]．

私は，もともとコミュニケーションが苦手なほうだった．どちらかというと，一人でいるのが好きであり，いわゆる“オタク”の部類に入っていた．がんの専門医になり，がん医療のインフォームドコンセントについて，勉強したりもしたが，実際の現場は過酷であった．腫瘍内科医が診る患者は，治る患者ばかりではなく，術前後の補助化学療法も担当するが，ほとんどの患者さんは，進行がんであるか，遠隔転移のある再発がん患者さんである．患者は，つらい抗がん剤治療を受けた後，最終的には，皆亡くなっていく．そのような患者さんたちに対して，医師は，“がんが治らないこと”，“抗がん剤には限界があり，がんが悪化していくこと”“最終的にはがんで亡くなること”などをいろいろな場面で，伝えなければならない．

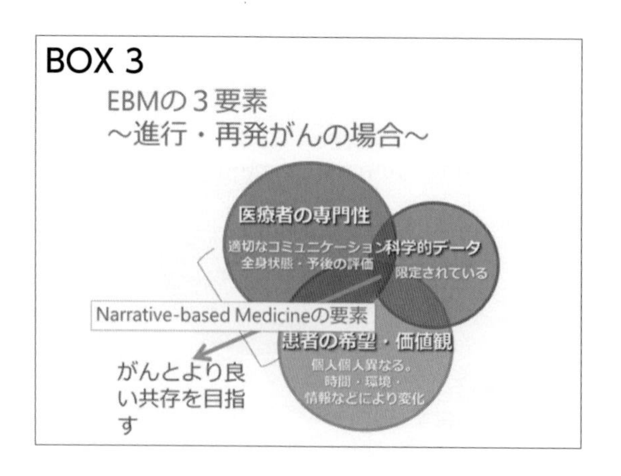

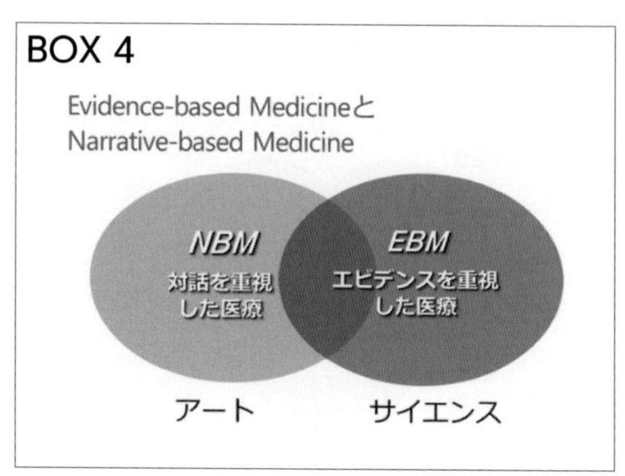

“真実を伝えること”は時に患者や家族を絶望に陥れることにもなる．かといって，伝えないことが，患者にとってよいことなのか，ジレンマに陥った．

患者さんとのコミュニケーションに悩んでいた私を救ってくれたのは，国立がんセンター東病院の精神腫瘍科ではじまった「SPIKES」を使ったコミュニケーションスキルトレーニング（CST）に参加したこと（2005年頃）であった．当初は，“スキルなんて，いかがなものか，人間性のほうが大事なのではないか”“演技でやっていても，患者さんには伝わらないのではないか”などと，半信半疑であったが，実際にセミナーに参加し，得たものは“目からうろこ“の連続であった．現在では，あの時よりは，ましになってきたとは思えるが，コミュニケーションスキルは，本当に日々の鍛錬そのものでもあると思っている．いまだに失敗の連続である．患者本人からの訴えがないからと，患者とよくコミュニケーションが取れていると思うのは間違いであり，後で，看護師から，「こんなことに悩んでいましたよ，先生に言えなかったようです」などと言われることもよくある．

エビデンスを追求するのは，方法論も確立されていて，それほど難しいことではないように思われる．患者とのコミュニケーションは，スキルを越えて，人間どうしの出会いの場でもあり，新しい発見や学びの場でもある．医師のプロフェッショナリズムの追及は，患者とともにあり，ウィリアム・オスラーの「われわれは，患者と共に学びを始め，患者と共に　学びを続け，患者と共に　学びを終える」との言葉が身に沁みるようになった．

文献

1) 厚生労働省．がんゲノム医療推進コンソーシアム懇談会．2017:http://www.mhlw.go.jp/stf/shingi/other-kenkou.html?tid=423605.
2) 国立がん研究センターがん対策情報センター．がんの統計．2016.
3) Mullan F. Seasons of survival: reflections of a physician with cancer. N Engl J Med 1985;313:270-3.
4) Guyatt GH. Evidence-based medicine. ACP Journal Club 1991;114:A-16.
5) Sackett DL. Evidence-Based Medicine: How to Practice and Teach EBM (2 n d ed.). Churchill Livingstone 2000.
6) Greenhalgh T, Hurwitz B. Narrative Based Medicine. BMJ Books 1998.
7) Baile WF, Buckman R, Lenzi R, Glober G, Beale EA, Kudelka AP. SPIKES-A six-step protocol for delivering bad news: application to the patient with cancer. The oncologist 2000;5:302-11.
8) Fujimori M, Shirai Y, Asai M, Kubota K, Katsumata N, Uchitomi Y. Effect of communication skills training program for oncologists based on patient preferences for communication when receiving bad news: a randomized controlled trial. Journal of clinical oncology : official journal of the American Society of Clinical Oncology 2014;32:2166-72.
9) Moore PM, Rivera Mercado S, Grez Artigues M, Lawrie TA. Communication skills training for healthcare professionals working with people who have cancer. Cochrane Database Syst Rev 2013:CD003751.
10) Gilligan T, Coyle N, Frankel RM, et al. Patient-Clinician Communication: American Society of Clinical Oncology Consensus Guideline. Journal of clinical oncology : official journal of the American Society of Clinical Oncology 2017;35:3618-32.

特集論文 16

「医療と教育でアジアを結ぶ」NPO 法人 Knot Asia について（医療技術・言語・西洋医学と東洋医学が国境を越える）

The activity of non-profit organization Knot Asia with Medicine and People: Tele medical surgical education, translation and collaboration between Korean medicine and western medicine will give us a better understanding of each other and will make us more global.

大村 和弘[1) 2)] Kyuseok Kim M.D.[3)]
Kazuhiro Omura M.D.

1) 東京慈恵会医科大学　耳鼻咽喉科
The Jikei University School of Medicine. Otorhinolaryngology Dep.

2) 獨協医科大学埼玉医療センター　耳鼻咽喉科
Dokkyo Medical University Saitama Medical Center. Otorhinolaryngology Dep.

3) Department of Ophthalmology, Otorhinolaryngology and Dermatology of Korean Medicine, College of Korean, Medicine, Kyung Hee University

〒 105-8461 東京都港区西新橋 3-25-8
E- Mail：kazuhiro.omura@jikei.ac.jp

提言

- NPO Knot Asia は，医療と教育を用い，患者を救うだけでなく，アジアの医者も救う
- 日本が国際化をして行く際に医師に求められている能力は，語学以外にもある
- 遠隔医療を用いて，日本の国際化に備える

要旨

「医療と教育でアジアを結ぶ」という目標を掲げた NGO Unite Asia が 2010 年に発足し，2016 年に新しいメンバーを加え NPO Knot Asia となった．この NPO を通じて東南アジア諸国，主にカンボジア・ラオスの耳鼻科医たちと遠隔医療システムを駆使し，鼻科学の領域の手術技術の共有を行っている．加えて訪日外客人が右肩上がりに増加している我が国において，「外客人に対して，遠隔医療システムを用いて，母国語で医療を受けることのできる国になる」ことを目標として遠隔医療通訳システムの開発を行っている．

日本の病院を受診する外国人の人数の増加に伴い，母国で様々な医療，特に伝統医療を受けている患者に遭遇することが増えている．伝統医学の知識を深めるため，遠隔会議システムで日本の医学生と韓医師学生をインターネットでつなぎ，実際の症例や Paper Patient に対するアプローチを伝統医学と西洋医学で比較をする症例検討会を 2013 年より行っている．

Highlight

Non-Governmental Organization Unite Asia started in 2010 to unite Asian countries through healthcare and education. It developed into Non-Profit Organization Knot Asia including new members. This NPO makes it possible for otolaryngologists in Southeast Asian countries, mainly Cambodia and Laos to use telemedicine actively and share surgical education for otolaryngology. Moving on, in Japan, visitors from abroad have greatly so increased year by year. Also Knot Asia is now working to develop a translation system of telemedicine in order to enable visitors from abroad to undergo healthcare using their native languages by means of the telemedicine system. Furthermore, foreigners who visit Japanese hospitals have increased recently so that Japanese physicians often encounter patients who have undergone various kinds of medical treatments, especially traditional treatments from their own countries. Therefore Knot Asia, in order to understand traditional medicine more deeply, tries to connect students of Japan and Korea through the Internet using teleconference systems. Since 2013, through teleconferences, students have been learning approaches for real and hypothetical patients through comparing the traditional medicine and Western medicine.

Keywords：国際医療・遠隔通訳・遠隔医療・技術協力・医療教育

はじめに

私は大学人として耳鼻咽喉科領域に携わるかたわら，2010 年に【NGO Unite Asia：手をつなごうアジア】を設立し，開発途上国の医師・医療従事者と共に，耳鼻咽喉科に関する医療技術（手術手技を中心）の共有をしている[1]．

その方法の一つは，現地に直接赴き，手術指導する方法．二つ目は，遠隔医療システムを用い，症例の相談や手術前・術後の問題に対して内視鏡画像や CT 画像を含めた診察情報共有する方法．三つ目は，日本に医師を短期または３か月から６か月と中期的に呼び，集中的に手術技術を教育する方法である．手術技術の共有に関しては，【自分の国の患者は，自分達で治療する】ということをキャッチフレーズにして，調査期間を含め 2010 年より 2019 年現在まで毎年続けており，アジアから我々の団体を通じて来日した医者は計 26 名，現地へ訪問した日本人医療従事者ののべ人数は 65 名である[1)－3)]．

これらの医療技術協力の活動に加え，2013 年に学校法人嶋田学園飯塚高等学校の英語講師であり，教育を通じてアジアをつなぐという志をもつ，高橋義彦氏が活動に加わった．彼の尽力により，2016 年には訪日外国人や海外で暮らす人々が，世界中どこでも安心して母国語での医療を受診できる世界の創造を目的とした，【NPO Knot Asia：医療と教育でアジアをつなぐ】を設立した[3]．これにより，手術技術共有に加え，今まで部分的に活用していた遠隔医療システムを最大限に活かした医療通訳システムや，遠隔教育の分野への活動を広げることができた．今回は，NPO Knot Asia の活動内容の紹介を通じて，日本が国際化を推進する一方で，直面して居る外国人患者に対する医療通訳の問題，伝統医療の理解の問題やそれに対する解決策の一部として我々が考える方法を紹介する．

■日常臨床に潜む hidden curriculum

事例

救急救命科である原賀先生は，ここ数年で街に外国人が増えていることに加えて，外来診療でも外国人の患者さんが増えてきていると感じている．

以前は，旅行者の受診が多く自分の英語の練習にと，辞書片手に一生懸命身振り手振りを交えて診療を行っていたが，外国人患者の人数が増えるにつれ，英語も通じにくく，患者の言っていることが理解できない(コミュニケーションギャップ)機会が増えてきた．加えて，患者が母国で受けている医療が，西洋医学でない国もあることも知り，東洋医学などの伝統医療の知識も必要なのではと感じている．

問題点：日本政府が訪日旅行促進事業（ビジット・ジャパン事業）として2003年より日本のプロモーションを開始し，2013年に当初の目標であった年間来日外国人観光客数1,000万人を達成した．2015年の年間観光客数は，2003年の531万人と比較し3倍以上の1,800万人を越え，2020年のオリンピックまでに2,000万人，そして最終的には3,000万人まで増やす目標に向けて，観光庁が戦略を練っている．そのかいあり，日本政府観光局(JNTO)の報告では2017年の訪日外国人数は28,690,900人となった[4]．しかしその一方で，訪日外国人数の急激な増加に伴い，病院への受診を余儀なくされる患者も増加している．こうした患者に適切に対応できるシステムを持った病院は未だ少ない．

日本医療教育財団が行っている，外国人患者受け入れ医療機関認証制度で認証されている医療機関も，2018年2月の時点で，東京都：9病院，私の所属していた埼玉県ではわずか1病院のみである．特に突然疾病が発症し，医療者にも患者にも様々な意味で余裕の少ない時間外救急外来での対応は，日本語を母国語としている医療従事者と患者の間でもコミュニケーションが難しい．第二外国語で英語をしているアジア圏の患者たちとの，医師と患者のコミュニケーションギャップは特に大きく，医師・患者双方において余計なストレスがかかる状況となり，場合によって重大な不利益をもたらす可能性がある．

課題

私が2011年に行った東京慈恵会医科大学附属病院の救急外来における医師-患者間のコミュニケーションギャップ調査の一部を紹介する．対象は日本語以外の言語を使用している外国人に対する医療を行った66名の医療従事者，外国人の診療後にアンケート調査を行った．出身国語の地域は患者の半数がアジア圏であった．1例の患者を除き，公的な医療通訳サービスや専門の通訳師の介入はなかった．その中で，「患者の言っていることをどのくらい理解できたか？」という問いの回答の平均は60%という値であった．

工夫

1) 遠隔医療通訳システムの開発

NPO Knot Asiaは，以前より共同で手術技術の遠隔指導システムの臨床研究を行っていたBORDERLESS Visionの佐々木春光氏，ソフトウェアキッチンの亀田冬樹氏と，遠隔医療通訳の分野においても共同臨床研究を行っている．2011年外国人患者とのコミュニケーションギャップを医療従事者にアンケート調査で行ったところ，6割しか患者の言っていることがわからないという結果になった[5]．この医療現場で存在する4割のコミュニケーションギャップを埋め，医療従事者にも患者にもより医療技術に専念でき，安全な環境を作ることを目標とした遠隔医療通訳システムの開発を行っている[6]．

医療通訳士の育成や取り扱いに関しての問題は，ここでは言及を控えるが，このシステムの導入が可能となれば，医療通訳士はライブ動画を用いて，医師の診察や患者の様子を見て医療通訳が可能となり，導入されている手書き入力機能を用い，画像や検査結果などに直接書き込みながら，情報を説明することができる(**Box 2 A-D**).

より少ない人員で効果的に全世界の患者や医療従事者へ母国語での医療を提供する可能性が広がる．

2) 伝統医療の理解のために行っている遠隔症例検討会

救急外来に来院した外国人患者のうち，アジア圏からの患者が約半数であり，祖国では伝統医学で日頃治療を行われている患者が多いことから，それぞれの国で西洋医学と同様に根付いている伝統医療への理解をする機会が必要であると考えた．伝統医療を理解する一助として，韓国の伝統医学である韓医学の分野で高名な慶熙大学校の准教授金先生と37年間日本の医学部予備校として多くの医学生を輩出している代々木メディカル進学舎 (以下 YMS) 代表 市川剛先生，株式会社マクロスジャパン代表取締役 河本英樹様に遠隔会議システム Eye Vision のご提供をいただき，日韓合同遠隔症例検討会を行っている[7]．

症例検討会は，NPO Knot Asia からは代表である著者がソウルの慶熙大学校を訪問し，慶熙大学校の現役韓医師，金准教授と司会進行をつとめる．対象者は，事前の募集に応募のあった高校生，医学生，現役医師で，日本からは北海道，関東，関西，九州地区の最大４拠点にある大学の医学生や薬学生が，韓国からは慶熙大学校の学生および現役韓医師が，５年間で計 104 名参加した (Box 1)．インターネットで各拠点をつなぎ，模擬患者（Paper Patient または実際の患者）に対する診察アプローチ（問診・身体診察・検査・治療の４つのパートに分けて）を進めて行く (Box 2A-D,3A-D)．

韓医学も西洋医学も患者を診察し，診断・治療を行うことにより患者の苦痛を和らげるという目標は一緒であるため，実際の患者にどのようにアプローチをして，診断や治療を組み立てて行くのかを，同一の患者を通じて直接比較することができるこの授業は，双方の医療を理解するうえで，非常に有用である．今年で５回目であるが，それぞれの医療を多方面から勉強することができるというコメントが多く寄せられている．

BOX 1 日本ー慶熙大学 遠隔講座

年度	テーマ	場所	症例	医学生	韓医学生	YMS 生
2017	腰痛	ソウル・東京・大阪・大分	Real Patient（実技含む）	6 名	4 名（韓医師 1 名）	12 名
2016	偏頭痛	ソウル・札幌・東京・大阪・大分	Paper Patient	16 名（薬学生 1 名）	5 名	12 名
2015	更年期障害	ソウル・東京・大阪	Paper Patient（実技含む）	2 名	2 名	11 名
2014	アトピー性皮膚炎	ソウル・東京	Real Patient	3 名	3 名	5 名
2013	アレルギー性鼻炎	ソウル・東京	Paper Patient	4 名	5 名	6 名
2012	韓医学を知る	ソウル・東京	－	4 名	4 名	-
				35 名	23 名	46 名

計 104 名

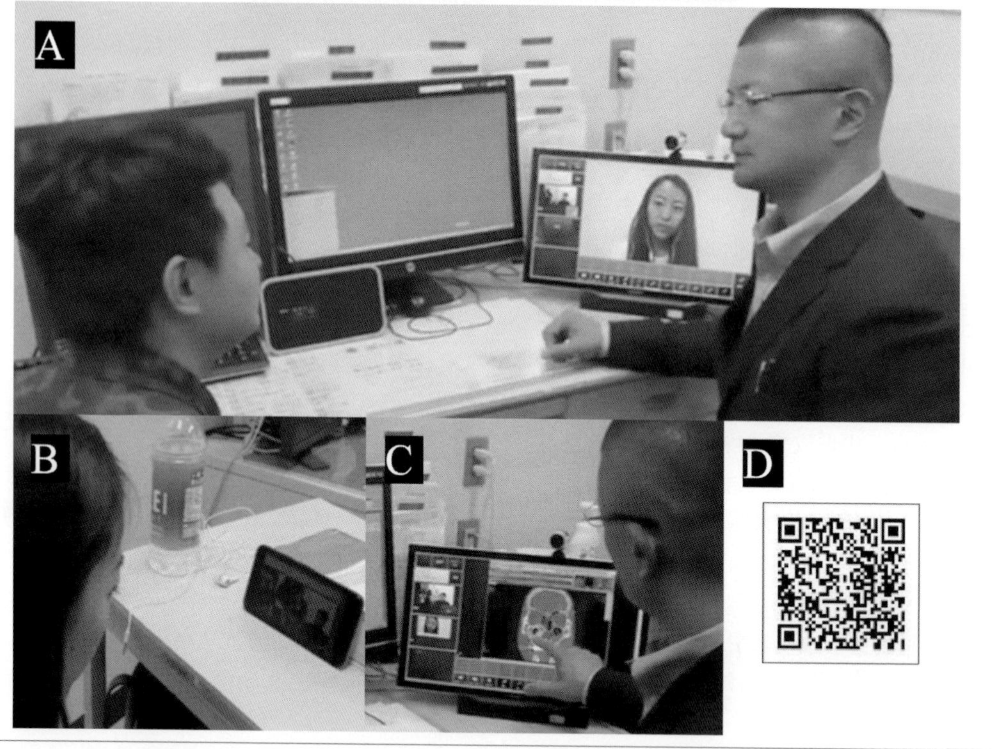

図説

Box 2　遠隔医療通訳システムの使用風景

A. 診察室の様子
　診察に使用する机に，患者と向き合う形でモニターを設置する．
　双方の希望に合わせて，顔の画像は適宜

B. 通訳士側の様子
　携帯電話で通訳が可能

C. 画像の説明
　画像システムとも連動しており，指で印を書き込むことも出来る
　「ここ・あそこ」などの説明も通訳士と共有することが出来る

D. QR code
　実際の動画は，こちらの QRcode からご覧ください

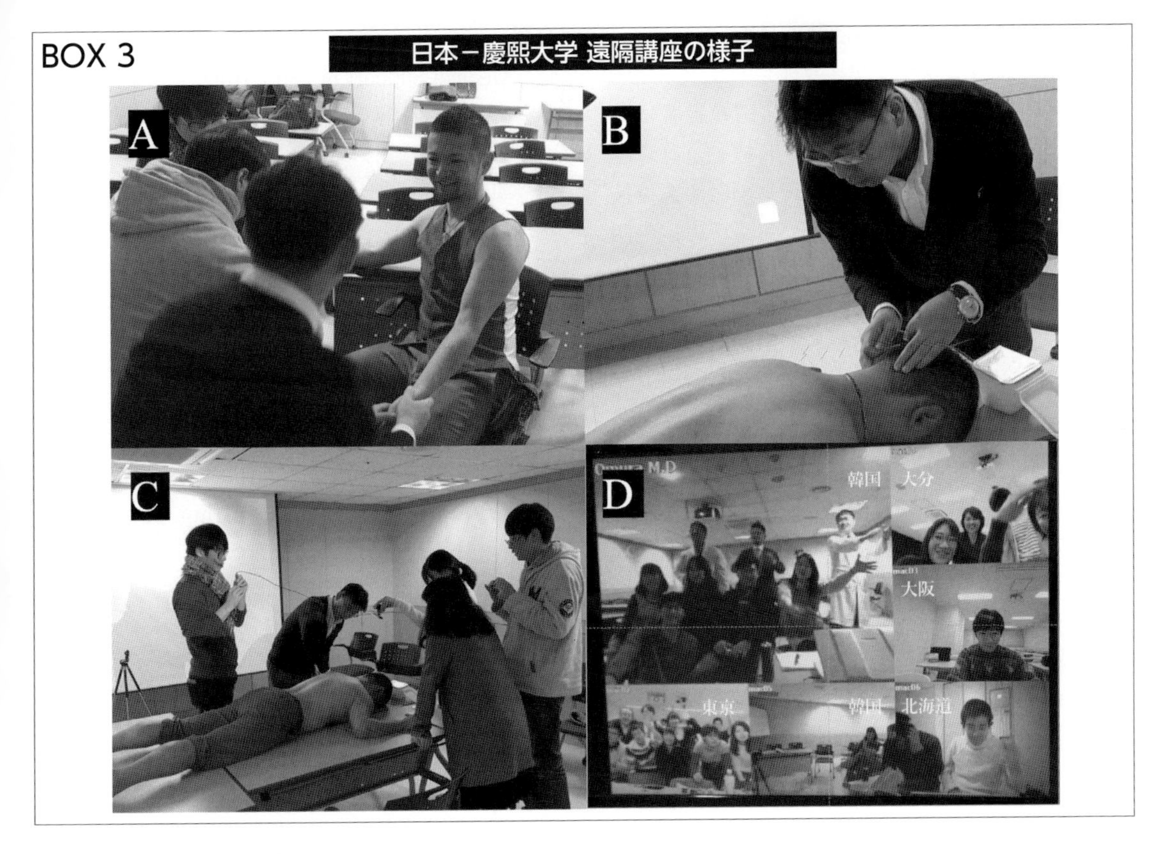

図説

Box 3　日本－慶煕大学 遠隔講座の様子

A. 筆者が実際の患者となり，金准教授と韓医学生が左右の手首で脈診を行う様子
B. 症例検討会の最後に，金准教授の治療方針を，実際の針を打ちながら説明する様子
C. 実際の針治療を行なったツボの場所を遠隔会議システムで日本の学生に伝えている韓医学生
D. 遠隔会議システムで日本と韓国をつないでいる様子

■ NPO Knot Asia の活動まとめ

- 2010 年よりカンボジア・ラオス・ミャンマーなどの東南アジア諸国に，「自国の患者はその国の医者がなおす」ことを目標に，耳鼻咽喉科の手術技術に特化し，現地の医師医療技術や研究技術の共有をしている．その国の明日の医療を支える人材育成を行っている．と同時に，日本国内からも多数の参加者を有志で募り，日本人医師がアジアの医療を知る機会も提供している[2)]．
- 遠隔医療システムを用いて，アジアの医師の教育を行っている
- 実際の手術技術の遠隔教育だけでなく，「訪日外国人や海外で暮らす人々が，世界中どこでも安心して母国語での医療を受診できる世界の創造」を目的とし，遠隔医療通訳システムの開発を行っている．
- 伝統医学と西洋医学の患者アプローチを，遠隔通信システムを用いて症例検討会を行なっている．韓国と日本の国境を越えた症例検討会を体験し，それぞれの医療を比較することにより，お互いの医療への理解を深める試みを行っている．日本全国の有志の学生と韓国の韓医師・医学生が述べ 104 名参加する会となっている．

■ professionalism 学習の Key point

○ 病院を訪れる外国人患者に関して知る
○ 遠隔医療システムの可能性を知る
○ 伝統医学と西洋医学を合わせて学ぶことのできる機会があることを知る
○ 医療と教育でアジアをつなぐことを目的としている Knot Asia の活動を知る

文献

1) Medical Support in Laos 2014. https://www.youtube.com/watch?v=Umka5g-PTMA
2) 関根瑠美，大村和弘，田中康広，他．カンボジア王国における医療技術支援． 日鼻誌．2017；56（3）：201.
3) Documentary “Knot” Trailer https://www.youtube.com/watch?v=T6S6yXClxAY&t=50s
4) 日本政府観光局 (JNTO) PRESS RELEASE 平成 30 年 1 月 16 日 https://www.jnto.go.jp/jpn/statistics/data_info_listing/pdf/180116_monthly.pdf
5) 大村和弘，中山次久， 大櫛哲史，他．東京慈恵会医科大学附属病院救急部における，外国人患者受け入れ状況及びコミュニケーションギャップの現状． 東京慈恵会医科大学雑誌．2011；126（6）：211-212.
6) URL https://sys.blv.co.jp/kv-web/prvideo.html
7) 西洋医学×東洋医学 遠隔鑑別診断 2015. いい医者になろう！ Lattice Voi.4 ワイエムエス教育企画株式会社 Lattice 編集部 P53-64

Interview

プロフェッショナリズムはスキルであり，学習によって獲得される
Wendy Levinson 先生インタビュー

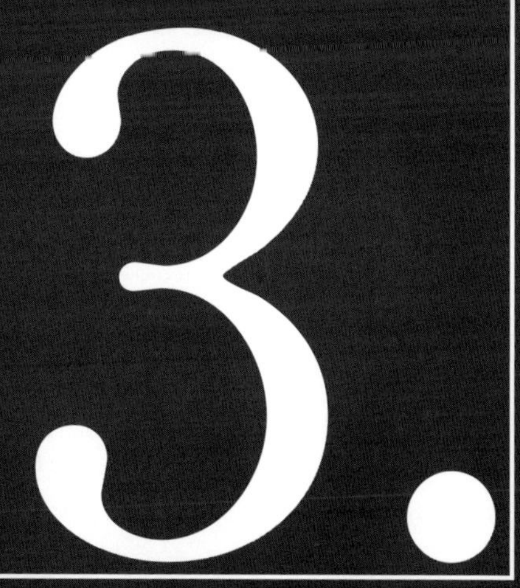

Interview

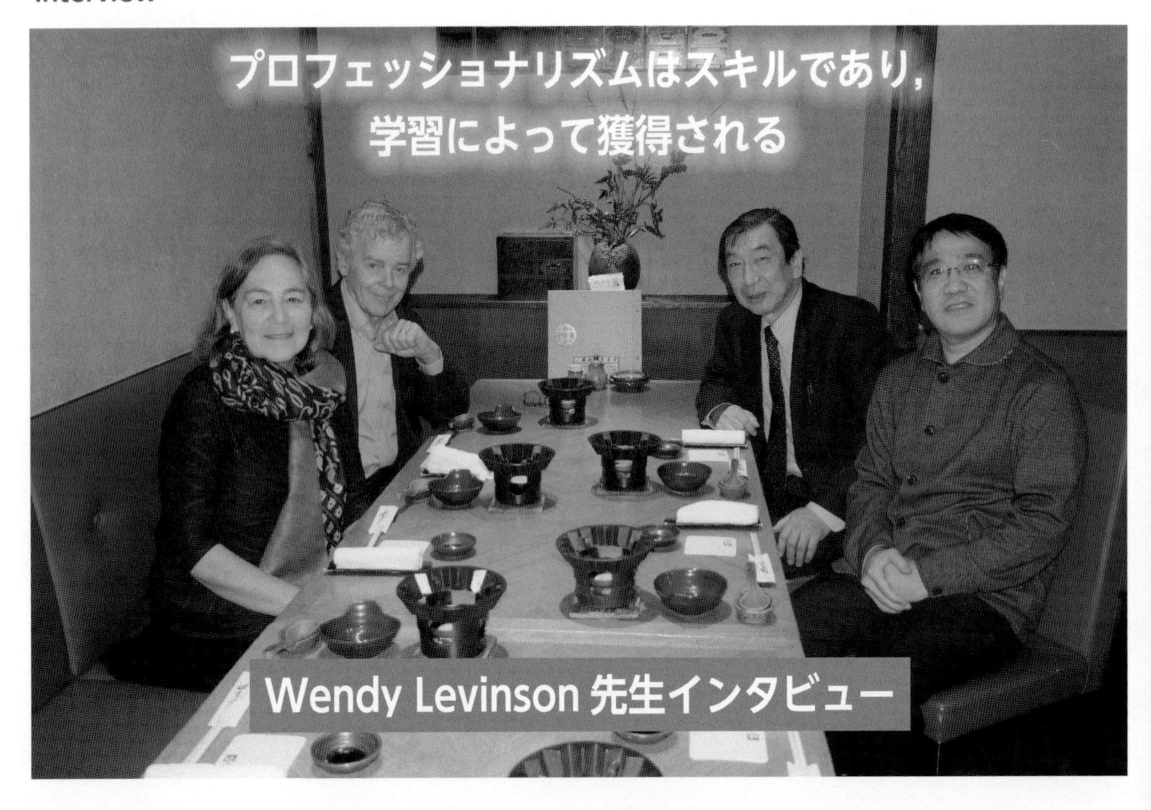

ご出席：Dr Wendy Levinson トロント大学
インタビュア：徳田 安春・小泉 俊三

徳田：Levinson 先生，これから「Understanding Medical Professionalism」の日本語訳の出版についてお伺いします．本書はプロフェッショナリズムに関する本です．まず，先生の本書へのコメントをいただきたいと思います．

Levinson：本書を出版しようと思ったのは，医師はプロフェッショナリズムの問題に日常的に直面するからです．それはまれなことではなく，よく遭遇すると思います．滅菌しなかった器具を誤って生検手技に用いた場合，患者にそのことを伝えるかどうか．同僚の医師に抗うつ薬を処方してカルテに記載しなかったことは良いことかどうか．ある医師とある看護師が言い争いをしているときにどう対応すればよいかどうか．などということを考えます．わたしたちは，このような日常の臨床現場におけるプロフェッショナリズムの問題ケースについてプラクティカルな本を書きたいと思いました．もう一つの理由は，多くの医師がプロフェッショナリズムについては，「良い」人であればプロフェッショナリズムも良い，と言う感覚を持っているということです．プロフェッショナリズムは単に良い人とか悪い人とかと言うものではありません．プロフェッショナリズムはスキルであり，学習によって獲得されるべきものなのです．以上の2つの理由から，私たちはこの本を出版することにしたのです．

徳田：カナダや米国では医師はこのプロフェッショナリズムに関してどのような状況にありますか？

Levinson：多くの医師はプロフェッショナリズムをすでに熟知していて，学ぶ必要などないと思っています．医学生はプロフェッショナリズムより病態生理に関心を持っています．そして，プロフェッショナリズムは必要ないと思っています．私たちは，プロフェッショナリズムは，明確で重要なスキルだと主張し，これを変えたいと思っています．日本も同じだと思います．本書はそのために役立つ本です．教育関係者には医学生の教育に役立ちます．カナダの医学教育のアウトカム目標の中にプロフェッショナリズムが含まれています．プロフェッショナリズムは医学教育で学習されるべき項目なのです．プロフェッショナリズムの学習で私たちの本が活用されると幸いです．

徳田：カナダおよび米国では，医師におけるプロフェッショナリズムの問題例としてどんなものが挙げられますか？

Levinson：たくさんの医師が日常臨床でプロフェッショナリズムに関連して多くの課題に遭遇しています．医師個人が直面する課題があります．またチーム内のコミュニケーションの問題などのようにチーム医療の中でチームが直面する課題もあります．また，外来患者さんを早く大量に診るように医師に対して圧力をかけるような病院もありますね．このような，医療システムの課題もあります．

徳田：現在の医学教育におけるプロフェッショナリズムは，20～30年前に比べて，どのように変化してきていると思いますか？

Levinson：ある程度は進歩してきていると思います．しかしながら通常，医学校ではプロフェッショナリズムは，初期の学年の頃にクラスルームの中で座学として教育されることが多いのです．一方で，臨床実習に入ったときにはプロフェッショナリズムについての教育はほとんどなされません．例えば，病棟での実習中に，指導医が看護師に対して怒鳴りちらすような場面に医学生が遭遇することがあります．これはプロフェッショナリズムに反しています．しかしながら，この場面でそのような議論が行われることはありません．

徳田：このケースはHidden curriculumですね．それは非常に根強いと思いますか？

Levinson：はい，そう思います．私は2,3年前にボストンで有名な病院を招聘教授として訪ねた時に研修医からある話を聞きました．その病院の有名な麻酔科指導医が，医学生や研修医に対してとても無礼な行為を行っていたのです．プロフェッショナリズムとしては大変問題のある行為が行われていました．しかし，誰もそのことをプログラム管理者に報告しようとはしませんでした．皆，噂話ではそれを知っていたにもかかわらず，行動として何も起こらなかったのです．どのような行動をそのようなケースの時に行うかが分からないから何も行動が起きなかった，と言えます．プロフェッショナリズムのための具体的な行動をどうすべきか，というガイダンスが必要なのです．

徳田：そのことがこの本を出版しようとした動機ですか？症例に基づくプロフェッショナリズムの教育の本を．

Levinson：はい，本書は実際面および行動面の重要性と具体的な行動方法を述べています．プロフェショナリズムは理論のみではありません．プロフェッショナリズムはスキルとして行動できるように身に付ける必要があります．

徳田：次に，カナダのchoosing wiselyキャンペーンについて，プロフェッショナリズムとどのように関連しているのか，ご意見をお願いします．

Levinson：ご存知のように，過剰診療が北米のみならず，今世界中で問題になっています．過剰診療，過剰検査には多要因が挙げられます．患者の要因もあります．頭痛にＣＴを望む患者に，それを不要だと説明するには時間がかかります．その結果ＣＴが撮られ，医療費の高騰を招いています．また，訴訟を恐れるあまりに，過剰に検査を行うという要因もあります．しかし私は，過剰診療の最大の要因は医学教育であると思います．医師は一度学習したことを，変えることは困難なのです．これは過剰医療の文化的問題であると考えます．

徳田：先生は，カナダのみならず国際的な choosing wisely キャンペーンのリーダーとしてご活躍されています．このモチベーションを教えてください．

Levinson：私はアメリカでもこのキャンペーンの立ち上げに参加しました．そして，カナダにこのキャンペーンを持ち込みました．そして感じたことは，多くの人々がこのキャンペーンに対して関心を持ち始めたことです．世界の人々がこの活動に興味を持ち，私たちに質問を寄せてくるのが面白いのです．

徳田：この活動は今後どのように展開されると思いますか？

Levinson：国際的に発展すると思います．過去3回国際ラウンドテーブルを行いましたが，さらに多くの国から要望が寄せられています．コロンビア，チリ，ブラジル，ポーランド，インドなどから問い合わせが来ています．

小泉：シンガポール，香港からも来ています．

徳田：最後の質問です．本書を読む日本の医学生と若い医師たちへのアドバイスをお願いします．

Levinson：この本はたいへんやさしく書かれています．そして症例が満載です．これらの症例は医学生や研修医がしばしば遭遇する事例が紹介されています．それらからスキルを学び，そして現場で典型的な症例に出会ったら，より容易に対応することができるようになります．問題を今までよりも容易に乗り越えることができます．

徳田：本日は，貴重なご意見をありがとうございました．

小泉：この本は，症例をもとに，プロフェッショナリズムを体得する最適な本として，多くの読者に読んでいただきたいと思います．

（編集部より）：近い症例，日本発の Case-based professionalism の本を出版したいと考えています．

Levinson：私もそれを願っています．
「Understanding Medical Professionalism」の本に載っているケースのうちいくつかは，アメリカ医師会雑誌（JAMA）が連載シリーズとして掲載を開始しました．プロフェッショナリズムへのチャレンジと呼ばれているシリーズです．例えば，ある医師が皮膚生検を行なったが，その直後に生検に用いた器具が消毒されていなかったことに気づいたというケースです．このような場合に患者さんに正直にそのことを伝えるかどうか，議論します．このシリーズの内容は podcast でも配信されていますので，ぜひお聞きいただきたいと思います．

（このインタビューは，2016年10月14日東京・有楽町で行われました．その翌日に choosing wisely キャンペーンのキックオフフォーラムが東京で開催されました）

＊編集部注：本書「Understanding Medical Professionalism」の，翻訳版は下記のように刊行されました．
「日常診療の中で学ぶプロフェッショナリズム」
（宮田靖志・小泉俊三監訳，カイ書林，2018）

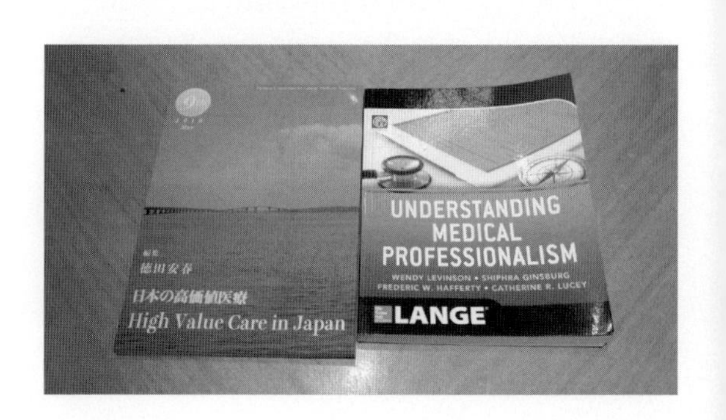

ジェネラリスト教育実践報告

1. 臓器専門内科医のジェネラリスト化・総合内科医化は可能か？
2. チーフレジデント制度の発展への新たな試み

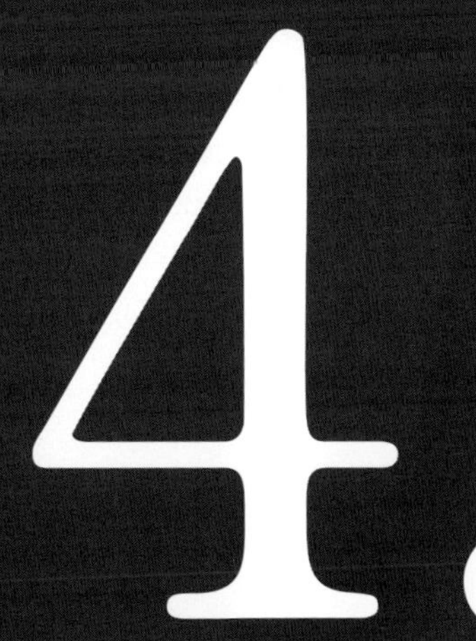

臓器専門内科医の
ジェネラリスト化・総合内科医化は可能か？
— 地域中核病院における8年間

Retraining subspecialists in order to work generalist physicians: A practice report of 8 years activity at a regional medical care support hospitals

杉本 俊郎

滋賀医科大学総合内科学講座（地域医療支援） 准教授
東近江総合医療センター　総合内科部長

Recommendations

- 今後10数年の医療の状況に鑑みて，臓器専門内科医のジェネラリスト化・総合内科医化が必須である．
- 臓器専門内科医と総合内科医の両立はストレスが大きい．
- 臓器専門内科医のジェネラリスト化・総合内科医化を目的とした質の高い 生涯学習のシステムの構築が必要である．

抄録

内科医不足で困窮していた急性期地域中核病院の再生のために，大学附属病院勤務であった領域別臓器専門医が総合内科医として診療にあたる必要が生じた．総合内科学講座の設立を行うことで，各々が総合内科的診療に心掛けるようになり，当初の目的は達成できた．今後さらなる向上のために，臓器専門内科医のジェネラリスト化・総合内科医化を目的とした質の高い 生涯学習のシステムの構築が必要である．

To reestablish a medical system in a rural acute-hospital, we, subspecialists, who had been working in a university hospital, were more urgently needed as generalist physicians.
Therefore, we have been engaged in retraining subspecialists in order to work as generalist physicians. We haven't found any good education systems for retraining subspecialists as generalist physicians in Japan. It is vital to build a high-value system for the quality improvement of continuing professional development (CPD) in order to put transform subspecialists into generalist physicians.

Key words

領域別臓器専門医，総合内科医，地域中核病院

はじめに

人口の高齢化・疾病構造の変化等により，複数の内科的疾患や社会的問題を有する患者が増加していることから，これらの問題に総合的に対応可能な内科医の必要性が叫ばれるようになって久しい．このような状況に鑑み，現在我が国において，新しい内科医の育成（総合内科専門医，総合診療専門医）が開始された．しかし，この新規制度による教育をうけた内科医が，一線の現場で活躍するには今後10～15年の期間が必要である．よって，日々の臨床に従事している**臓器別専門内科医が総合内科医として対応していく必要**がある．

私が属する滋賀医科大学総合内科学講座（地域医療支援）は，内科医不足の状況にあった国立病院機構滋賀病院（当時，現，東近江総合医療センター）の診療を支援する目的で2011年に設立された講座である．設立と同時に，講座全体が滋賀病院に出向し診療を開始した．しかし，講座に所属する内科医全員が大学附属病院の臓器別専門診療を担う講座に属していた臓器専門内科医であり，総合内科医としての診療に従事していた内科医はゼロであった（この状態でも，講座の名称は，総合内科学講座であった．講座の設立に関与した当時の大学執行部は，全ての診療科の内科医をそろえれば総合内科学講座になるであろうという考えであったようである）．

つまり，滋賀医科大学総合内科学講座（地域医療支援）の８年間は，**臓器別内科専門医が，総合内科医化に挑戦した８年間**であったと言えよう．そこで，本論文では，我々の講座が歩んできた８年間の実践をまとめるとともに，私が，自分の生涯学習（continuing professional development CPD）の一貫として取り組んだ総合内科医化の問題点についてまとめてみたい．

1 滋賀医科大学総合内科学講座（地域医療支援）の８年間の問題点

我々の総合内科学講座の特徴として，**元々の臓器別内科専門医の診療を行いながら，総合内科的診療も行うという点**である．総合内科の立ち上げとして，臓器別診療科を補完する形式のものが多いが，この形式と異なることが我々の利点であり，問題点であると私は考える．

病院に勤務する臓器別専門内科医が多い・総合内科医が少ない現状において，我々の方式は，急性期病院の経営面（現状では，専門性の高い臓器別診療の方が患者数の確保に有利であることは歪めない）や人材確保の面で利点がある．さらに，**"総合内科学講座"**を名称をつけるだけで，大学病院でよく聞かれた**"当科の患者ではない"**フレーズが消失した（うっ血性心不全と肺炎　どちらか，とか，誤嚥性肺炎の担当は循環器科か呼吸器科かという問題）．しかし，この方式は，**一内科医に，所謂，"二足の草鞋"を強いるもので，ストレスが大きいのも事実**である（特に私も含め平成の前半期に医師となり，臓器別診療の確立に邁進してきた卒後15-20年程度のスタッフにとってストレスは大であった）．我々の講座は発足当時は，このストレス解消のために，教授による回診や，勉強会を行ってきたが，時間的制約のために長続きせず，現在まで継続しているのは，内科の全スタッフが集まる朝７時から１時間行っている**症例検討カンファレンス**のみである．このカンファレンスで，各々専門家が意見を出し合って診療を図れるように，また，特定の医師に負担がかからないように配慮している．さらに，当院（東近江総合医療センター）の状況（320床の病床を有する急性期医療を担当する地域の中核病院）から，各々の内科医が担当する専門領域において，臓器別専門内科医：総合内科医としての比率に濃淡が生じることも可とした．このような過程の中で，東近江総合医療センターでは血液透析が行えないことや，チーム医療が行えない点で，**一人しかいないので腎臓専門医である私が東近江総合医療センターにおける総合内科の担当となった．**

現状の滋賀医科大学総合内科学講座・東近江総合医療センターの内科診療に問題として解決すべきことは，診療する患者の高齢化に伴い，**総合内科的な診療の質のさらなる向上**（例，疾患の加療は終了したが，ADLの問題や患者の社会的問題等から退院できない，敗血症，電解質異常，栄養不良等の臓器が絞れない病態の診療等）が必要であることである．このような問題点を解決する一つの方法として，地域包括ケア病棟の開設や，総合診療専門医（日本プライマリケア学会認定家庭医専門医）を目指す後期研修医の内科研修，初期研修医の内科研修を行っている．

2 私が経験した，臓器専門医が総合内科医として再学習する時の問題点

私が，総合内科医目指してCPDを行ってきた８年間の経験から，**臓器専門内科医が総合内科医的知識等を得てCPDを行う上での，質が担保された日本語で運用されているシステムが皆無**であることが非常に問題であった．私が所属する日本内科学会が提供するシムテムでは，私のCPDにはほとんど役に立たなかったのが現状であった．役にたなかった理由の一つとして，「総合内科医として,必要な各々の内科専門領域の知識は何か」という点が明確でないことである．日本内科学会は，所謂，「専門医が一般医家向けに語る」という従来の視点が主であり，学会・講演会・学会誌に提示されるものを実際に学習してみて，これらの教材が，総合内科医として知っておくべき知識であるかどうかの質の担保が出来ていないことに気がついた．つまり，情報は提供するが，各々の学習者が考えて総合力を身に着けよということでは，質の高いCPDは不可能である．このことは，現状の，日本内科学会は領域別臓器専門医からなるモザイク状のものであり，内科全般を総合的に統括する能力がないことに起因しているのではないかと私は考えている．この私の考えは，日本内科学会が，高血圧，糖尿病，脂質異常症等のコモンな疾患の診療ガイドラインを，各々の専門領域の学会等から独立して作成していない（作成する能力がない）ことから証明できると思う．

そこで，私は，米国内科学会（ACP)や米国家庭医学会（AFP)が提供する教材でCPDを行っているのが現状である．特に，３年事に改定されるACP発行のMedical Knowlegde Self Accesement Program (MKSAP)は，そのサイトに記されているように，短期間に効率よく質の高い学習を可能とする優れた教材であると思う．

MKSAP contains clear, evidence-based discussions of core internal medicine concepts to help you deliver the best patient care. Whether you are focused on ambulatory or hospital-based medicine, preparing for your boards, or are a subspecialist trying to keep up-to-date in other subspecialty areas of internal medicine, MKSAP provides a targeted solution for your needs.

まとめ

今後10数年間，臓器専門内科医のジェネラリスト化・総合内科医化は必要であろう．我々の総合内科学講座の現状から，臓器専門内科医のジェネラリスト化・総合内科医化は可能であると私は考えている．しかし，私の個人的経験からは，我が国の現状に即した質の高いCPDのシステムの構築が必要であると考えている．

参考文献

1) 杉本俊郎　僕の内科ジェネラリスト修行 2016 カイ書林
2) 日本内科学会サイト 「総合内科専門医」の医師像と適正な医師数 https://www.naika.or.jp/nintei/seido/ishizo_top/ishizo_01/ 2019年５月13日　検索
3) 米国内科学会 MKSAP 18の紹介サイト https://www.acponline.org/featured-products/mksap-18 2019年５月13日　検索

編集委員コメント

松下 達彦

国立病院機構静岡医療センター総合診療科

類似した意見を持つものとして，大変興味深く読ませていただきました．

まず，大学病院が地域中核病院に人員を派遣する際に「総合内科講座」を設けるという手法を取ったことは英断だと思います．大学内部の人間関係や，内部抗争に関しては，知るよしもありませんが，こと地方の病院に内科を運営する際には臓器別に表示するのではなく，「内科」とするのが適切と考えていますが，ある程度の規模の病院であれば，各臓器別専門医も周りに住む人々もそれをポジティブには考えられないでしょう．そういう意味では大学病院が300床以上の国立病院機構にそれを行ったのは，非常にまれなことではないのでしょうか？「当科の患者ではない」というフレーズの消失は患者にとって有益なことであり，病院の方向として正しいと思います

総合的指向の方々が選抜されて総合診療科創立するということであれば初めからスムーズにことが運んだと思いますが，臓器専門医その典型的な教育を受けた方々の指向自体を変えるところが最も難しい課題でありましょう．配属された医師達のお気持ちはどうだったのかは気になるところで，簡単に皆さんが受け入れたとは思えません．そのあたりも含めて，いろいろなマネージメントが成功を導いたのか，とても興味があり，苦労話も含めてもっと具体的にご教授いただきたいところでです．

一つの工夫として，毎朝1時間行なっている症例検討カンファレンスで各専門家が意見を出し合い，特定の人に負担がかかりすぎないように配慮する仕組みを組み込んでいるとありますが，これこそが大切なことであり，この病院の内科を機能させている根源ではないかと思います．

そもそも臓器専門科から分離するにあたっては，総合医は様々な理由から他科に比べてよりマンパワーが必要です．筆者は，内科医全体の半分くらいの人数を総合医が占めなければ，総合医が本来期待されるほどの機能を発揮することは出来ないと考えていますが，その必要人員を確保する有効なシステムは現在の日本にはありません．よって今の高齢化社会を乗り切るには，専門医の専門外の部分をシェアする方向に考えをシフトする必要があると考えます．そのあたりの答えに一つのヒントを与えてくれる報告であったと思います．「300床以内の病院は専門内科の標榜を行なってはならない．」なんて不可能でしょうか．

チーフレジデント制度の発展への新たな試み

A new challenge in improving the chief residency program in Japan

長崎 一哉 *, 小林 裕幸

* 筑波大学附属病院水戸地域医療教育センター水戸協同病院総合診療科,
日本チーフレジデント協会（JACRA）代表

Recommendations

- チーフレジデント制度は幅広い能力を備えた次世代のリーダーを養成する研修制度であり，すべての研修プログラムに設置することを提唱する.
- チーフレジデント制度は臨床研修プログラムの質の改善において大きな役割を果たすことができる.
- 日本におけるチーフレジデントの教育方法は体系化されておらず，制度としての管理や持続的な改善が必要である.

抄録

チーフレジデント制度は管理，教育，メンタリング・カウンセリングを行う研修医のリーダーを育成する制度であるが，日本では制度として確立していない．しかしながら，少子高齢化を始めとする多くの問題を抱える日本の保健医療において，医療に変革を起こすことのできるリーダーシップを持つ人材の育成は急務である．筆者は水戸協同病院においてチーフレジデントを経験し，研修医の働き方改革を実践した．また，日本チーフレジデント協会を設立し，日本初のチーフレジデントに関連した全国規模の集会を行い，全国的に大きく注目された．チーフレジデント制度は次世代型のリーダーシップを持つ人材の育成と研修プログラムの質の改善につながり，すべての研修プログラムに設置することを提言する．

The chief residency program is a program for fostering resident leaders who perform management, education, mentoring and counseling, but has not been well organized in Japan. Health care in Japan has many problems, including a declining birthrate and an aging population, and the development of human resources with leadership that can transform healthcare is urgently needed. I experienced being a chief resident at Mito Kyodo Hospital, and undertook a project to reduce the workload of junior residents. In addition, we established the Japanese Chief Resident Association, and held the first chief resident meeting in Japan, which was getting close attention in Japan. I believed that the chief residency program will lead to the development of human resources with next-generation leadership and the improvement of the quality of residency training programs and is recommended to be established for all residency programs.

Key words

チーフレジデント，リーダーシップ，医学教育，研修プログラム，質の改善

はじめに

日本におけるチーフレジデント（以下，CR）はレジデントたちのリーダーとしていくつかの研修病院に存在するが，その数や有用性は明らかになっておらず，統一団体やCRに関連した大規模なネットワークはない．その一方で，CR制度は米国では広く知られており，APDIM（内科のプログラムディレクターの団体）という統括団体がある．CRは，APDIMにより「管理・教育・メンターリングとカウンセリングの業務を実施している卒業，もしくは卒業見込みの研修医」と定義されている．2009年の全米調査[1]では990名のCRがいることが報告されており，キャリアにおける重要なステップアップであると広く認識されている．

日本の保健医療は少子高齢化という問題を抱えており，医療需要の拡充，疾病構造や患者の価値観の変化に十分に対応できていない．保健医療において変革を起こすことのできるリーダーシップを持つ人材の育成が急務である．医療現場のリーダーシップが高い組織パフォーマンスや医療の質改善をもたらすことは，エビデンスが蓄積されつつある[2]．保健医療2035提言書[3]においても，次世代型の保健医療人材の育成が重要だと明記されている．また，卒後研修制度においてもプライマリケア・予防医学・価値の高い医療というニーズに対応できておらず，専門医制度や卒後臨床研修制度が見直されてきている．

筆者はすべての研修プログラムにCR制度を設置することを提唱する．CR制度は次世代型のリーダーの育成基盤となり，また臨床研修プログラムの質の向上にも繋がる．筆者の院内外でのCRに関する活動報告を行い，CR制度が将来もたらす価値について述べる．

水戸協同病院における試み[4]

水戸協同病院は2009年に筑波大学と提携し発足させた「水戸地域医療教育センター」を有する，ホスピタリスト方式の病棟管理システムを特徴とする急性期教育病院である．より良い臨床研修の確立を目的として，2012年に後期研修医を兼ねながら，五十野博基医師が最初のCRとなった．現在のCR制度は卒後5年目の医師が半年間の任期で毎年2人選出されている．業務内容は管理，教育，メンター・カウンセリングと多岐にわたり，リーダーとしての役割が求められている（BOX 1）．

BOX 1　水戸協同病院チーフレジデント業務内容

役割	業務内容
Administrator 管理	・入院患者のチーム振り分け ・各種委員会での活動 ・レジデントの勤務シフト表，当直表の作成 ・レジデントの勤務時間や休日数の把握や調整 ・総合診療科チーム編成やローテーションの決定 ・総合診療科診療マニュアルの改定 ・多職種連携におけるマネージメント業務 ・臨床研修の質の改善
Educator 教育	・カンファレンス，勉強会の企画，運営，指導 ・レジデントの評価 ・外部講師による教育回診の運営 ・学会発表などの学術的な活動の指導 ・見学者（学生・研修医）の案内や勧誘 ・マッチング業務
Mentor/Counselor 相談	・定期的なレジデントとの面談，進路相談 ・レジデントの健康状態の把握や指導 ・Difficult residentsに対するサポート・指導

筆者は2017年度の前期にCRを経験した．なお，この時から臨床業務は免除されるようになった．CRとしての業務を行いながら，任期中に「研修医の時間外労働削減プロジェクト」を実践した．教育の質が高く評価されている当院のプログラムも当時長時間の時間外労働が問題になっており，研修医の心身の健康やリクルートに影響が出ていた．筆者はCRの期間にこのプロジェクトを担当し，「いかに研修の質を落とさず，時間外労働を減少させるか」という課題に取り組んだ．プロジェクトでは，当直勤務におけるナイトシフト制度の導入を改革の目玉とし，週末当番回数の減少，入院の受け入れ方法の変更を行った．結果として，1年間で平均時間外労働は約20～30%減少した．研修医からは働きやすくなったという声を多く聞くようになり，リクルートにもいい影響が現れている．第37回臨床研修研究会にも研修医の働き方改革の成功事例として招待していただき，当院の取り組みを紹介し大きな反響を受けた．

日本チーフレジデント協会における試み[5)]

CRとしての個人的な体験を通じ，筆者はCRが各研修プログラムの改善に寄与できるという思いを持った．また，米国のCR制度やAPDIMが主催するChief Resident Meeting[6)]の存在を知り，体系立てられたCRの教育やネットワーク作りに強い興味を抱いた．2018年10月に飯塚病院の小杉俊介先生にお声がけいただき，The Queen's Medical Centerの野木真将先生，橋本市民病院の橋本忠幸先生，聖路加国際病院の松尾貴公先生らを含む総勢15人のCR経験者をコアメンバーとして，日本初の全国規模のCRのための知識やスキルの共有，ネットワーク作りを目的とした会を開催することとなった．

2019年2月23日に「第1回チーフレジデントミーティング in Japan」を開催し，全国から約80名と想像を超える多くの参加者があった．本会は米国でCRを経験された野木真将先生の「チーフレジデント宣言」という講演から始まった．日本の卒後研修教育の現状と未来を踏まえ，その中でCRが果たせる役割をManager, Educator, Mentor, Leaderの4つの観点から提言された．その後，研修プログラムを改善するプロジェクトを作成するというグループワークを実施した．このワークはProject-based learningという教育手法を取り入れ，コラボレーションや創造性をチームで学ぶこと，また研修プログラムの改善に具体的に取り組んでもらうことを狙いとした．多施設共同・レクチャー・ベッドサイド教育・バーンアウトという4つのテーマの班に分かれ，事前学習や課題に取り組んでいただきながら，チームでプロジェクトを作成した．「3S（Short, Share, Storage）プロジェクト」（ショートレクチャーを作成し，蓄積・共有して活用するプロジェクト）が最優秀プロジェクトに選出され，10万円のスタートアップ資金を獲得した．

本会の開催に並行し，コアメンバーを中心に日本チーフレジデント協会（Japanese Chief Resident Association/JACRA）を設立した．JACRAはCR制度に関連した日本に唯一の学術団体である．CR制度の発展を通じて，日本の医師卒後研修教育に変革を起こし，次世代のリーダーを育成することを目的としている．事業としては，ミーティングの定期開催，プロジェクトの支援，CR制度導入支援などを予定しており，現在準備を進めている段階である．

さいごに

日本におけるCR制度は未発達であり，その発展には制度としての管理や持続的な改善が不可欠である．しかし，CR制度は次世代型の人材の育成と研修プログラムの質の改善に繋がる制度であると強く信じている．今後，JACRAの活動を通じて，全国の研修プログラムの中で次世代のリーダーの育成に携わっていきたい．

文献

1) Singh Dushyant, et al. Demographic and Work-Life Study of Chief Residents: A Survey of the Program Directors in Internal Medicine Residency Programs in the United States. Journal of Graduate Medical Education. 2009, Vol 1, 150-154.
2) Tim Swanwick, et al. 医療現場のリーダシップの重要性. 医療現場のリーダーシップABC. メディカルサイエンスインターナショナル. 2019.
3) 保健医療2035提言. 厚生労働省, 2015. https://www.mhlw.go.jp/file/04-Houdouhappyou-12601000-Seisakutoukatsukan-Sanjikanshitsu_Shakaihoshoutantou/0000088647.pdf
4) 長崎一哉. 研修の質を保ち, いかに時間外労働を減らすか. 医学界新聞. 第3292号. http://www.igaku-shoin.co.jp/paperDetail.do?id=PA03292_03
5) 小杉俊介. 日本版チーフレジデントミーティング始まる. 医学界新聞. 第3321号. http://www.igaku-shoin.co.jp/paperDetail.do?id=PA03321_03
6) 松尾貴公. 全米チーフレジデント会議に参加して. 医学界新聞. 第3153号. http://www.igaku-shoin.co.jp/paperDetail.do?id=PA03153_02

編集委員コメント

和足 孝之

島根大学卒後臨床研修センター

我が国のチーフレジデントに関する基盤研究へ重要な一歩となる

この論文は新規性が高く我が国の卒後教育に置いて非常に重要な一歩であろう．筆者もチーフレジデントして医療の現場で教育と研鑽をする経験を通して，自身の成長のみならず，周囲に対して与えるその Positive impact の大きさを感得しているからだ．また若いうちに組織を縦に横につなぐ管理職的立場を経験できることは大きい．実は海外の文献からチーフレジデントがいかに有効であるかを既に示した研究が多く報告されている．

まず臨床面を考えてみよう．チーフレジデントを終了する事で，必要な手技や経験などが一時的に集約されるために臨床能力のトレーニングとして非常に効率的かつ効果的である事が言われている[1]．また多数の報告からも，終了後に大きく自信をつける事ができるなどの効果も認められているようだ[1), 2)]．次に，教育面では，研修医・スタッフ両方の立場を理解し自由に視野と視座を調整した見方ができるチーフレジデントの特性を活かして研修医の教育のリーダーとして，また将来指導医として活躍する上で重要なリーダーシップのトレーニングの機会になっていると強く支持されている[3]．さらには医療安全の観点からも興味深く，病院全体や各部門を横断的に連携しやすい立場から，部門と部門の間に存在する壁や問題点へ取り組みなど医療の質と安全を向上させるために大きく貢献する事ができるとまで言われている（しかし業務を与えすぎるとその貢献度は落ちるらしい）[4), 5)]．このように既にチーフレジデントの存在の重要性が示されているのにも関わらず，我が国でこれまでチーフレジデントが普及しなかった本質的な理由はどこにあるのだろうか？これから本邦の卒後教育の制度を変革していくために，誰もが理解可能なレベルでの数的検証が必要となってくるだろう．本論文で本誌が考えるヒントを示したつもりだ．その理由を探り，真摯にかつ着実に行動に移して改善していってくれるであろう JACRA の若き集団に日本の医療の未来を託したい．

引用文献

1) Weissler JM, Carney MJ, Yan C, et al. The Value of a Resident Aesthetic Clinic: A 7-Year Institutional Review and Survey of the Chief Resident Experience. Aesthet Surg J. 2017 Oct 16;37(10):1188-1198.
2) Marvel MK, Wozniak J, Reed AJ. Competencies to Guide a Leadership Curriculum for Family Medicine Chief Residents. Fam Med. 2018 Oct;50(9):694-697.
3) Agapoff JR. Sharing Failure: Reflections of a Chief Resident. J Grad Med Educ. 2018 Jun;10(3):358-359.
4) Ferraro K, Zernzach R, Maturo S, et al. Chief of Residents for Quality Improvement and Patient Safety: A Recipe for a New Role in Graduate Medical Education. Mil Med. 2017 Mar;182(3):e1747-e1751.
5) Cox LM, Fanucchi LC, Sinex NC, et al. Chief resident for quality improvement and patient safety: a description. Am J Med. 2014 Jun;127(6):565-8.

Topic

Opinion

Generalist Report

Journal Club

5.

Topic

遠隔教育で臨床研究を学ぶ意義 ～ハーバード大学医学部GCSRTのススメ～

和足 孝之

島根大学医学部附属病院　卒後臨床研修センター

筆者は2018年6月から2019年6月にハーバード大学医学部Global Clinical Scholars Research Training (GCSRT) Courseを修了した．私見ではこのコースは今後の我が国のジェネラリストにとって極めて有効かつ効率的な学び方であると確信したためにご紹介したい．

古今東西，大学病院の存在意義は変わらず，臨床・教育・研究の三本の柱が挙げられる．しかしこの数年自分が大学病院で勤務して感じたこととして，大学で勤務するジェネラリストにとってそのうち最も不安定な柱は「研究」の柱であると感じている．このことは先行研究からも複数提示されてきた[1),2)]．しかし我が国のジェネラリストに対する研究面での支援やメンタリングは非常に限られた人しか得ることができていない．その理由は下記である．第一に，臓器別医学をベースに進歩してきた我が国の研究体制(主に実験基礎医学)と，ジェネラリストの横断的視点や視野や，また興味を持つリサーチクエスチョンとの間には解離がある．第二に，ジェネラリストが活躍する，地域の診療所や市中病院で研究体制が十分に整っておらず，研究を実施する場合のメンターを獲得しにくいことがある．

ではどうすれば研究の手法を身につけ，「研究」の柱でも活躍できるジェネラリストを育成できるだろうか？その答えとして，筆者はこの海外の大学を通した遠隔教育にあると確信しているのである．ハーバード大学医学部GCSRTは世界65カ国以上から150人以上の学生が臨床研究を学ぶために集まってきている．そしてその方法はインターネットを用いた遠隔教育である．多くの授業は自分の決めた時間で授業を受けることができるために多忙な臨床実務家にとって都合が良い．地球上の全受講生が集う授業は日本時間では21時から24時の間に開催されることが多く，我が国の参加者の働き方を考慮しても工夫すれば参加可能である．また具体的な内容としては，臨床研究を立案するデザイン方法から統計ソフトのSTATAを用いた実際の検定の方法，論文の書き方，実際に海外のグラントに研究費を申請する研究計画書の作成方法等，非常に実務的なものに集約されていることを強調したい．中でも感銘を受けたのは，プレゼンテーションの方法，研究チームを作成して円滑に運営するリーダーシップのあり方を学ぶ，またカリスマになるために，などのノンテクニカルスキルの講義も充実していたことだ．

実際に目の前に患者がいる臨床現場では重要なリサーチクエスチョンが浮かびやすい．ジェネラリストが地域で臨床を行うがゆえに発生する研究面でのデメリットは，新しい学び方である海外の大学を通した遠隔教育を用いることでデメリットをメリットに変えることができると確信している．

引用文献

1) Aoki T, Fukuhara S. Japanese representation in high-impact international primary care journals. An Official Journal of the Japan Primary Care Association. 2017; 40:126–30.

2) Komagamine J, Yabuki T. Full-text publication rate of abstracts presented at the Japan Primary Care Association Annual Meetings (2010–2012): A retrospective observational study. BMJ Open. 2018; 8(6):e021585.

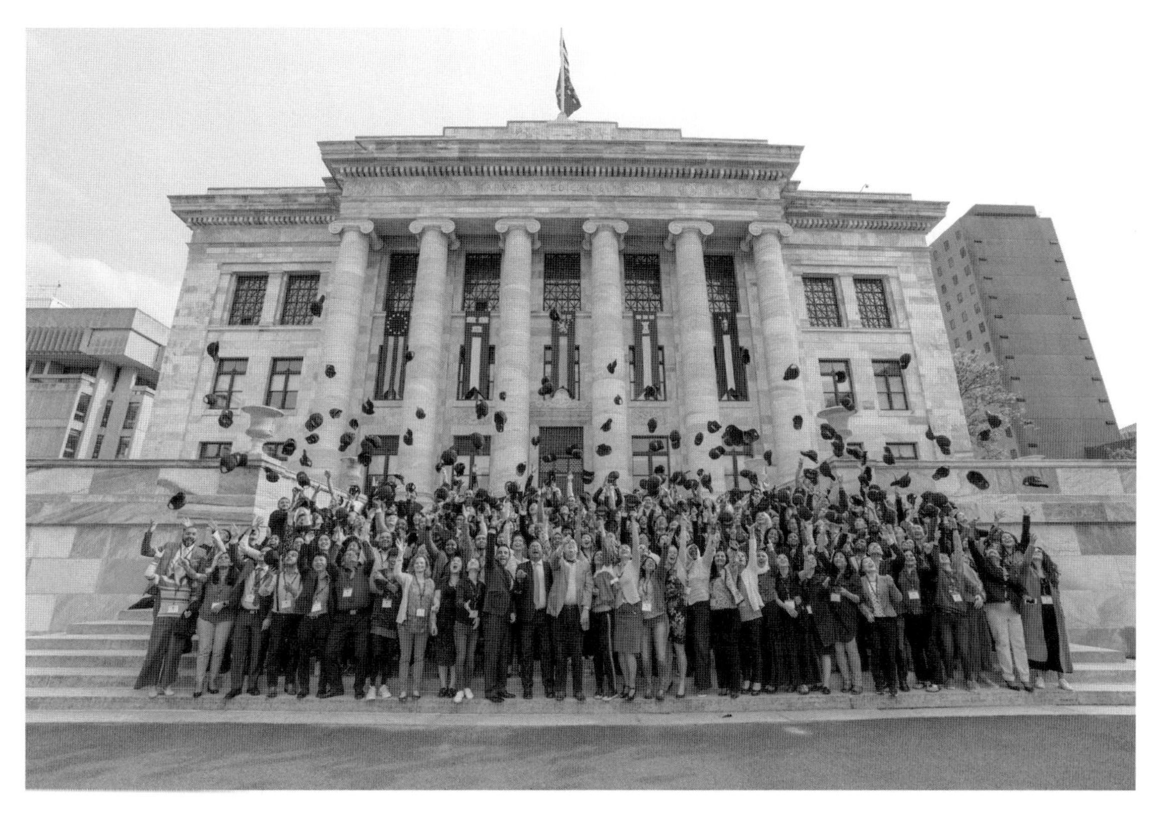

写真説明：
ハーバード大学医学部の Gordon Hall にて．ロンドン , 上海 , ボストンの３つのコホートに振り分けられた全学生が最初で最後に一同に集った .

Opinion

うっ血性心不全パンデミックとループ利尿薬の投与量

杉本 俊郎

滋賀医科大学 総合内科学講座 准教授

日本では，高齢者の増加に伴い，高齢心不全患者が顕著に増加する「心不全パンデミック」を今後迎えるであろうと言われています．私が勤務する滋賀県の田園地域にある地域の中核病院においても，80歳を超える高齢者のうっ血性心不全急性増悪による入院が連日のようにあります．

高齢者のうっ血性心不全急性増悪による入院は，その度にADLの低下等を来し予後を悪化させることが知られており，出来る限り予防すべきであると言われています．うっ血性心不全急性増悪の病態の主なものに，うっ血・浮腫の悪化，つまり，体液過剰状態があります．この体液過剰状態は，肺うっ血による呼吸困難感の増悪や，四肢の浮腫の増悪によるADLの低下等を伴うので，うっ血性心不全急性増悪を惹起するだけでなく，高齢者の不快な症状を引き起こし，安楽の妨げになるので，その改善を図ることは，高齢者のうっ血性心不全の管理に必須であると，私は考えています．

うっ血性心不全に伴う体液過剰を改善させる内科的治療の主たるものが，利尿薬の投与です．特に，臨床の現場で使用されるようになってから約60年の歴史を有するループ利尿薬の投与が重要であると言われています（近年，本邦では，経口利尿薬のtolvaptan（選択的競合的バゾプレッシン受容体拮抗薬）の使用頻度が増加していますが，その効果を適切に発揮するためには，腎ネフロンセグメントの比較的近位部に作用するNa利尿効果の強いループ利尿薬との併用が原則必要であると私は考えています）．しかし，うっ血性心不全は，その病態からの腎尿細管機能異常（sodium avidity Na再吸収の増加）によるループ利尿薬抵抗性を来しており，ループ利尿薬の適切な効果を得るためには，ループ利尿薬の薬理的特性に応じた投与方法の工夫が必要であるとされています．

その工夫として，ループ利尿薬の1回の投与量を増加させ（最大1回250mgという記載の論文もあり），diuretics braking phenomenaの予防のため，特に作用時間の短いフロセミドは，1日複数回の投与（必要に応じて1日2回から4回の投与）等が，欧米の教科書・総説には記されています．

しかし，日本の利尿薬の添付文書やうっ血性心不全のガイドラインにおいて，頻用されるフロセミドの経口投与は，40～80mg 1日1回投与と，1回の投与量や投与回数が少なく，体液過剰の病態生理からみたうっ血性心不全の治療に合致しておりません．高齢者うっ血性心不全の慢性期に比較的多量のループ利尿薬の投与を行うことは，低カリウム血症等の電解質異常，体液量減少による腎障害，thiamine等の水溶性ビタミンの尿中への喪失等の問題点がありますが，訪問診療や頻回の外来診療にて，これらの問題に対応するのが，うっ血性心不全パンデミックに対する総合内科医の務めであると私は考えます．

今回は，ループ利尿薬を投与について取り上げましたが，本邦の臨床の現場において，臨床的エビデンスや薬理学的特性からみて，明らかに誤用と思われる薬剤の投与が多いように私は思います．新しい元号を迎え，このようなことが改善されることを，臨床の現場で働く一総合内科医として切望いたします．

参考文献

1) 超高齢社会で急増する心不全　日本心臓財団のサイトより　https://www.jhf.or.jp/check/heart_failure/01/　2019年4月4日検索
2) Bartoli E, Rossi L, Sola D, Castello L, Sainaghi PP, Smirne C. Use, misuse and abuse of diuretics.
Eur J Intern Med. 2017 39:9-17. PMID : 28233622
3) 日本心不全学会編集　急性・慢性心不全診療ガイドライン　かかりつけ医向けガイダンス 2019

Generalist Report

One Generalist's Opinion －総合内家－

鎌田 一宏

新潟大学ミャンマー感染症研究拠点

ジェネラリスト.

それは日本において「総合内科」や「総合診療」と訳されることが多いかと思う. 10年前, 自分はそのジェネラリストになりたくて, 大家達のもと日々鍛錬に勤しんだ. 発展途上のジェネラリストは, その後, 日本でのトレーニングを終え, 海外に修行の場を求めた. シンガポールを皮切りに, ルワンダ, イタリア, そして現在のミャンマーの臨床現場に出てきた. これからの数年も海外を主戦場とするつもりだ.

そんな海外でも日本と同様, ジェネラリストがいる.

その定義は国によって様々だが, 行き着くところは, 日本と変わらず. それは「Vale Tudo：何でもあり」の医療観で患者さんを診る医師たちのことを指すのだと思う.

ルワンダの医師は, (運が良ければ, 明日に結果が出るかもしれない) 血清生化学検査しかないルールの上で, 巧みに戦っている. 対して, 都内の大病院にいる医師は, 問診もソコソコにCT室まで案内し, 一発で診断, 治療介入までしている. この2者のどちらが美しいかは言うに及ばない. 幸い, 幾つかの病院から講演などをお願いしてもらえることも増えた. 自分の経験を若い研修医や医学生に伝えていると, ふと後者の医師でも良いのではないかと思うことがある.

彼らは将来, 何処に身を置くだろうか.

先ほどの後者のような医師に彼らがなったとしても, 大都市の良く設備が整ったリングから降りなければ十分な強者だ. 彼らのような優秀な人材なら尚更, 王者になるだろう.

そう考えると, 目の前で興味深く聞いてくれているかもしれないが, 自分の話のほとんどは意味を持たないのかもしれない.

でもそれではやはり寂しい. 個人ではなく, 日本人としてだ.

世界のGlobalizationに逆らい, 日本の若者は「内向き化」「ガラパゴス化」してきている. アジア諸国と比べてもこの流れは目に見えて顕著だ[1]. 人と同じでないといけないという考えを自分は好まない. いくつもある道の中で, あえて日本が今の道を選ぶのならば, それで良いのかもしれない. しかし, まるで何かの力が働いたかのように, 周りをほとんど見ず, no choiceのごとく, 今の道を日本が進んでいることに心配を抱いているのだ.

自分のような微力な力では, 間違いなく何も変わらないだろう.

Early Exposureによる花が何処でいつ咲くかも, 誰にも分からない.

リングを変えても強い医師. 場所・ルールを選ばず, 世界でも戦える医師が1人でも育つことを自分は望む.

言うなら, 今のUFC (Ultimate Fighting Championship), 現在の総合格闘技の最高峰のリーグでも戦っていけるような, グレイトジェネラリスト, 「総合内家」のような医師が少しでも多く生まれてくれればと願う.

文献

1) Park Yong Koo. Japanese yong people's domestic directivity based on data. Journal of East Asian Studies. (14). 2016. 3. Pp 251-260

総合診療医・家庭医とは何か, の思想を持つこ

Generalist Report

総合診療医・家庭医の思想

本永 英治

沖縄県立宮古病院院長

とが，揺るぎない総合診療医の活動の源泉になると思い，私はその思想形成に力を注いできました．それには尊敬する三石巌先生と共に，先生とモノーの著書である「偶然と必然」の書を何度も読むことと，さらに３０年間という長い期間の離島医療の臨床経験や活動を通して，私自身の「総合診療医・家庭医」観を形成することが出来たように感じています．

「総合診療医・家庭医とは何か」，を問う時，家庭医療学の父と尊敬されているマクウィニ―先生は，医師－患者の人間関係を重視し，患者ひとりひとりを，特殊な複雑生体システム系の中で活動する生活者として捉え，患者と間主観的な人間関係の中で個別的に信頼関係を構築し，責任を持って医療を継続していく，ということを基本中心原理に謳っています．さらには人間関係の中で自分自身の中で起こってくる感情的な部分を自己省察していくことが大変重要であると謳っています．

我々医師が対象としている患者や患者家族，つまり人間は，遺伝子分子－細胞－組織－臓器－身体－個人－家族－コミュニティ－・社会というシステム化された各ヒエラルキ－（階層）の中で互いに複雑に絡み合いながら存在しています．そうして身体内部の調節は，内分泌ホルモン，神経伝達物質，サイトカインネットワ－ク，遺伝子－酵素で調節が図られています．

複雑系であり個別的なひとりひとりの患者は，自己組織化された生体システムの中で成長，発達，病気（やまい）にかかり，そして老化を経験しながら自己の可塑性を探り，社会的な汎抵抗資源を利用しながら自己のレジリエンスを高め激しい環境に適応しながら生きようとしています．

総合診療医・家庭医はこのような統合的な視点や世界観を持ち，住民ひとりひとりが自分自身の健康を自主的に管理できるようお手伝いしていくのが役割と考えています．

そして次の課題も見えてきました．ひとつは，患者を対象にする人間による組織化された医療環境の中で，「患者中心の医療の方法」をどう確立していくかです．組織の関係性中心のヘルスケアシステムを構築しなければ，と思います．このことはお互いに尊敬しあえる関係性を組織内のあらゆるレベルの対人関係で構築し，助け合いの文化の醸成を図ることが必要になると考えております．もうひとつは，どのように住民参加による患者中心の医療・ケアの方法の実現を図るかです．

課題が見えたことは幸いだと考え，私の次の活動へ.の熱いエネルギ－に変換できればと思い，62歳を迎えた今，無限な時空間の中で有限な自分自身の生を感じながら大切に学習者として活動していきたいと願っています．

私が長崎県の五島列島に帰島して，1年が経過

Generalist Report

患者さんの予防と健康教育に取り組むことの大切さ

宮﨑 岳大

山内診療所　院長

しようとしている．これまで五島の医療に貢献するため，総合内科としての研修を積んできた．しかし，地域医療に求められているものとは総合内科としての医学的なスキルだけではなく，マックウィニーが述べているように，患者さんの予防と健康教育に取り組むこと，そして患者さん個人だけでなく住民全体との両方を診ることがいかに大切であるかを実感した．

特に離島では，都会と比べて一人当たりの患者数が多く，医師も疲弊しており，予防や疾患の早期発見に対しての意識が希薄になりやすい傾向にある．そのため治療可能な癌などが，進行した状態で発見されることも多く，何か対策ができないか考えていた．

現在，五島市と連携し，エビデンスに基づいた医療を五島市が提供し，がん検診や健康診断ができる体制を整備している．例えば，便潜血検査の郵送検診や子宮頸癌・乳癌検診を予約なしに医療機関に受診して検査ができるようにするなど，より医療機関にアクセスしやすくする対策を考えている．

私は，診療で忙しい中でも，患者さんのがん検診や健康診断を行うことを常に心掛けている．なぜなら，病気の予防・早期発見・治療を行うことこそが，地域医療の診療所に求められている使命と考えているからである．

「離島にいながら，世界最先端のエビデンスに基づいた医療を提供する．」これが私のモットーである．

Journal Club

“Social Prescribing”（SP）に関する系統的レビュー

Bickerdike L, Booth A, Wilson PM, et al. Social prescribing: less rhetoric and more reality. A systematic review of the evidence. BMJ Open. 2017 Apr 7; 7(4):e013384. doi: 10.1136/bmjopen-2016-013384

西岡 大輔　近藤 尚己

東京大学大学院医学系研究科　健康教育・社会学分野

近年，社会的処方という言葉が日本で聞かれるようになった．社会的処方とは，医療機関が患者の社会的な課題に対応するために福祉的ケアへと結びつけることを指すが，日本ではその定義づけや健康への効果に関する研究はない．そこで，まずは社会的処方の語源である英国の”Social Prescribing”（以下, SP）に関する系統的レビューを紹介する．

内容の要旨

・**方法**：系統的レビュー．英国内の SP に関する研究を 15 件抽出し，分析．

・**定義**：「社会的課題を抱えた患者に対して，患者の健康を維持・改善するために，非医療的サービスの社会資源を提供する “link worker” に紹介すること」（英国の Social Prescribing Network による定義）

・**効果**：メンタルヘルス尺度の改善，救急外来の受診頻度の減少，医療費の減少など．

・**限界**：いずれの研究も，規模が小さく，対照群がない前後比較研究や記述疫学研究である点，観察期間が短い点, 必要な交絡の調整が十分でない．

・**結論**：社会的処方の因果効果について結論づけられる状況には至っていない．

コメント

医療・保健・介護・福祉などの地域の社会資源が，お互いにネットワークを形成し個々の患者のケアを提供することで，患者に恩恵が及ぶ可能性が示されているが，現状ではエビデンスとしては不十分である．また，得られた結果は英国での研究結果であり，医療制度などが異なる日本に適用することはできない．日本で社会的処方の議論を行うためには，日本での先進事例や研究成果を蓄積することや，ジェネラリストをはじめ医療機関と地域保健・福祉サービスが個々の患者のケアを充実させられるよう一層連携を深めていくことが求められる．

Journal Club

一次予防目的のアスピリン療法の有効性，安全性の再評価

Ahmed N Mahmoud, et al.
Efficacy and safety of aspirin for primary prevention of cardiovascular events: a meta-analysis and trial sequential analysis of randomized controlled trials.
European Heart Journal. 2019 ; 40, Issue 7: 607-617.

朴澤 憲和 [1)]　木村 琢磨 [2)]

[1)] 加計呂麻徳洲会診療所
[2)] 埼玉医科大学 総合診療内科

内容の要旨

一次予防目的のアスピリン療法の有効性，安全性の再評価が行われた．

主要な研究データベースから，(1) 無作為ランダム化試験（RCT），(2) アスピリンとプラセボ／非アスピリン投与群の比較，(3) 動脈硬化性疾患（末梢動脈疾患，冠動脈疾患，心筋梗塞，脳卒中／一過性脳虚血発作，PCI 既往，冠動脈バイパス術など）の既往のない成人患者が対象，(4) 500 人以上の参加者，以上 4 項目全てを満たす研究を採択した．

有効性の主要評価項目は総死亡，副次評価項目は心血管死，致死的／非致死的な心筋梗塞，致死的／非致死的な虚血性脳血管障害とした．安全性の主要評価項目は大出血，副次評価項目は頭蓋内出血とした．

11 件の RCT，15 万 7,248 人が解析され，平均追跡期間は 6.6 年，平均年齢は 61.3 歳であった．

総死亡率はアスピリン使用群 4.6％対対照群 4.7％で，糖尿病の有無などのサブグループ解析も行われたが，全てにおいて死亡率に差を認めなかった．有効性の副次評価項目においても有意差は認めなかった．安全性の評価項目の発生率はいずれもアスピリン使用群の方が高く，大出血で 1.8％対 1.2％（対照群），頭蓋内出血発生率は 0.4％対 0.3％であった．以上より，一次予防としてのアスピリン療法には有益性が少なく，危険性が上昇する可能性が示唆された．

コメント

プライマリ・ケアの現場では一次予防目的でアスピリンを長期内服している患者を診療する機会が少なくない．患者自身が内服を希望する場合もあり，その解釈モデルには，今回，解析されたメインアウトカムのような「アスピリンを内服していると心筋梗塞を予防できるのではないか」「アスピリンを内服していると虚血性脳血管障害を予防できるのではないか」を始め，「アスピリンを内服していると認知症が予防できるのではないか」などがあると考えられる．

アスピリンは比較的，安価な抗血小板薬であるが，医師には，個々の患者における動脈硬化性疾患のリスクを見積もった上で，本研究の様な内容も踏まえ，意思決定支援を行う必要があることを再認識した．

Journal Club

妊婦の肺塞栓症を疑った際の造影CT検査をいかに軽減するか？

L.M. van der Pol. Et al.
Pregnancy-Adapted YEARS Algorithm for Diagnosis of Suspected Pulmonary Embolism. N Engl J Med 2019;380:1139-49.

水谷 佳敬

さんむ医療センター　総合診療科・産婦人科

背景

妊娠は血栓塞栓症のハイリスク要因であるが，肺塞栓症の診断アルゴリズムの作成には妊婦はほとんど含まれてこなかった．肺塞栓症は依然として母体死亡の主要因であり，適切な診断アルゴリズムの開発が必要である．また，特に妊娠初期では可能な限りCTによる被曝および造影剤の使用を減らすべきであるが，不必要な検査を除外するための有用なアルゴリズムが存在しなかった．

Liserotteらはコンプレッションテストと YEARSアルゴリズム，D-dimerを組み合わせることで精度の高い妊婦用の肺塞栓症アルゴリズムを開発した．

要約

国際多施設による前向き研究．調査期間は2013～2018年．研究対象となったのは肺塞栓症の疑われた18歳以上の妊婦510名．うち12名が除外され498名の妊婦が研究対象となった．YEARS基準（深部静脈血栓症の症状・喀血・肺塞栓症が最も疑われる）のうち深部静脈血栓症の症状のある妊婦はエコーによるコンプレッションテスト（鼠径，膝窩）を施行し，異常があった場合は肺塞栓症として低分子ヘパリン治療を行った（4名が該当）．加えてD-dimerのカットオフ値によって4つの群に分類し肺塞栓症の診断とフォローを行った．①YEARS該当なし，D-dimer<1000ng/ml　②YEARS該当なし，D-dimer≧1000 ng/ml　③YEARS 1つ以上，D-dimer<500 ng/ml　④YEARS 1つ以上，D-dimer≧500 ng/mlに分類した．①③では造影CTを施行せず，②④では造影CTを実施するプロトコールとした．プロトコールに違反して造影CTや換気血流スキャンを実施/実施しなかったケースも調査対象に含めた．受診時と90日後のフォローで評価をおこなった．結果，コンプレッションテスト，YEARS，D-dimerを組み合わせることで肺塞栓症が疑われた498名のうち20名が肺塞栓症と診断された（エコーで4名，②で1名，④で15名，①③で0名）．フォローでは①のアームで深部静脈血栓症が1名いたが肺塞栓症は全体で皆無であった．195名（39%）の妊婦が造影CT検査を回避できた．

コメント

前提として，妊娠中の造影CTは妊娠中のどの時期であっても必要であれば実施することは可能な線量・薬剤であり，妊娠を理由に必要な検査を躊躇してはなりません．YEARS陽性かつD-dimer上昇にも関わらず造影CTが実施されなかったケースも目立ち，妊娠が血栓症のハイリスクであることの認識など，医療者側の知識啓発も必要です．このアルゴリズムはコンプレッションテストに医師が習熟しているか検査技師が検査を実施できる環境であることが要求されますが，見逃しがなく高い安全性をもって，約4割の妊婦の造影CT検査を回避できました．しかし感覚的には妊娠中は，無症状であってもD-dimer（本邦では単位がμg/mlであることに注意．1000ng/ml = 1.0μg/ml）が1000ng/ml前後と上昇していることが多く，多くの妊婦が造影CTが必要な②ないし④のアームに分類されてしまう印象ですが，除外という点では有用なアルゴリズムといえるでしょう．

Journal Club

メマンチンに関するコクランのシステマティックレビュー

McShane R, Westby MJ, Roberts E, et al. Memantine for dementia. Cochrane Database Syst Rev. 2019 Mar 20;3:CD003154. doi: 10.1002/14651858.CD003154.pub6. (Systematic review)

原田 拓

昭和大学江東豊洲病院 総合診療科

背景：メマンチンはグルタミン酸NMDA受容体に対する中程度の親和性をもつ非競合的アンタゴニスト．アメリカでは中等度から重症のアルツハイマー型認知症に対し認可され，軽症にも適応外使用で広く使われている．

目的：認知症に対するメマンチンの有効性と安全性を判断する．既にコリンエステラーゼ阻害薬(ChEIs)服用中でも有用か評価すること

検索方法：2018年3月25日までのALOSIS, コクラン認知症および認知機能改善グループの試験登録を検索した．臨床試験登録，メーカーのプレリリースやポスター,FDA,EMEA,NICEを調べた．不足情報は著者や企業に連絡した

選択基準：認知症の人を対象としたメマンチンの無作為化平行群間のプラセボ対照とした二重盲検試験

データー収集と解析：病因，認知症の重症度，興奮などの臨床領域からのデーターをプールし分析した．試験期間，重症度，CheI の併用も評価した．結果的に分析は 20mg/d ないし 28mg/ 徐放剤，追跡期間は 6-7 ヵ月のデーターに限定し，軽症，中等症，重症の AD を分析した．

結果：44 の研究で約 1 万人の Data,Bias のリスクは不明か低いデーターが利用可能だった．半数の研究は未発表の文献だった．研究の大半 (29 の研究，7885 人) は中等度以上の AD が対象だった．

1. 中等度 - 重症の AD

14 の研究，3700 人の対象のデーターではメマンチンは一貫して軽度の有益性があった．中等度のエビデンスでメマンチン内服患者の方が興奮が少ない (RR 0.81,1000 人あたり 25 人) が，興奮に対する治療に有益がないこともしめされた．ChEI を内服してもメマンチンとプラセボの差に影響を及ぼさなかった．

2. 軽度の AD(MMSE 20-23)

4 の研究，600 人の対象の研究では中等度のエビデンスでプラセボとの間に有意差はなく薬剤中止リスクが高かった (RR 2.12).

3. 軽度 - 中等症の血管性認知症

2 つの研究，750 人の対象の研究では臨床的にわずかな利益しかなかった．認知機能や行動や情緒に関してわずかに改善がり ADL に関しては有意差はなかった．

他のタイプの認知症 (パーキンソン病やレビー小体型認知症，前頭側頭葉認知症，AIDS 関連認知症) に関しては低いないし非常に低い質の限られたエビデンスしかない．メマンチンはプラセボと比較し中等度のエビデンスでめまいを 1.6 倍 (6.1% vs 3.9%)，低程度のエビデンスで頭痛が 1.3 倍 (5.5% vs 4.3%) を生じ，高エビデンスで転倒に関しては有意差はなかった．

著者の結論

中等度以上の AD に対するメマンチンの臨床的な有益性はわずかで ChEI の投与の有無に関係なく生じるが，軽症の AD にはメリットがない．メマンチンの早期治療に関してはエビデンスがなく，中等度以上に対する長期のエビデンスは更なる研究が必要．

コメント

メマンチンに関するコクランのシステマティックレビュー．ドネペジルなどのコリンエステラーゼ阻害薬 (ChEI) より副作用が少ない印象もあり使用されやすいメマンチン，頻用薬だからこそ薬に関しての効果や副作用はしっかり知っておきたい．

結論から言うと

- メマンチンは中等度以上の AD であれば軽度メリットがあり，軽症の AD であれば効果はない
- メマンチンの効果は ChEI の投与の有無に関わらない
- AD 以外の認知症に関しては VaD でわずかに効果があるが，ほかの認知症に関しては Data が限られている

の 3 点となる．メマンチンの使用にあたっては徐脈性不整脈や横紋筋融解症などの重篤な副作用だけでなく，めまいや頭痛などコモンな副作用や，一部の AD 患者では興奮や妄想が悪化する可能性の指摘もあるため使用継続のメリットやコストとの天秤は常に考えて使用していきたい．

ジェネラリスト教育実践報告 投稿論文募集 (Generalist Education Practice Report)

「ジェネラリスト教育コンソーシアム」(Chairman 徳田安春先生)は，2011年に発足以来，年2回の研究会と2冊のMook版を刊行して，その成果を公表するとともに，医学教育への提言を行ってきました(http://kai-shorin.co.jp/product/igakukyouiku_index.html).

このたび，本Mook版の誌面の一層の充実を図るために，「ジェネラリスト教育実践報告」の投稿を募ります.

募集要項

・ジェネラリスト教育および活動に関する独創的な研究および症例報告の論文を募ります.
・本誌編集委員会による校閲を行い，掲載の採否を決定します.
・編集委員のコメント付きで掲載します.
・掲載は無料です.
・本欄の投稿規程と，見本原稿は下記のリンクからご覧ください.
・本誌編集委員会の選考により，掲載論文の中から毎年「ベスト・ペーパー賞」1論文を選び，賞金(10万円)を贈呈します.

執筆要項

下記のようにお書きください.
・題名：実践報告の特徴を示す題名をお書きください(英文タイトル付き)
・著者名(英文付き)
・ご所属(英文付き)
・Recommendation：ジェネラリストの教育および活動への提言を箇条書きで3点ほどお書きください.
・和文要旨：400字以内(英文要旨付き)
・Key Words：日本語とその英語を5語以内
・本文：3000字以内. 見出しを起こし，その後に本文をお書きください.
・引用文献：著者名，題名，雑誌名，年号，始めのページ - 終わりのページ.
・図表は：1点を400字に換算し，合計字数の3,000字に含めてください.
・本文はWord file，図表はＰＰＴ fileでご寄稿ください.
・引用，転載について：他文献からの引用・転載は，出典を明記し，元文献の発行元の許可を得てください. 著作権に抵触しないように，そのままの図表ではなく，読者が理解しやすいように改変されることが望まれます. その場合も出典は明記してください.

投稿論文の寄稿先：株式会社　カイ書林　E-Mail: generalist@kai-shorin.co.jp

ご参考までに，これまで本Mook版に掲載された「ジェネラリスト教育実践報告」を下記します.

「ジェネラリスト教育実践報告」既刊論文一覧

Vol1 掲載

研修病院，診療所そして大学での家庭医・病院総合医教育実践報告 横林賢一
皮膚を診る目を鍛える方法 古結英樹
ジェネラリストを養成する後期研修プログラムの質改善活動 木村琢磨
地方と都市部での家庭医・病院総合医教育実践報告 本村和久
天理よろづ相談所病院における総合診療教育の歩み 東　光久

Vol 2 掲載

地域医療臨床実習の充実への取り組み 岡山雅信
ポートフォリオ指導事例の検討 — ごみ屋敷老人の最期 福士元春，他
総合医が経験した医療管理・病院経営学の旅 小西竜太
「地域で活躍するジェネラリスト」を生み出し地域に送り出すための，
若手病院総合医による初期研修プログラム運営の報告 佐藤健太
https://drive.google.com/open?id=1a4iPghJjuPj9_N2W5k3RnRRWd3nW6M0j

Vol 12 掲載

臓器専門内科医のジェネラリスト化・総合内科医化は可能か？　杉本俊郎
チーフレジデント制度の発展への新たな試み　長崎　一哉，他

Index

英数

あ

い

□ 編集後記 □

2002年，新ミレニアムという“時代の節目”を名に冠した医師憲章が発表され，世界中でプロフェッショナリズムの活発な議論が巻き起こりました．ちょうどこの年は，韓国との共催でしたが本邦初のFIFAワールドカップという世界的なイベントが開催された年です．その年から18年という歳月を経て，来年再び東京五輪という歴史的なイベントが開催されようとしています．まさに，日本は次なる“時代の節目”に来ていると言えるでしょう．

本誌は，この“2020”を迎える現在において，臨床や医学教育の現場を多方面で牽引している素晴らしいリーダーの皆様に参画していただき，非常に充実した内容になったと思います．本書を振り返ってみると，医師憲章の時代から変わらないプロフェッショナリズムのトピックもあれば，“Hidden curriculum”，“多様性(Diversity)”，“ワークライフ バランス”から“働き方改革”といった新たな話題も出てきており，これは社会が求めるプロフェッショナルの姿が，この18年間で刻々と変化してきたことの現れと言えるのではないでしょうか．本誌は，この“時代の節目”に，いま再びプロフェッショナリズムの活発な議論が生まれてほしいという願いが込められて企画されています．オリンピックイヤーの前年というタイミングで出版される本誌が，少しでもその潮流の呼び水になってくれれば編者の1人としてこれ以上ない喜びです．

また，「ジェネラリスト教育実践報告」，「Topic, Opinion, Generalist Report, Journal Club」の章は本誌からの新たな試みでしたが，ジェネラリストが知っておくべき最新の知見と取り組みが紹介され，明日の診療・キャリアに直結するヒントをいくつもいただくことができました．

沖縄のコンソーシアムと本書に関わった全ての先生方，そしていつもご尽力いただいているカイ書林の皆様に改めて御礼申し上げます．

梶　有貴

ジェネラリスト教育コンソーシアム vol.12
日常臨床に潜む hidden curriculum — professionalism は学習可能か？

発　　行　2019 年 7 月 30 日　第 1 版第 1 刷 ©
編　　集　徳田安春
　　　　　梶　有貴
発 行 人　尾島　茂
発 行 所　〒 330-0802　埼玉県さいたま市大宮区宮町 2-144
　　　　　電話　048-778-8714　FAX　048-778-8716　e-mail：generalist@kai-shorin.co.jp
　　　　　HP アドレス　http://kai-shorin.co.jp
　　　　　ISBN　978-4-904865-45-3　C3047
　　　　　定価は裏表紙に表示

印刷製本　モリモト印刷株式会社